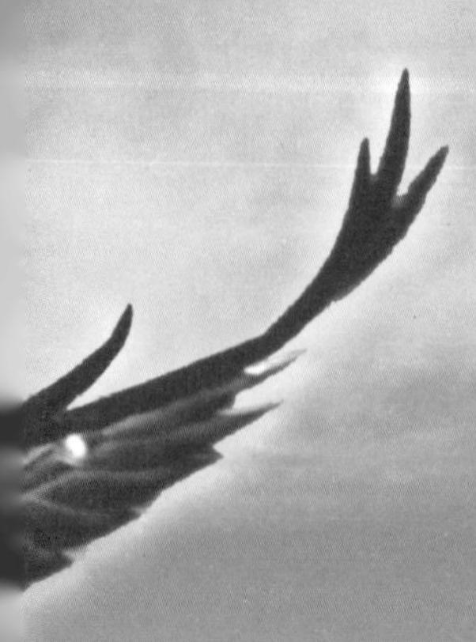

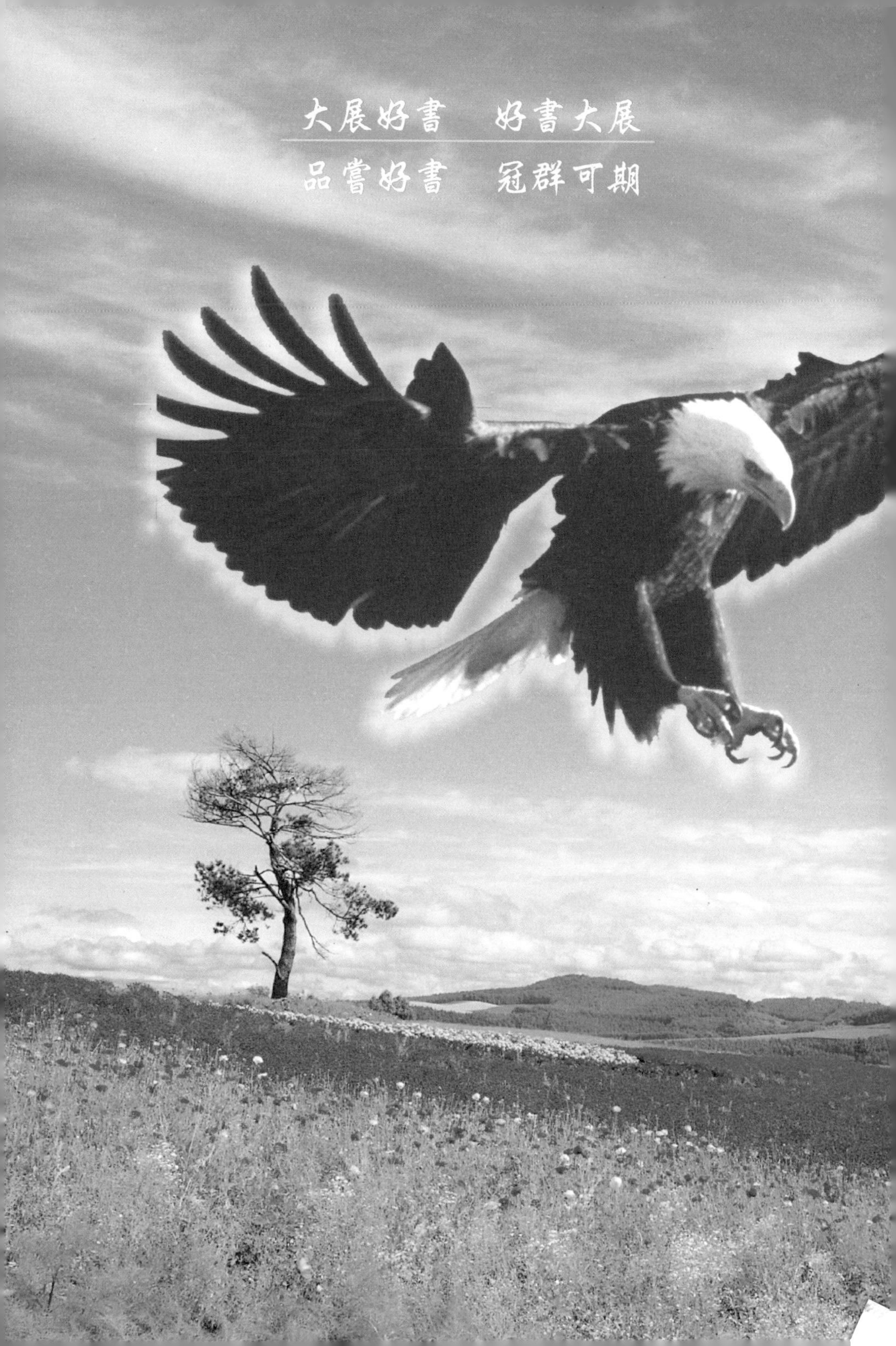

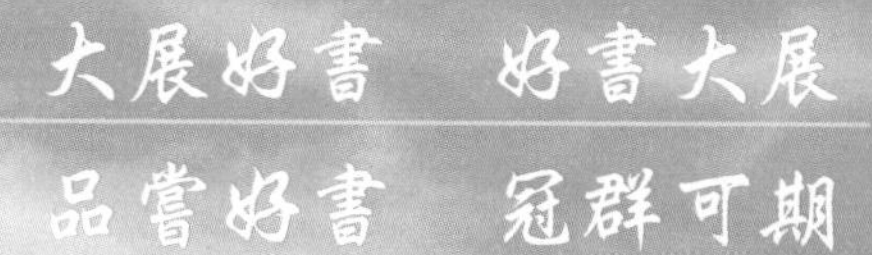
大展好書　好書大展
品嘗好書　冠群可期

快樂健美站

3

跑步鍛鍊！走路減肥！

平野厚
下田由佳
園原健弘
久保明
黑田惠美子　主編
李久霖　譯

大展出版社有限公司

CONTETS

目錄

第1章

跑步與走路的好處

跑步＆走路的科學功效

每個人都能夠自然而輕鬆的跑步和走路，但是並非任何人都可以正確的跑步和走路。在此，探討一下正確跑步、走路所帶來的功效。

跑步和走路的普及程度令人驚訝，可謂是國民運動。

跑步、走路最大的優點是可以自己控制強度。

基本條件是，以在運動中能夠輕鬆呼吸、充分攝取氧的速度進行。

跑五分鐘、走五分鐘，效果立刻顯現。全身的血液開始活動，暢快的流汗。血液循環順暢，體溫上升，就會促使各種酵素的功能旺盛。

跑步、走路是以實踐這項運動的人爲主角，不需接受他人的指示，也不必像玩團體遊戲般壓抑自己而遷就大家。配合自己的步調跑步、走路，就可以進入存在於內心深處的「動之禪」的境界。

自己是「主角」，才是跑步、走路的無上醍醐味。

跑步、走路的功效不只如此，如以下所介紹的，既簡單又能改善體質。

當你開始跑步或走路時，就可以開拓以往未曾經歷過的世界。你一定會成爲跑步、走路的愛好者。

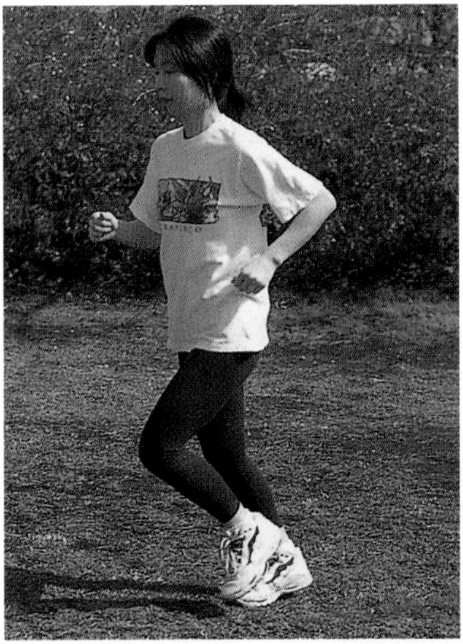

跑步時血液也在跑

跑步五分鐘後，全身血液開始活動。慢跑時，血液流到肌肉組織；慢跑結束時，血液集中到內臟，能夠促進血液的流通。跑完步後會產生一種爽快感，是因爲促進血液循環的緣故。當你跑步時，血液也在跑。

血液從主動脈、大小動脈流到毛細血管，能夠將氧、蛋白質和葡萄糖等營養素運送到身體各處，同時運走細胞代謝後的老廢物。因此，毛細血管愈多，這種功能愈能旺盛的進行。

若將全身血管拉長成一條線，則長度高達九萬公里。亦即繞地球二周的距離。

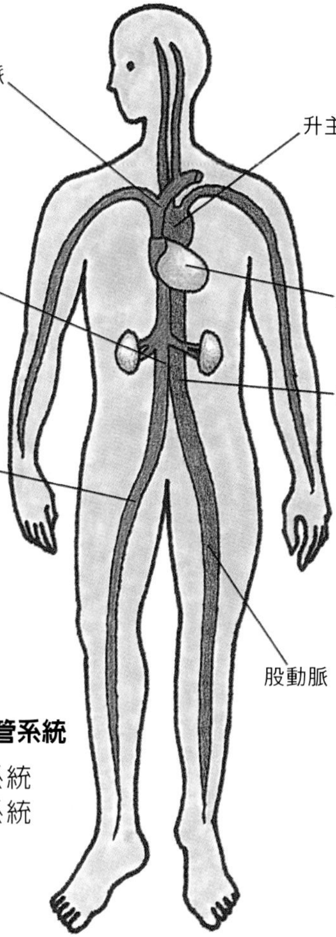

具有這種作用的毛細血管，若是長期缺乏運動，就無法促進血液的流通，導致新陳代謝衰退，加速細胞老化。只要血液循環能夠到達全身，就可以發揮新陳代謝作用，使身體充滿活力。

藉著跑步、走路，就能夠輕鬆的消除各種負面的問題。

上腔靜脈
升主動脈
下腔靜脈
心臟
腹主動脈
大股靜脈
股動脈

人體全身的血管系統

右側為動脈系統
左側為靜脈系統

主編／平野厚（國立競技場慢跑教室講師）
攝影／早坂明　插圖／福山由果、榎本靜香

提高心肺功能

普通狀態下，一分鐘的心跳次數約爲七十下，一小時則爲70×60，爲四二○○下。一天爲其二十四倍，一年爲三六○倍。如果人生有七十五年，那麼即使一生都很安靜，脈搏也會跳動二十七億次。

心臟經年累月持續的工作著，是很少故障的精密機械。然而，隨著文明的進步，擁有心臟的人體運動不足，導致心臟功能產生毛病，即「生活習慣病」。以心臟等循環器官系統爲主，運動不足引起的身體失調，很快的將會到達死因的第一位。

長年跑步的人，心臟會較大，也就是運動心臟。當然，心臟並非愈大愈好。心臟的能力是取決於一分鐘送出的血液量，即心搏量。有慢跑習慣的人與不運動的人相比，心臟跳動一次所送出的血液量較多，但心跳次數較少。

有人質疑，從來不運動的人眞的能夠增加心搏量、減少心跳次數嗎？不必擔心，任何人都能辦到，有資料可以證明這一點。目前爲止，完全沒有走路習慣的三十個人，持續十二週，每週走路三次，效果立見。和開始走路前相比，所有人的心搏量都增加，心跳次數減少。

持續慢跑或走路，任何人都可以提高心肺功能。

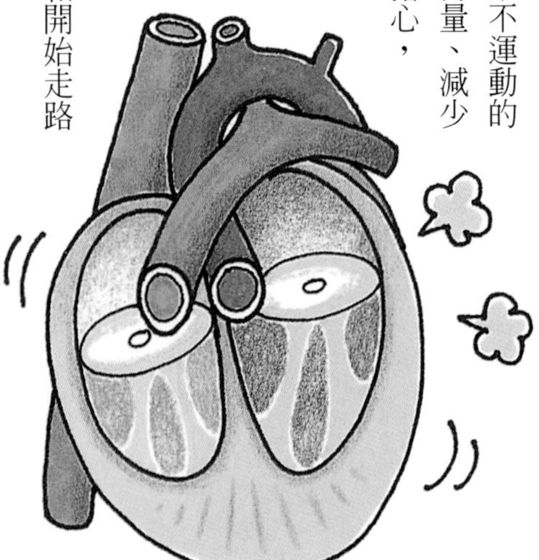

藉著慢跑或走路提高心肺功能

心跳次數與運動強度的關係

跑步的好處是，自己可以控制跑步的距離和速度。呼吸困難時減慢速度。想要輕鬆進行有氧運動，了解適合自己的運動強度很重要。關鍵在於最大心跳次數。配合年齡的最大心跳次數（一分鐘內）的計算法是，利用二二〇減掉自己年齡所求得的數值。

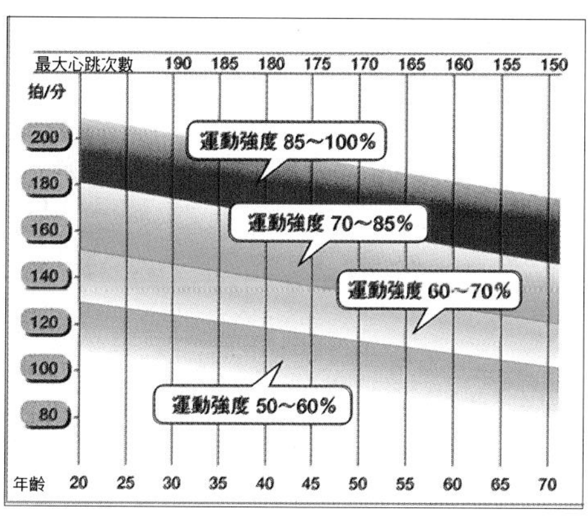

運動強度應該讓自己的心跳次數控制在四十到五十％的程度，跑步才能變得更穩定。雖然因人而異，但是，隨著增齡，與心跳次數相比，運動強度的數值會提升。例如，運動強度爲七十％時，二十歲的人一分鐘爲一四〇下，五十歲的人則爲一二〇下。

可以藉著呼吸的情況來判斷運動強度。運動強度四十％的跑步是指，只用鼻子呼吸也不會覺得痛苦而能夠輕鬆跑步的程度（輕鬆的步調）。強度增加時，自然會改用鼻子和口來呼吸（普通的步調）。當運動強度達到七十％時，則呼吸的步調提高，一邊說話一邊跑步會覺得很痛苦（稍微勉強的步調）。

血壓

血壓和心跳次數也有關。心跳次數驟然增加的跑法，會使血壓上升，所以必須慢慢的加快速度。

如果你希望健康的慢跑，那麼從輕鬆的步調（只用鼻子呼吸也不會覺得痛苦的跑法）開始，再進入普通的步調（用鼻子和口呼吸，能夠一邊說話一邊跑步）。跑完經過十分鐘後，能夠恢復平常狀態的強度，是健康慢跑的原則。

日本厚生省曾經針對三十歲以上的人，調查一天的走路步數。結果發現，平時步行距離愈長的人，罹患高血壓症或心臟病的機率較低。檢查血壓時發現，每天走一萬步以上和走兩千步以下的人相比，後者較易罹患高血壓。因此，養成走路習慣的人，能夠使血壓抑制在較低的狀態，而且較不易罹患心肌梗塞或狹心症等缺血性心臟病。

有氧運動

有氧運動是指，能夠提高人體原本具備的氧利用力的運動。持續進行有氧運動，可以強化心臟的幫浦機能，提升呼吸循環器官系統的功能。

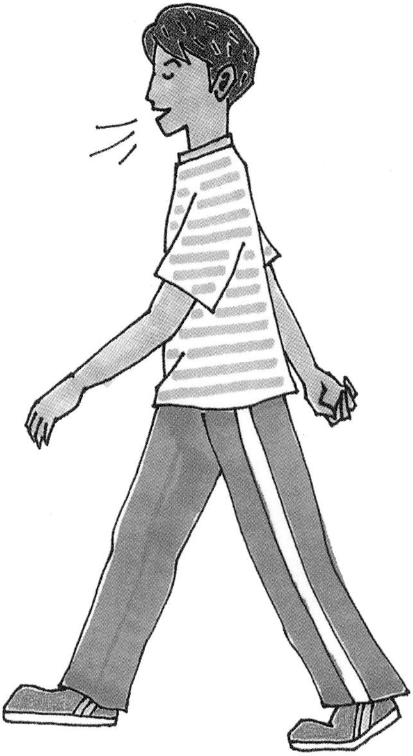

有氧運動的代表是走路

有氧運動的代表運動就是慢跑、走路、游泳、騎自行車等。特徵是需要花較長的時間持續相同的動作。這類運動能夠藉著氧將體內的糖原或脂肪分解成水與二氧化碳。

不使用氧而在短時間內爆發能量的無氧運動，代表運動是一百公尺賽跑等短跑或舉重等。無氧運動不是以脂肪，而是以肌肉中的糖原爲熱量源。

糖原在成爲熱量的同時，會產生疲勞物質乳酸，所以無氧運動不適合當成持續性的運動。

換言之，負荷輕但能夠持續進行的運動，才能夠使脂肪成爲熱量原消耗掉。爲了燃燒體脂肪，與其進行一百公尺賽跑等短距離衝刺的運動，還不如進行需要花較長時間跑步的慢跑運動更有效。

變成不易發胖的身體

為燃燒體內的脂肪，就必須讓脂肪和糖原氧化而成為熱量。亦即必須進行將大量的氧送入體內的有氧運動。

如前所述，心跳次數增加、體內有大量血液循環時，對於細胞的氧供給量就會增加。

最好的有氧運動就是本書所介紹的慢跑、走路等。能夠攝取到氧的最大值，稱為最大氧攝取量。

只要持續慢跑或走路的訓練，就能提高這個數值。

平常不運動的人或中高年齡層，維持生命的基礎代謝機能減退，多餘的熱量會成為脂肪蓄積在體內，即導致肥胖進行。不過，藉著慢跑或走路，將血液送達身體各處，則全身細胞都會消耗熱量，就能夠提高基礎代謝量，自然形成不易發胖的體質。

判斷肥胖度的數值是「體重÷（身高—100）×100」。利用這個公式計算出來的布洛卡指數。以布洛卡指數為基礎的標準值（九十至一〇九），只是一個統計數值，不一定能夠當成個人肥胖度的絕對指標。最重要的不是外表，而是體內的肥胖。即使身材苗條，但是，內臟附著大量的脂肪，皮下脂肪較厚，還是會危害健康。

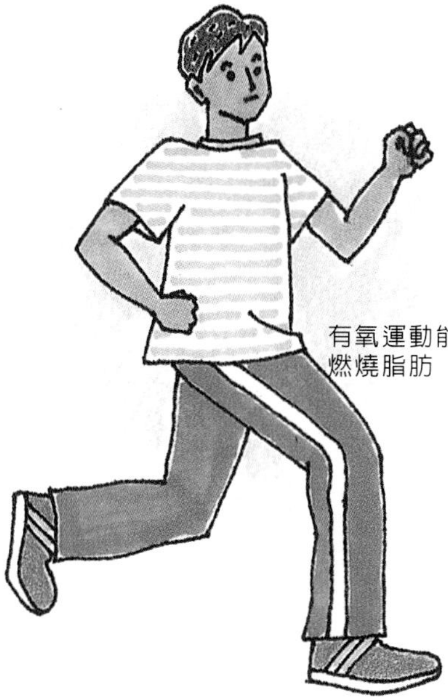

重視健康的瑜伽學習者或有走路習慣的人，多半「想要減肥」。不過，只是為了減肥而慢跑或走路，實在太浪費，視野太狹隘了。持續跑步或走路，能夠得到更多的好處。

當然，直接的運動效果是減少脂肪，使得身體緊實，達到減肥效果。

有氧運動能夠燃燒脂肪

培養持久力

說到慢跑或走路，除了之前提及的心肺功能、心跳次數、有氧運動之外，不可或缺的關鍵就是「持久力」。

利用機器輔助，
也能創造持久力

何謂LSD

LSD是Long Slow Distance開頭字母的縮寫。Long＝長、Slow＝慢、Distance＝跑步或走路距離。

跑步或走路不是在比賽速度，並非走得愈快愈好。重點在於能夠充分攝取氧（保持微笑的速度）。

Long Slow Distance這三個字都和走路及慢跑的本質有關。其中的Slow＝慢，對持久力而言相當重要。「Slow」包含了以下的意義。

1. 長時間慢慢跑步
2. 慢慢燃燒脂肪
3. 慢慢輕鬆的跑步
4. 慢慢有節奏的跑步
5. 慢慢跑步能夠減輕對身體的負擔

最後附帶一提，如果能夠持續進行LSD，那麼一定可以跑完馬拉松全程。許多參賽的跑者都證明了這一點。

提升持久力的構造

要提升持久力，首先要讓肌肉的毛細血管發達。在開始慢跑、走路之前或之後，同一面積肌肉內的毛細血管數差距很大。

運動前沒有血液流通的毛細血管，運動後血液流通，數目就會增加。肌肉中的血液循環旺盛，可以提升持久力。

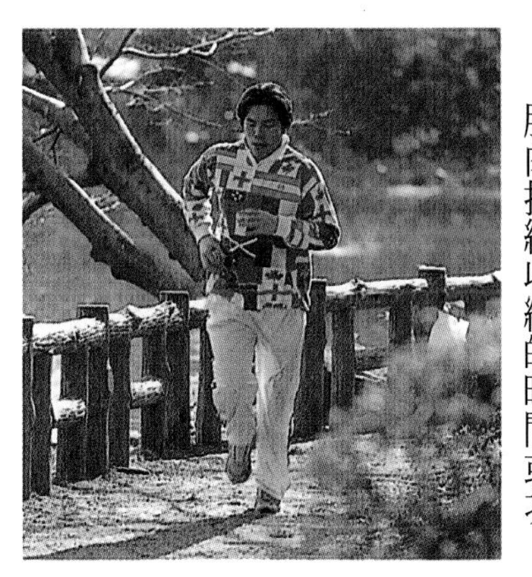

肌肉持續收縮的時間或次數，稱爲「肌肉持久力」。肌肉毛細血管數增加，血流量增多時，肌肉持久力會提高。由於吸收大量的氧，所以，也能夠提高肺的換氣功能。肺的毛細血管發達，就能提高肺泡交換氣體的效率。運動攝取到體內的氧量，決定你到底做了何種運動。肺的換氣功能和持久力的提升有密切的關係。

能夠吸收氧的最大值是最大氧攝取量。

一般而言，數值愈大，呼吸、循環器官愈發達，持久力愈高。只要持續慢跑或走路，就能提高這個數值。

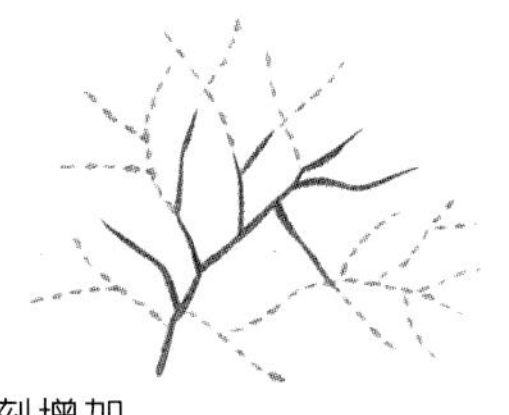

開始運動後，
毛細血管會立刻增加

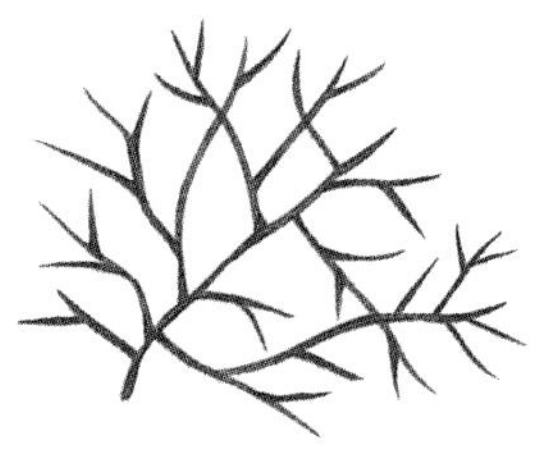

毛細血管增加時，
氧和營養素的供給量也會增加，
這樣就能夠提高持久力

對肌肉有效

馬拉松選手的腳非常細，沒有贅肉。不禁讓人懷疑，慢跑或走路真的能夠鍛鍊肌肉嗎？事實的確如此。

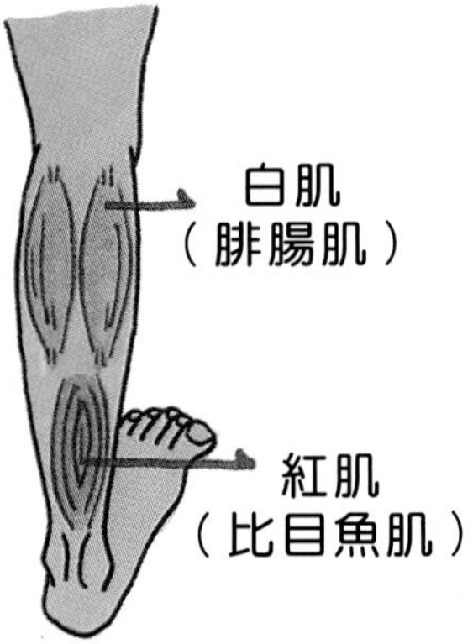

白肌
（腓腸肌）

紅肌
（比目魚肌）

比目魚肌含有大量的血紅蛋白，呈紅色。白色的腓腸肌位於「小腿肚」，鍛鍊這地方，能夠使腿看起來纖細。想要培養持久力，則必須鍛鍊含有負責運送氧、血紅蛋白較多的紅肌（參照37頁的專欄）。

慢跑或走路是動員全身肌肉的運動。不過，運動中心仍然是下半身的肌肉。那麼就從慢跑的動作來檢查下半身的肌肉吧！

首先，腳向前往上擺盪時所使用的是大腿前面的股四頭肌。讓往上擺盪的腿朝向前方的則是利用臀部的臀大肌和臀中肌等肌肉。腳著地時會收縮的是大腿後側的股二頭肌。最後，著地時腳底經過旋轉，從拇趾根部踢出的作用，是由小腿肚的腓腸肌和比目魚肌控制的。

運用此肌肉做同一動作。反覆數千次，當然可以鍛鍊下半身。持續數年慢跑的人，腿部緊實，就是鍛鍊的成果。即使不是下半身，但只要運用到保持背肌挺直姿勢的豎棘肌和腹肌，以及爲了大幅度擺盪手臂而使用的肱二頭肌、三頭肌和胸大肌等上半身的肌肉，還是能夠得到鍛鍊的效果。

毛細血管的直徑較紅血球的大小更窄，但是，血液卻能在毛細血管中順暢的流動，就是拜肌肉之賜。藉著肌肉的收縮，能夠使得毛細血管內的血液流動。因此，只要鍛鍊以增強肌肉，促使血液循環順暢，就能順利的消耗熱量，結果，肌肉、血液循環和熱量消耗就可以形成好的循環。

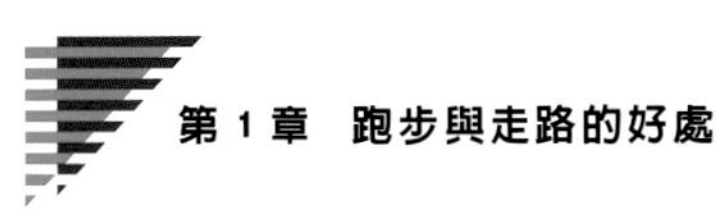

對骨骼也有效

人體內的鈣量，在三十到四十歲達到顛峰期，然後就開始減少。這是生物體的規律。那麼慢跑、走路能夠對抗這種規律嗎？事實上，如果對肌肉有效，則對骨骼也有效。

讓停經後的女性攝取鈣和足夠的維他命B，同時二年內養成走路的習慣。一週三次，每次走一小時。實驗的目的是想要比較攝取鈣和維他命B，以及實踐走路前後的「骨密度」。二年後，骨密度增加，正如原先的預測一樣。實驗再度持續一年。這次還是維持攝取鈣和維他命B，但中止走路。結果，受試者的骨又回復原來的脆弱骨。

另一個值得探討的話題，是美國的太空人持續四天在太空中進行無重力飛行之後其健康檢查調查報告。根據報告顯示，其中一位太空人腳後跟的鈣流失十三%。此外，有的太空人則流失二十%的鈣。

上述二個事例導出來的結論是，要防止鈣的減少、保持強健的骨骼，平常就必須維持縱向的骨骼刺激。有效的方法是大家都能夠進行的慢跑、走路等。

隨著年齡的增長，骨骼會變得脆弱、容易骨折。尤其是女性，容易出現骨質疏鬆症老年病。原因主要是停經後的荷爾蒙減少，鈣吸收力惡化。不過，由前述的事例可以知道，運動不足也是一大要因。

事實上，只要實踐慢跑或走路，就能使骨的瓦解抑制在最低限度。

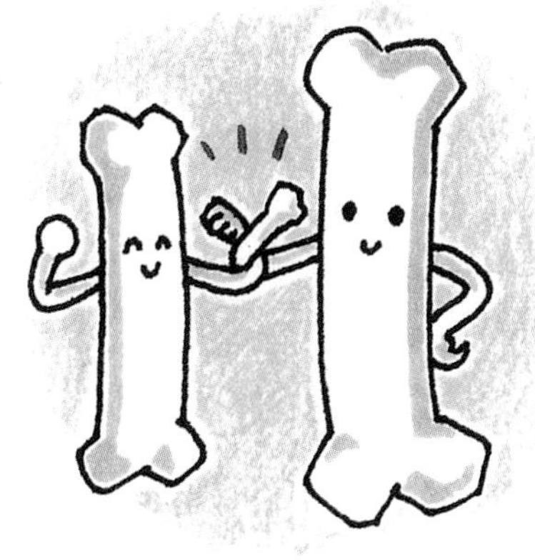

放鬆

日常生活中容易被遺忘而特別重要的是放鬆。讓自己處於放鬆的狀態，心情能夠保持安定。而藉著慢跑、走路，就能獲得放鬆狀態。

長年持續慢跑或走路，就會感覺到身體、精神非常的放鬆。

無論是慢跑或走路，都應該培養正確的姿勢。腳底穩健的踩踏在地面上，維持跑步或走路的節奏，就能得到放鬆。

腿的肌肉得到適當的刺激，刺激傳遞到腦，則腦的血液循環旺盛，得到充足的氧，自然能夠消除焦躁。遺憾的是，沒有這種經驗的人根本無法體會。

此外，訓練時，忽略「以健康爲目的」的基本想法，一味的與他人競爭，得失心重或向記錄挑戰等，都是本末倒置的做法。

不要只想到「跑步」，不要將焦點放在輸贏上，而應該養成運動的習慣以提升體力，享受跑步後的爽快感，同時藉著運動來消除精神上的壓力，保持苗條的身材。生活規律正常，變得活潑開朗，就能得到良好的人際關係。總之，要活用跑步的效果。

除了先前所介紹的之外，慢跑或走路的另一個作用是將氧吸收到體內，並不是跑得快就好了。

慢跑或走路時，最好保持能夠充分攝取到氧的「微笑步調」，否則無法得到放鬆。

不過，疲勞時不要勉強，立刻休息。休息也是一種重要的訓練。爲了工作而生病，根本無法得到放鬆。

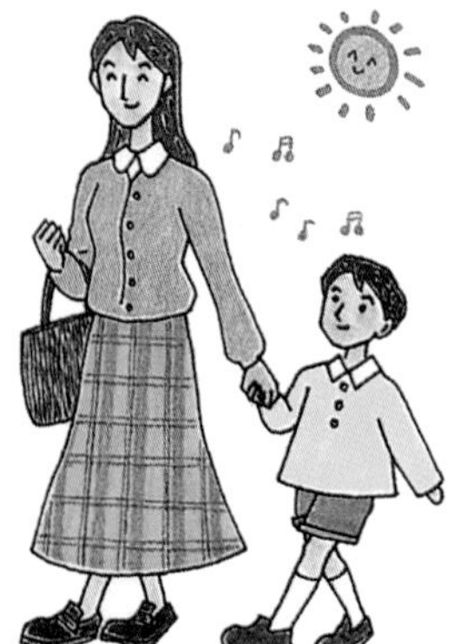

跑步吧！走路吧！

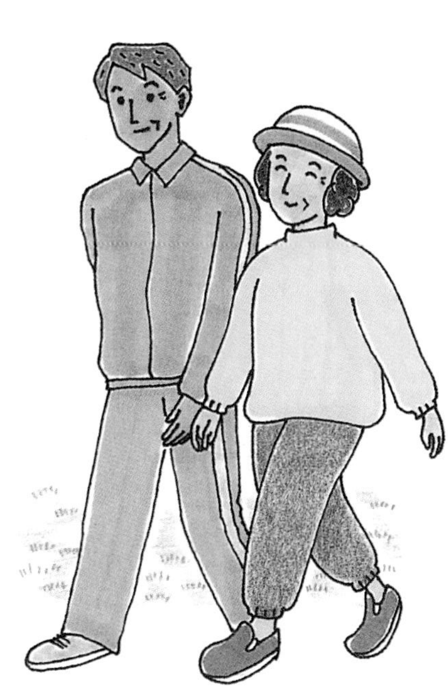

慢跑、走路的樂趣之一，是透過身體能夠感受到四季的變遷。這是其他運動所無法享受到的體驗。配合各個季節，充分的享受跑步和走路的樂趣吧！

春天要注意保暖。這個時節，天氣容易突然轉涼。而在陽光普照時，若是突然加快速度，則尚未習慣速度的肌肉容易拉傷或損傷肌腱。最好一邊欣賞路邊的花草，一邊悠閒的跑步。

夏天來臨前，梅雨季節會先到來。下雨時，應該進行能夠提高柔軟性、肌力、調整力的室內訓練。

接著，夏天來臨。原則上，要避免在豔陽天下慢跑或走路。至少需要花二週的時間適應夏天的暑熱。挑選下午、日落後較涼的時間帶運動，避免日正當中時跑步。白天時可以散步，讓身體逐漸適應暑熱。另外，因爲發汗而容易缺乏水分和鹽分，口渴前要趕緊補充水分。

食慾旺盛的秋天，要注意飲食和運動的平衡。晚秋是非常適合跑步的季節，但是，運動過度很傷身。至少一週要測量一次起床時的脈搏與體重。秋天也是遠足和野餐的季節，可以搭配慢跑或第十二章介紹的野外慢跑來進行。

冬天容易缺乏運動。夜晚道路一片漆黑，必須穿著白色系的服裝，隨身配戴會反射對向車頭燈的反光條或燈等，防止交通意外事故的發生。同時還要注意腳下，避免滑倒。

只要注意上述的事項，則整年都可以享受慢跑、走路之樂。

第2章

跑步前檢查姿勢

每個人跑步的姿勢都不同。只要養成正確的姿勢，就不會出現很大的差距。保持正確的姿勢跑步，不只有效率，而且不會損傷身體又美觀。

1 檢查跑步姿勢

走路也是同樣的姿勢

①上身放鬆，
②背肌挺直，
③腳尖上抬、腳跟先著地

跑步和走路的技術相同。這三項共通點中，特別要注意的是腳跟先著地，以整個腳底支撐身體，用拇趾根部（拇趾球）踢地。

事實上，跑步可以說是走路的延長。除了少數的不同點之外，有很多的共通點。

跑步與走路的不同

不同點是；①走路是單腳或雙腳接觸地面，跑步則是雙腳瞬間離地。

②以伸出的腳尖朝上的方式，快速走路時，要用力往上抬高，且強調腳跟著地。跑步時，則是腳尖輕輕往上抬，腳跟輕輕的著地，再立刻變成用整個腳底著地。

③走路時，雙腿膝的後方都要伸直，而前方的腿其膝後方伸直，直接著地。跑步時，在腳跟著地的瞬間，要膝後方伸直，著地的同時放鬆膝的力量，輕微彎曲。這是爲了緩衝比走路更大的著地撞擊力的緣故。

關於擺盪手臂方面，④慢慢的走路，伸直手肘，輕輕的擺盪，但若是快步走，則要用力擺盪。跑步時，雙臂放鬆，慢慢的擺盪。

掌握以上的不同點，在入門期學會正確的跑步姿勢相當重要。

主編／平野厚（國立競技場慢跑教室講師）
攝影／早坂明　示範／淺野恭子　插圖／福山由果

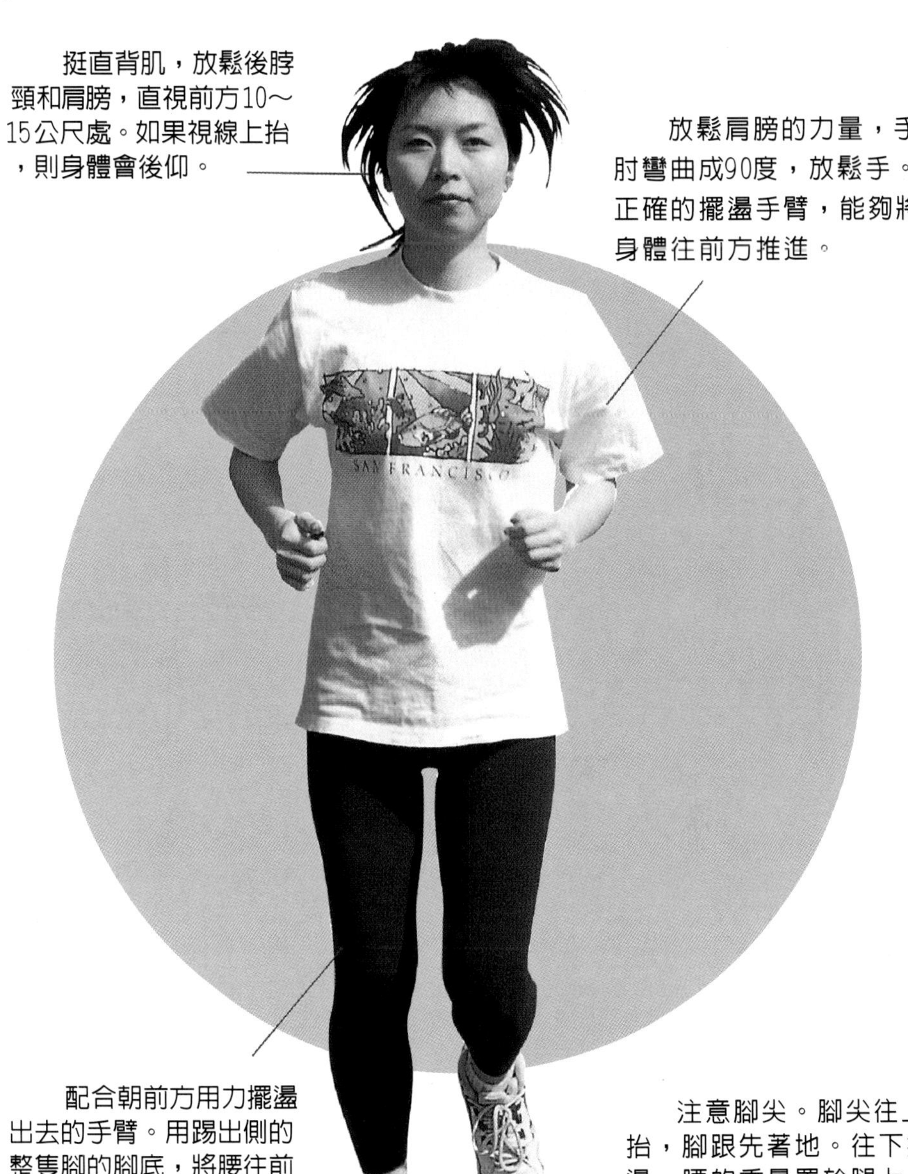

挺直背肌，放鬆後脖頸和肩膀，直視前方10～15公尺處。如果視線上抬，則身體會後仰。

放鬆肩膀的力量，手肘彎曲成90度，放鬆手。正確的擺盪手臂，能夠將身體往前方推進。

配合朝前方用力擺盪出去的手臂。用踢出側的整隻腳的腳底，將腰往前方送出。這時，伸直膝的後側。踢地腳不要跑到後方。

注意腳尖。腳尖往上抬，腳跟先著地。往下擺盪，腰的重量置於腿上。腳底平坦著地時，上半身保持在正上方。步伐避免過大。

2 正確的跑步姿勢

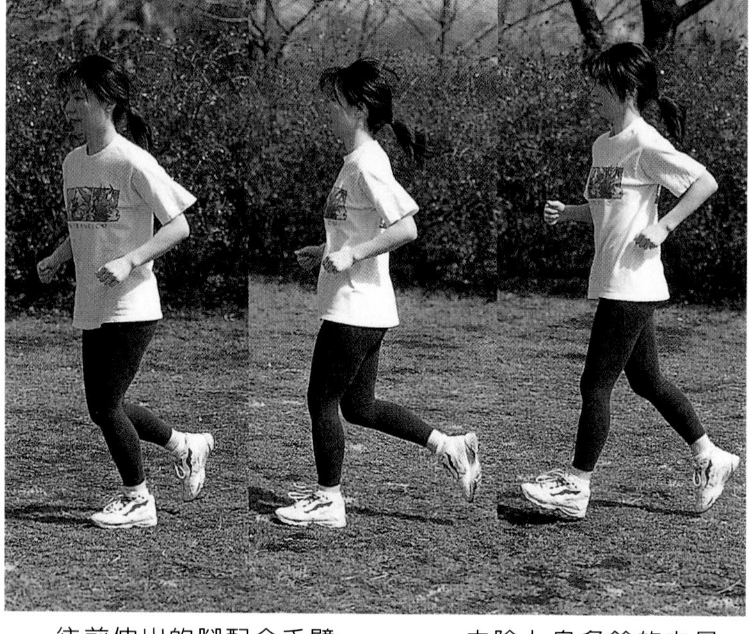

往前伸出的腳配合手臂的擺盪，把握正確的時機向前踢出。踢出腳的後方伸直，腰自然往前推出。藉著拇趾球正確的引導身體。

去除上身多餘的力量，挺直。膝自然彎曲，就能夠柔軟放鬆。利用上身的重量，可以適度的屈膝。

最初就要保持正確的姿勢。首先，參照一連串的姿勢照片，掌握正確的秘訣，漂亮的跑步吧！

照片是以標準速度拍攝的。跑得較慢時，姿勢要縮小；跑得較快時，姿勢要放大。姿勢和快步走時大致相同。不過，跑步時是雙腳瞬間懸於空中，所以，要學會著地時消除撞擊力的技巧。

換言之，要把握適當的時機屈膝，順暢的轉移重心。在著地時，膝的彎曲成爲踢地時的彈力，就能使身體往前推出。

〓劃過腳踝的竹籤

雙腳的腳踝被從外側朝向內側穿刺的烤肉串竹籤刺過。

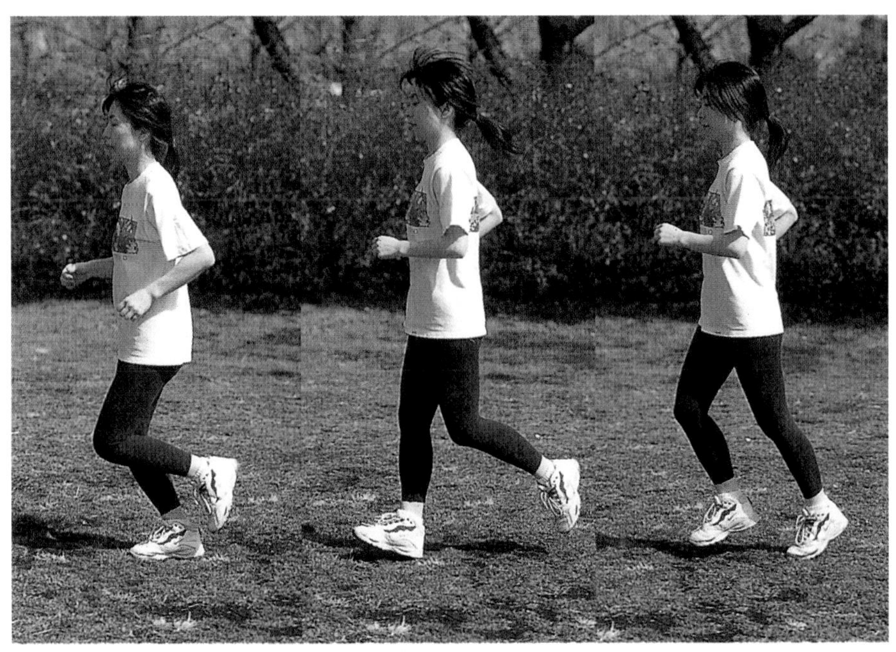

向前擺盪的腳其腳尖朝下，同時腳跟先著地。迅速將重心置於著地的整個腳底。跑步技巧的基礎就是走路，所以能夠正確走路的人，可以立刻熟悉訓練的技巧。

向前擺盪的腿其膝部以下放鬆，讓身體瞬間懸於空中。

當然，並非眞的用竹籤穿刺過，只是想像一下。往前伸出著地的腳，當成中樞腳。中樞腳的腳踝同樣被竹籤穿刺，另一隻腳不要碰到竹籤而跨過。反覆交互跨過竹籤的動作，就是跑步的正確動作。

只要意識到穿刺在腳踝上的竹籤，同時慢慢的跑步，進行訓練就能夠將腳抬高，膝上抬，自然不會拖著腳跑步。觀察初學者的跑法，幾乎每一個人的腳都無法上抬到腳踝竹籤的位置，所以才變成拖著腳跑步。學會正確的姿勢後，訓練效果極佳。另外，最好還能夠爬坡跑步。因爲在上坡會更意識到要將腳抬高。

跑步姿勢很優美的馬拉松選手，採取的是「高腰的姿勢」。亦即腳高高的往上擺盪，腰的重心則穩健的置於落下來的腳上。

3 邊走邊跳培養基本姿勢

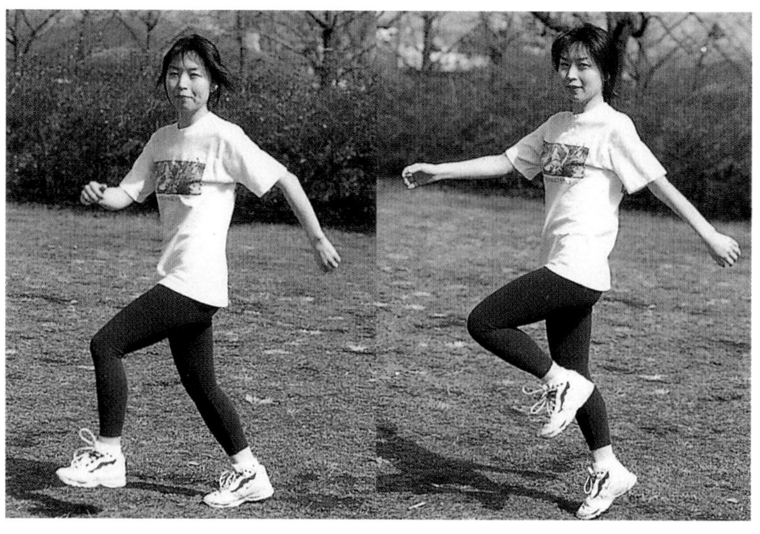

平衡

能夠取得平衡是①擺盪手臂、②擺盪腳、③腳往下擺盪、④著地時的重心轉移等各動作互相合作所致。挺直背肌，以鼻子到肚臍連接的線為正中線，同時擺盪左右兩側的手臂和腳。

姿勢

為提高運動效果並輕鬆的跑較長的距離，姿勢是非常重要的重點。每個人要了解自己的習慣，建立正確的跑步姿勢。挺直背肌，放鬆後脖頸和肩膀的力量，輕輕挺胸，腰部朝正下方，重心置於整個腳底。

學會跑步基本姿勢的重點在於避免出現「無用、錯誤、勉強」的動作。而「姿勢」、「平衡」、「節奏」和「時機」等四個技巧的基本在於「放鬆」。藉著邊走邊跳，能夠迅速得到放鬆。

利用邊走邊跳得到放鬆

建立正確的姿勢，最主要重點在於放鬆。如果不放鬆，身體無法展現自然的動作。不過，要放鬆全身非常困難。

最適合放鬆身體力量的訓練是邊走邊跳。後脖頸、肩膀不要用力。最初，以較小的步幅邊走邊跳十公尺，再慢慢加

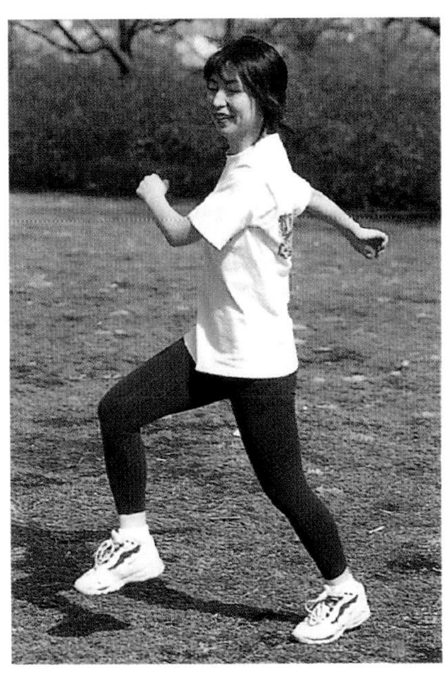

掌握適當時機

跑步時，適當時機的重點是著地和轉移重心時。一旦有所偏差，就會立刻停下來，跑步變得沒有效率。

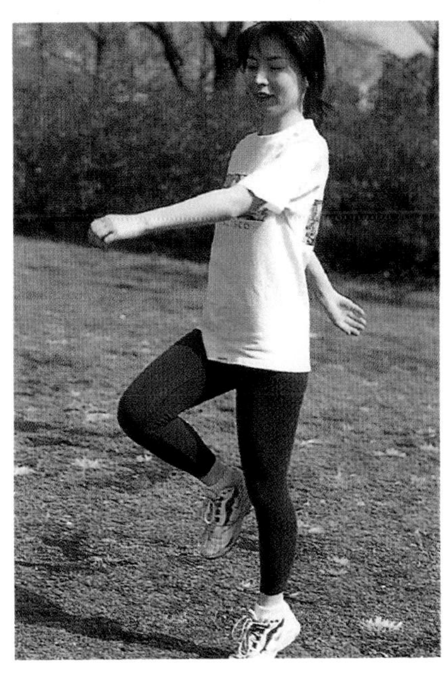

節奏

跑步時缺少節奏感，姿勢看起來有點不自然。富於節奏的動作，不只會使跑步變得輕快，而且還會使全身產生協調性。取得節奏的重點在於手腳的動作和呼吸。

大邊走邊跳的動作。持續邊走邊跳，身體就能逐漸放鬆。

小幅度的邊走邊跳 能夠掌握節奏感

藉著「小幅度的邊走邊跳」，可以掌握輕快的節奏感。慢跑時呼吸的基本是二拍，即「吐、吐」、「吸、吸」。配合這個節奏邊走邊跳。「吸」和「吐」要分明。「吐」氣時用口，「吸」氣時用鼻。

腳踝僵硬時，無法做出正確的動作，很難取得節奏，所以必須放鬆腳。持續五分鐘小幅度邊走邊跳，慢慢的掌握節奏。

4 姿勢

踢出去的腳從腳跟開始著地，腳底平坦時，重心置於腳上，從拇趾根部用力踢出。從後面看起來，踢出時腳底朝上，甚至可以感覺到腳的彈力在躍動著。放鬆腳踝，自然會產生柔軟的感覺。

著地的瞬間，若不放鬆腳踝和膝的力量，會感覺膝突出，無法順利的轉移重心，導致動作缺乏彈性，無法加快速度。反覆出現這種錯誤的著地動作，容易引發問題。

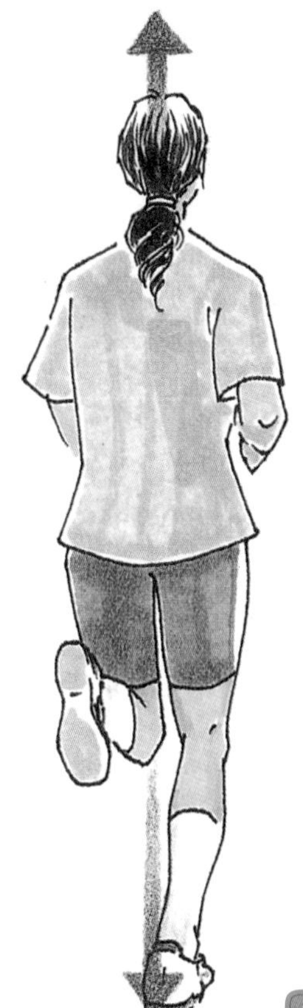

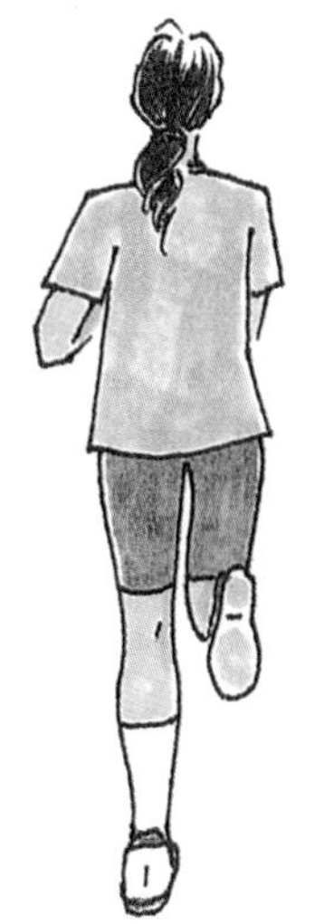

正坐姿勢

培養正確姿勢的訓練法是，挺直背肌正坐，再直接站立。如此一來，就能掌握正確的要領。正坐能夠放鬆後脖頸和肩膀，使肩膀自然下垂。保持這個姿勢站立，就是直立時的姿勢，也是和跑步、走路共通的姿勢。

另外，可以利用牆壁來確認是否形成直立姿勢。將枕部、背部、臀部、小腿肚貼於牆壁即可。

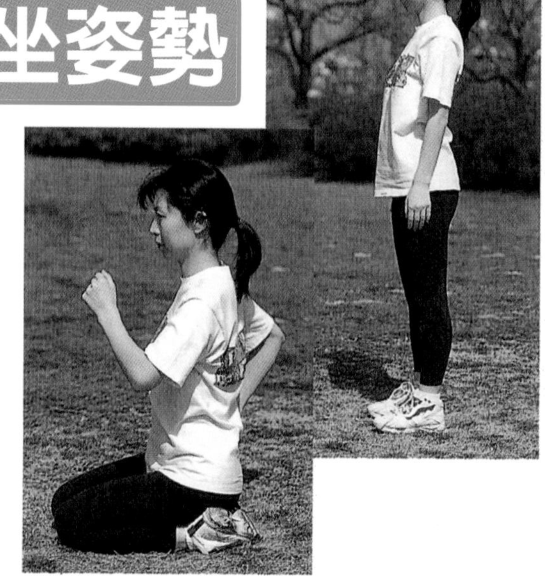

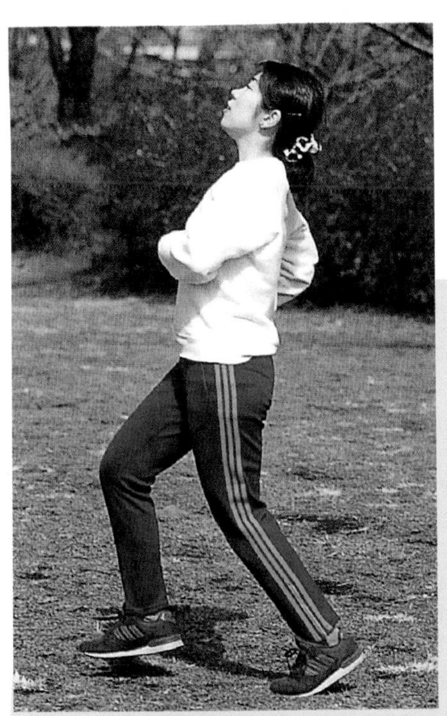

後傾

為了與突出的腹部取得平衡，肥胖型的跑者容易採取後傾的姿勢來跑步。這個姿勢會使膝無法上抬，而且無法拉大步伐，甚至會損傷腰或腳跟。

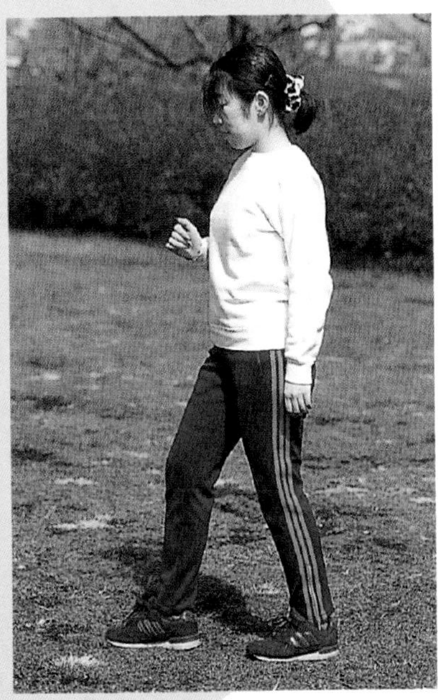

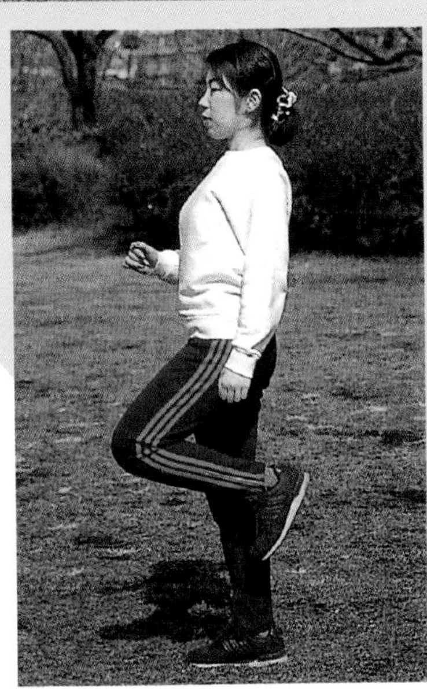

矯正的方法是，腹部稍微的用力，意識到腹肌，感覺腹肌與上身垂直，或是連續單腳跳，並於著地時，做出身體垂直置於腳、腰正上方的姿勢。

5 步幅

要掌握適合自己跑步時的步幅並不容易。用跑五公里時的速度或步幅來跑十公里、二千公里太勉強了。步幅必須考慮到跑步的距離或時間等。

步幅要避免過大。二十五頁會說明，著地而整個腳底平坦時，重心必須置於正上方。

跑步時步幅太大，無法掌握著地的時機，重心無法順利的轉移到著地腳上。結果，姿勢錯誤，跑步的節奏紊亂。

最好能配合當天的跑步項目，取得適當的步幅。

長跑時，要拉大姿勢並增加速度，所以步幅相當重要。例如，在跑十公里時，無法像平常一樣跑完全程而在中途累得倒下，則首先要考慮可能是步幅過大。因此，要從平常的練習中確認適合自己跑步的步幅。

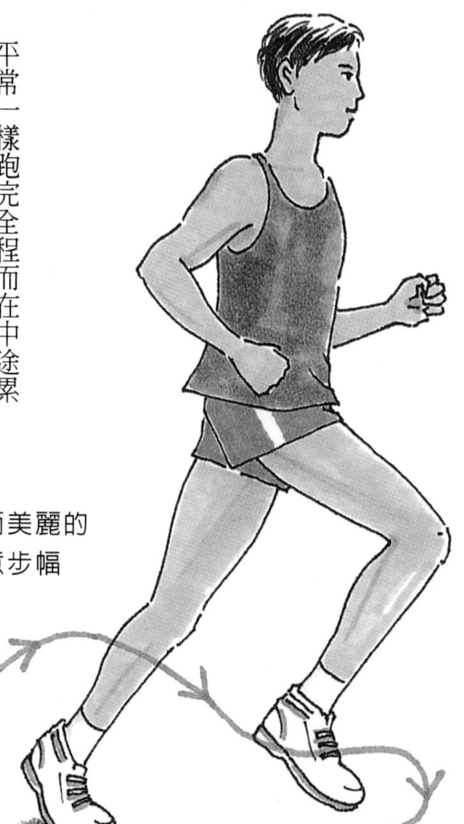

為創造輕鬆而美麗的姿勢，要注意步幅

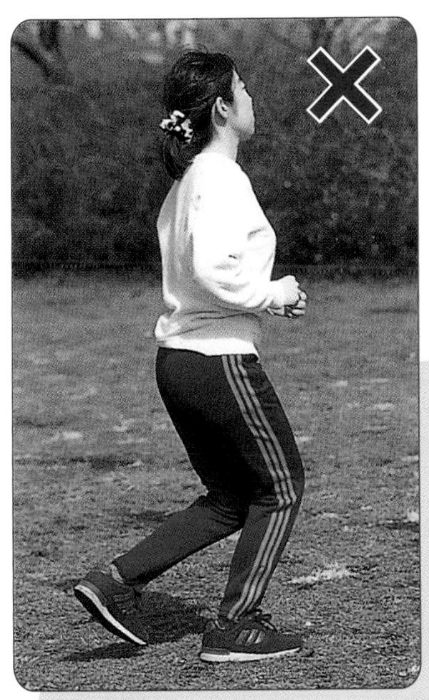

落腰的動作無法正確的踢腳，使得步幅不能拉大，變成小跑步的姿勢。矯正的方法是，利用腳尖抬高腰來慢跑或走路。另外，採取快步走的方式，將腰往前推出的走路動作也有效。

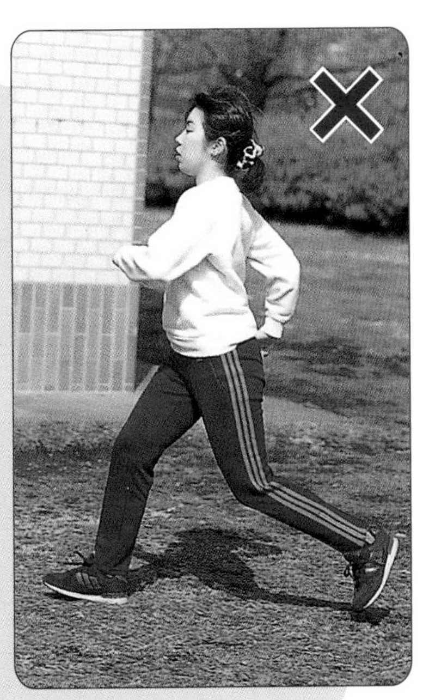

步幅過大，出現多餘的動作，很難取得跑步時相當重要的節奏和時機。因此，在著地的中樞腳的腳底平坦時，確認重心是否置於腳上，藉此判斷步幅是否適當。

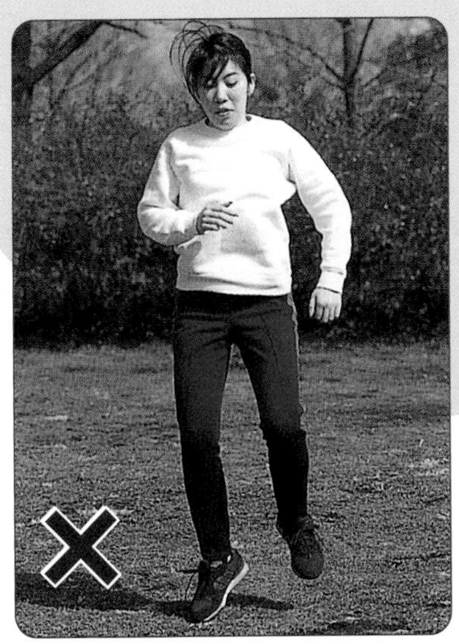

膝朝外時，無法朝正後方正確的踢出，導致腳的肌肉、肌腱、骨骼和膝關節等受損，同時也分散踢力，減弱推進力。在日常生活中，要矯正自己的習慣，養成讓膝朝內側走路的姿勢。

6 著地

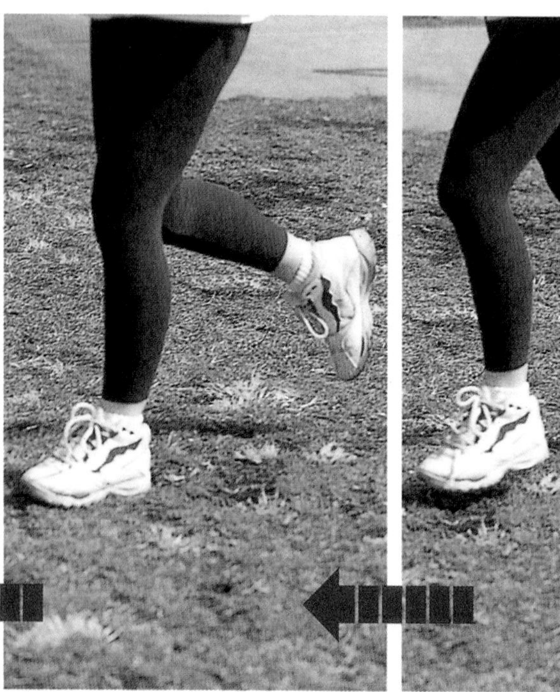
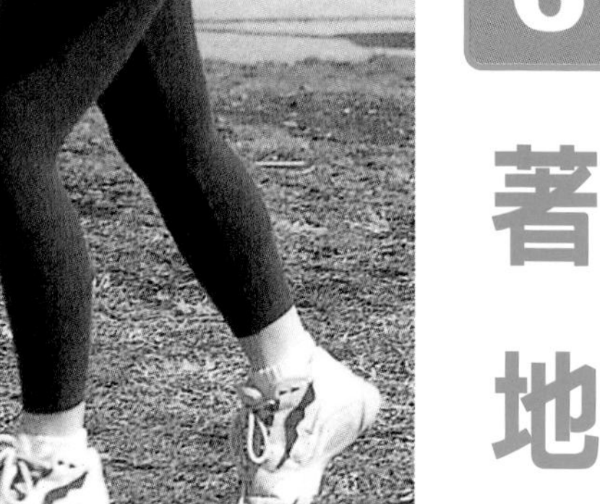

①放下往上擺盪的腳，腳跟先著地。② 整個腳底著地的瞬間，重心移動到單腳上，完全用單腳支撐。③重心移到拇趾球上，進入踢地的動作。

跑步時，整個腳底要穩定著地。就像我們無法用腳尖長時間站立，卻能夠用整個腳底長時間站立一樣，用腳底站立較輕鬆。如果用腳尖跑步，則體重及其他重心全都置於腳的細小骨骼上，容易造成損傷。

著地的動作，和走路同樣的，必須做出腳跟先著地↓整個腳底↓拇趾球等一連串的動作。然而，過度意識到腳跟先著地時，可能會使腳突出而損傷腳跟，一定要注意。大幅度擺盪手臂，則是讓重心順利轉移到前腳的秘訣。

著地的基本技巧是，跑步時腳尖著地和整個腳底著地交互進行。例如，腳尖著地跑二十到三十公尺，再以腳底跑完全程。如果用腳跟或腳尖著地都覺得非常輕鬆自然，那麼，再使用整個腳底著地就沒問題了。

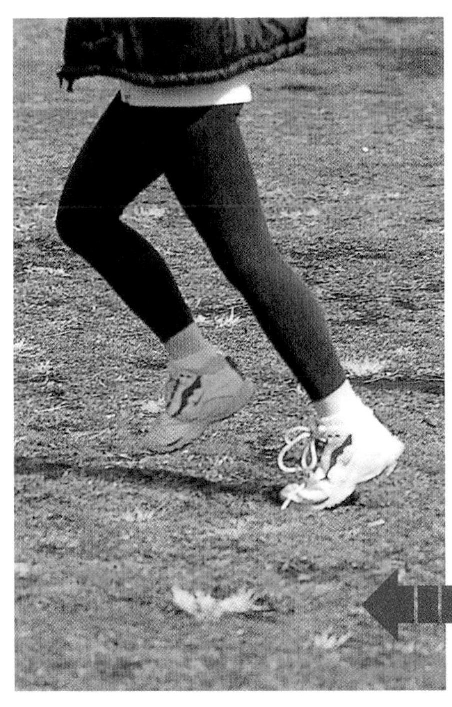

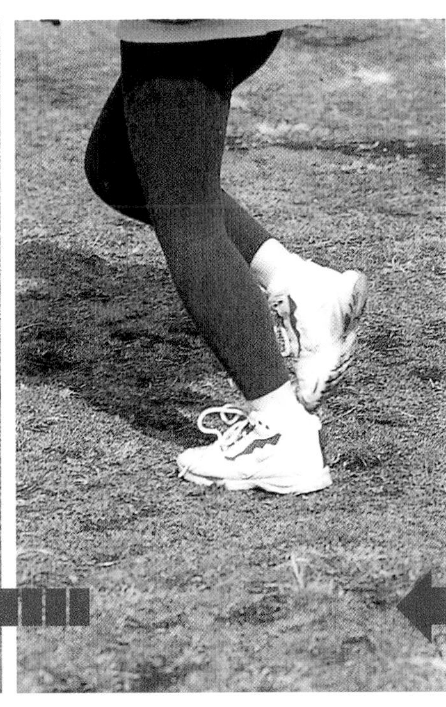

④伸直踢出腳的膝後方，拇趾球壓向地面，腰自然往前推出。⑤踢出的瞬間，雙腳懸於空中。⑥單腳踢出，腳跟先著地。

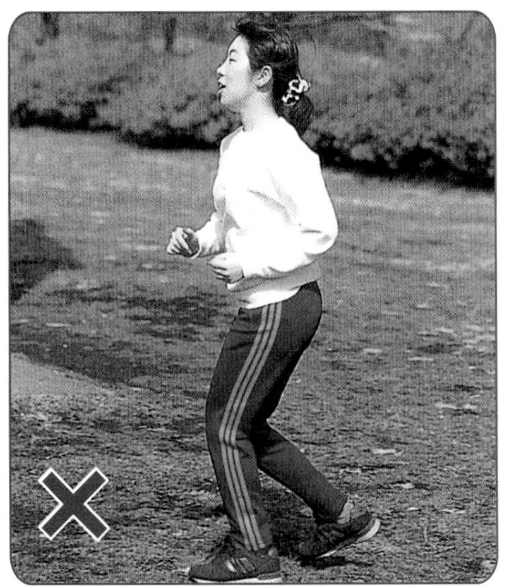

有人跑步時會發出叭達叭達的聲響。這種跑法會使腳踝無法順暢的旋轉，著地時，腳會產生劇痛。有人則是上身過度後仰，著地時，整隻腳踩在地上產生衝擊而被迫停下，中止跑步。矯正的方法是放鬆腳踝。

7 矯正姿勢的重點

觀察「跑步」時腳的動作，發現踢出腳的腳尖會先劃過臀部的下方。接著，膝上抬時，腳跟朝前方往下擺盪，進入著地的動作。

這一連串的動作，必須在放鬆的狀態下，有節奏並掌握時機進行。

檢查姿勢的重點是：

1. 腳是否拖向後方
2. 是否用整個腳著地
3. 步幅是否過大
4. 是否落腰
5. 腰的旋轉是否不足
6. 上身是否搖晃

矯正姿勢的方法相當多，在此介紹三個具有代表性的例子，能夠有效矯正一到六的姿勢。

踩踏板動作

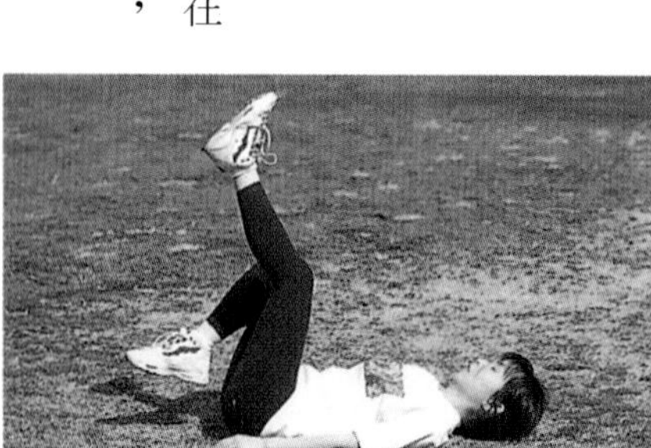
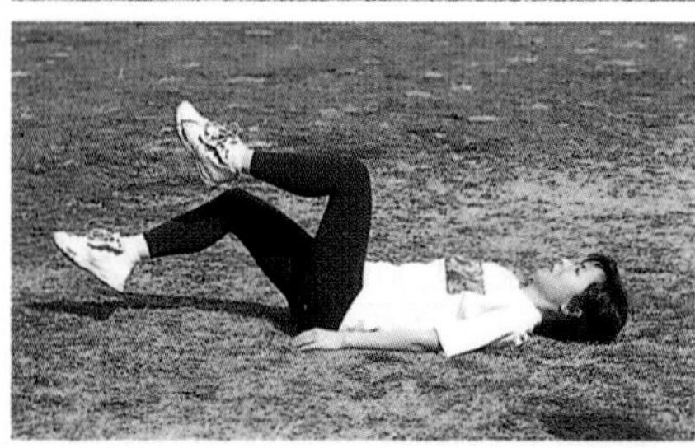
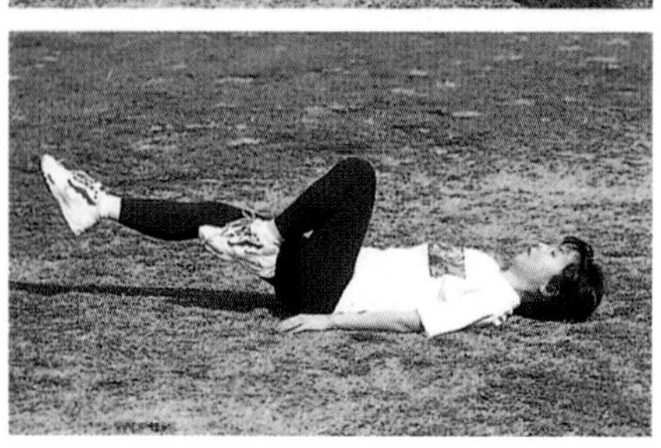

仰躺，雙腳上抬，進行踩踏板的動作。也可以坐下，手置於後方地上，以朝上的姿勢做踩踏板的動作。這時，要放鬆膝、腳踝的力量，用腳尖畫圓似的交互進行。一邊走路一邊踩踏板也有效。踢出的腳，好像抓癢似的擺盪。利用踩踏板方式前進，可以掌握重心置於著地腳時的感覺。避免將腰部下落，能夠使膝或腳踝等下肢的動作順暢。２人並排，內側的手各自搭在對方肩上，進行「２人組踩踏板」的動作更有效。此外，用手支撐腰部，腳上抬，進行「垂直踩踏板」的動作，也可以讓腳從上抬的重量中解放出來，自然能夠放鬆膝或腳踝，最適合用來熟悉正確的跑步技巧。

側踏步

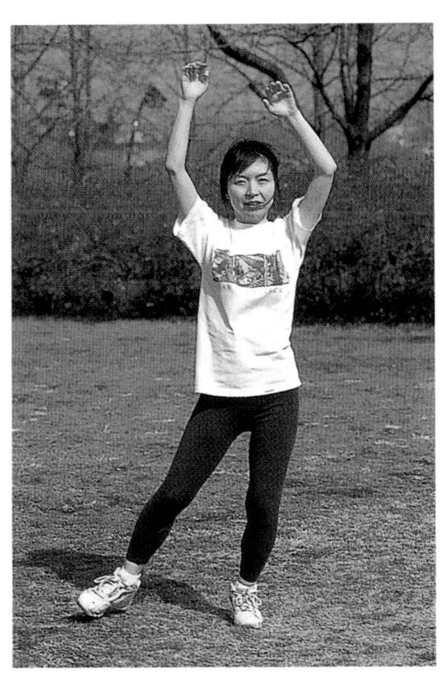

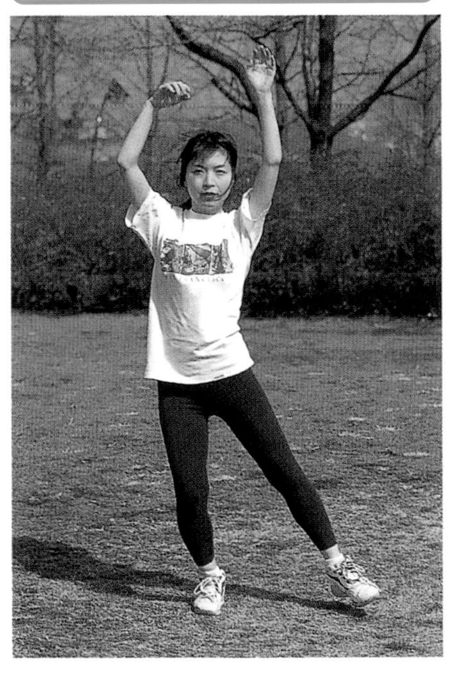

雙手高舉，放鬆上身的力量，朝側面踏步。放鬆頸部、膝和腿的力量，注意柔軟動作。朝向正面，左右交互進行，放鬆腳踝。放鬆的動作能夠產生正確的姿勢。

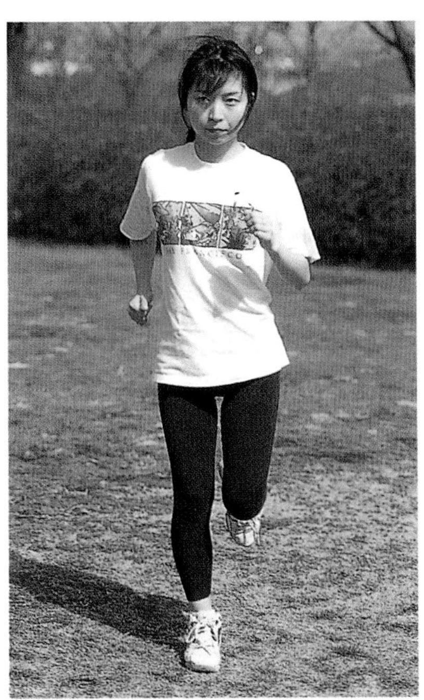

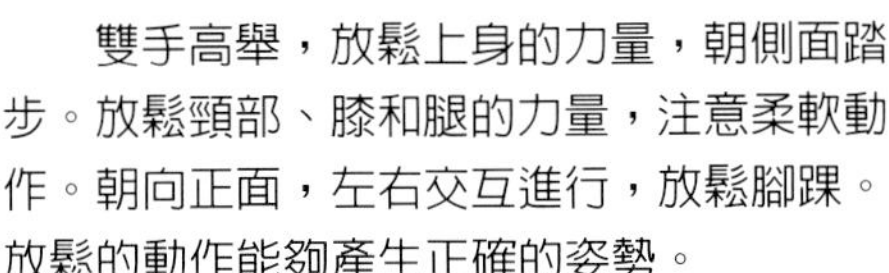

單腳急停

像平常一樣跑步，然後單腳突然停止。無法順利靜止下來的人，可能是用腳尖著地或上身前傾、後仰或過度用力等。這是最適合用來檢查自己跑步姿勢的方法。

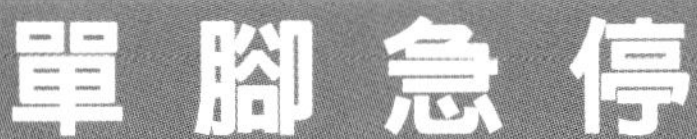

第3章

跑步、走路不同目的的課程

跑步、走路本身就是一件快樂的事情。如果附加特定的目的，更能增加樂趣。在此，為各位介紹四種目的的課程。

你的目的為何？

一定要成功瘦身……	最近體力減退……	鍛鍊身體的基礎	目標很高！
減肥	**培養耐力**	**強化下半身**	**參加比賽**
想稍微苗條	稍微努力	產生鬥志	先打好基礎
初級篇 P32	**初級篇** P34	**初級篇** P36	**準備期** P42
想要更苗條	更努力	展現毅力	朝終點出發
高級篇 P33	**高級篇** P35	**高級篇** P37	**強化期** P43

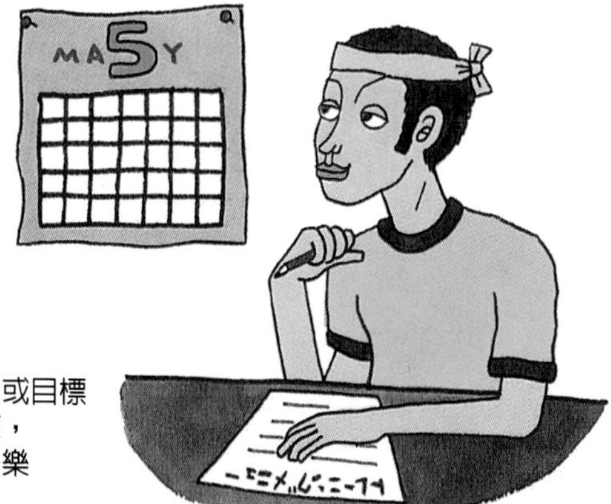

設定目的或目標
進行訓練，
感覺更快樂

本章介紹「減肥」、「培養耐力」、「強化下半身」，以及跑步集大成的「參加比賽」等不同目的的課程。當然，正確的走路、正確的跑步是基礎。

各課程將走路、跑步的方式區分爲「快步走」、「慢跑」、「跑步」和「快跑」等四種。配合各目的進行訓練。

由各課程可以知道，四種走路、跑步的方式並不限制距離，而是以時間爲單位來組合課程。這是因爲若設定距離，那麼，大家會急於想跑完設定的距離。如果以時間來表示，則可以配合個人的步調，跑完提示的時間。

一旦太過於在意距離，可能會加快跑步的速度。如此一來，速度慢的人可能必須花較長的時間，結果練習時間增加了，反而造成反效果。

各課程由初級篇和高級篇二種組合而成。可以視自己的體力，在結束十週的初級篇之後，再朝高級篇邁進（這是一般的情況）。對於自己的體力深具自信的人，也可以一開始就學習高級篇。

總之，一定要配合自己的體力、跑步力及目的進行，持之以恆才是最重要的關鍵。事實上，只要擁有明確的目標，快樂的進行訓練，就能夠長久持續下去。

以個人分別進行的目標課程，要持續練習十週。尤其是結束十週高級篇的訓練後，確實能夠強化身體。希望大家可以實際體驗一下。

四種走法及跑法

快步走

速度較快的走路方式。手臂大幅度擺盪，腳尖大幅度踢出。

慢跑

以走路的速度來跑步。

跑步

邊說邊跑時，呼吸不會覺得困難的速度的跑步。

快跑

邊說邊跑時，呼吸稍微困難的速度的跑步。

主編／平野厚（國立競技場慢跑教室講師）

攝影／早坂明　示範／淺野恭子　插圖／榎本靜香

初級篇

1「減肥」課程

●「減肥」的菜單例

快步走　跑步　慢跑　快跑

程度	
1	（快步走 1 分鐘＋跑步 1 分鐘）x 10 次=20分鐘
2	（快步走 1 分鐘＋跑步 1 分鐘）x 15 次=30分鐘
3	（快步走 2 分鐘＋跑步 2 分鐘）x 8 次=32分鐘
4	（快步走 3 分鐘＋跑步 3 分鐘）x 8 次=48分鐘
5	（快步走 3 分鐘＋跑步 5 分鐘）x 8 次=64分鐘
6	慢跑30分鐘＋跑步15分鐘＋快跑15分鐘=60分鐘
7	慢跑30分鐘＋跑步20分鐘＋快跑15分鐘=65分鐘
8	慢跑30分鐘＋跑步30分鐘＋快跑15分鐘=75分鐘

※以緩慢的速度多跑 1 秒鐘。身體適應後，也不能加快速度。快步走具有學會慢跑姿勢及提升肌力的效果。※可以利用各種走路和跑步方式來取代上面的練習。另外，也要視身體的情況而定，加入休息時間。

只要配合個人的步調，持續不斷的進行初級篇和高級篇的訓練，則任何人都可以達成目標。

減肥訓練的基本，就是要多花時間快步走及跑步。約在走路、跑步的二十分鐘後，人體的體脂肪才會開始燃燒。因此，與其注意速度，不如多花點時間來走路或跑步。

初級、高級篇都納入快步走的課程。不只兼具暖身運動的效果，快步走還能使手臂擺盪及腳的動作充滿動力，有助於建立正確的姿勢，具有技術運動的作用。

快步走使動作富於動力，能夠刺激慢跑時很少使用到的肌肉。活動各種肌肉，當然能促進肌肉發達，使跑步變得更穩定。此外，增加肌肉的使用量，體脂肪更容易燃燒。

減肥課程最少必須完成一週三次的練習次數，否則很難得到效果。覺得一週三次的練習很勉強的人，平常就要多活動身體，例如，泡完澡後，做一些輕鬆的伸展運動或肌力訓練。

就寢前做腹肌運動，起床

「減肥」的10週日曆

週＼星期	三	五	日
1	1	1	2
2	1	2	2
3	2	2	3
4	2	3	3
5	3	3	4
6	4	4	5
7	4	5	5
8	5	6	7
9	6	7	8
10	8	7	8

※數字不是代表次數，而是代表上面圖表的程度。

高級篇

●「減肥」的菜單例

快步走　跑步　慢跑　快跑

程度	
1	（快步走 2 分鐘＋跑步 2 分鐘）x 8 次=32分鐘
2	（快步走 3 分鐘＋跑步 3 分鐘）x 8 次=48分鐘
3	（快步走 3 分鐘＋跑步 5 分鐘）x 10 次=80分鐘
4	慢跑30分鐘＋跑步15分鐘＋快跑15分鐘= 60分鐘
5	慢跑30分鐘＋跑步20分鐘＋快跑20分鐘= 70分鐘
6	慢跑20分鐘＋跑步30分鐘＋快跑30分鐘= 80分鐘
7	慢跑20分鐘＋跑步30分鐘＋快跑30分鐘=100分鐘
8	慢跑20分鐘＋跑步30分鐘＋快跑50分鐘=100分鐘

※「慢跑」的後半段可以加快速度。

※可以利用各種跑步和走路方式取代，同時配合自己的情況，考慮休息時間。

「減肥」的10週日曆

週＼星期	三	五	日
1	1	1	2
2	1	2	2
3	2	2	3
4	2	3	3
5	3	3	4
6	4	4	5
7	4	5	5
8	5	6	7
9	6	7	8
10	8	7	8

※數字不是代表次數，而是代表上面圖表的程度。

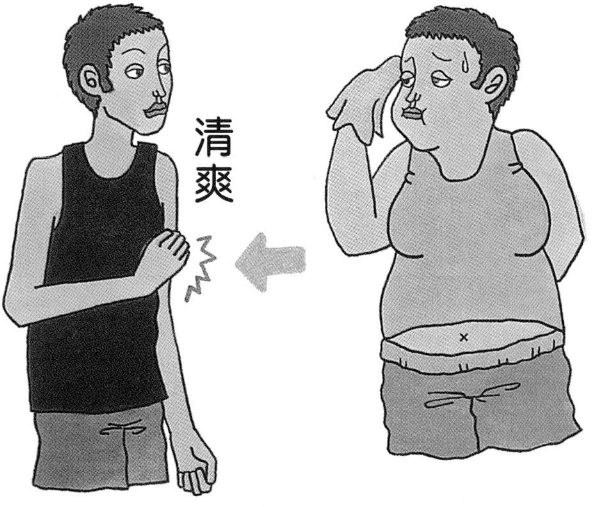

時則躺在床上做伸展運動。

另外，經常搭車的人可以多走路，減少利用手扶梯或升降梯，多爬樓梯。因此，即使不設定訓練日，也可以進行這些替代練習。

結束十週初級篇的訓練之後，相信你會發現自己的腰圍緊縮，臀部提高，大腿和雙臂的鬆弛現象全都去除。

清爽

與其注重速度，不如多花點時間走路

初級篇

2「培養耐力」課程

●「培養耐力」的菜單例

程度　　快步走　跑步　慢跑　快跑

程度	菜單
1	（快步走 5分鐘＋跑步10分鐘）x 2 次=30分鐘
2	（快步走10分鐘＋跑步15分鐘）x 2 次=50分鐘
3	（快步走10分鐘＋跑步20分鐘）x 2 次=60分鐘
4	（快步走15分鐘＋跑步20分鐘）x 2 次=70分鐘
5	快步走15分鐘＋慢跑30分鐘＋快跑30分鐘= 75分鐘
6	快步走15分鐘＋慢跑40分鐘＋快跑30分鐘= 85分鐘
7	快步走15分鐘＋慢跑50分鐘＋快跑30分鐘= 95分鐘
8	快步走15分鐘＋慢跑60分鐘＋快跑40分鐘=115分鐘

※也可以進行肌力訓練或游泳。
※可以利用各種跑步和走路方式取代，同時配合自己的情況，考慮休息時間。

無論是初級或高級篇，「培養耐力」的課程都比前項的「減肥」課程負荷更大，比較辛苦。

需要注意的是，如果前半段過度練習，中途容易疲累，無法完成整個預訂的目標。

有人認爲，要培養耐力必須加長距離、加快速度，但是爲了持之以恆，還是應該配合自己的身體狀況和體力，遵循培養耐力的原則。就像比賽時分配步調一樣，前半段放緩速度，後半段再加快速度。

在慢跑或快跑時，進入培養耐力高級篇的人，不要跑平坦的路線，選擇樓梯或爬坡等較困難的地形，更能夠提升耐力。能夠好好完成十週初級篇的人，也可以進行這種艱難的練習。

在前項的「減肥」課程中提過，想要提升耐力，必須注意步幅不可過大。

想減肥的人，突然練習初級篇也很危險。首先，應該從游泳或騎自行車開始。游泳可以利用浮力，騎自行車則可以利用坐墊減輕體重，減少對膝或腳造成的負擔。

「培養耐力」的10週日曆

週＼星期	三	五	日
1	1	1	2
2	1	2	2
3	2	2	3
4	2	3	3
5	3	3	4
6	4	4	5
7	4	5	5
8	5	6	7
9	6	7	8
10	8	7	8

※數字不是代表次數，而是代表上面圖表的程度。

高級篇

●「培養耐力」的菜單例

快步走　慢跑　快跑

程度	菜單
1	快步走15分鐘＋慢跑20分鐘＋快跑 40分鐘= 75分鐘
2	快步走15分鐘＋慢跑20分鐘＋快跑 50分鐘= 85分鐘
3	快步走20分鐘＋慢跑20分鐘＋快跑 60分鐘=100分鐘
4	快步走20分鐘＋慢跑20分鐘＋快跑 70分鐘=110分鐘
5	快步走20分鐘＋慢跑20分鐘＋快跑 80分鐘=120分鐘
6	快步走20分鐘＋慢跑20分鐘＋快跑 90分鐘=130分鐘
7	快步走20分鐘＋慢跑20分鐘＋快跑100分鐘=140分鐘
8	快步走30分鐘＋慢跑20分鐘＋快跑100分鐘=150分鐘

※快跑是指在提升肌力前，使用剩餘的最後力量的快速跑步。
※可以利用各種跑步和走路方式取代，同時配合自己的情況，考慮休息時間。

「培養耐力」的10週日曆

週＼星期	三	五	日
1	1	1	2
2	1	2	2
3	2	2	3
4	2	3	3
5	3	3	4
6	4	4	5
7	4	5	5
8	5	6	7
9	6	7	8
10	8	7	8

※數字不是代表次數，而是代表上面圖表的程度。

藉著游泳和騎自行車的方式鍛鍊膝及下肢的肌肉，再展開提升耐力的訓練。跑步時感覺膝痛，表示在這個階段尚未做好跑步的準備。這時，不可以繼續跑步，畢竟跑步不是萬能的。

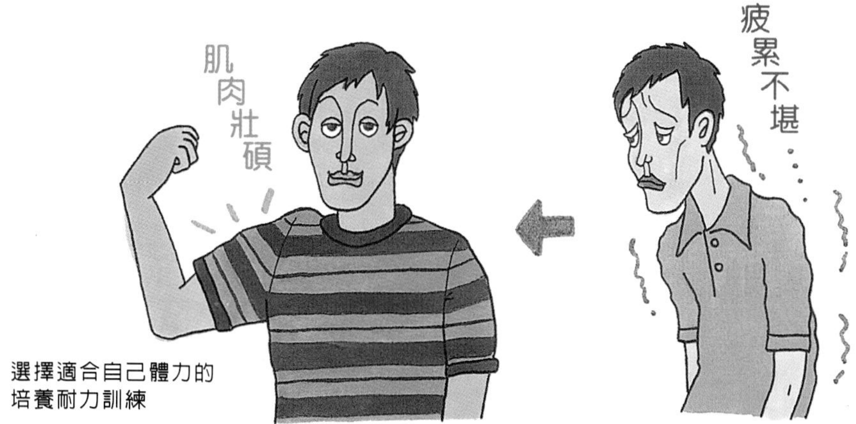

選擇適合自己體力的培養耐力訓練

初級篇

3 「強化下半身」課程

除了快步走和跑步之外，「強化下半身」的課程還要加入肌力訓練。

請參考三十八頁所介紹的下半身訓練項目。除了自己進行之外，肌力訓練也可以採取二人組的方式進行，或是利用啞鈴等。訓練本身富於變化，能夠增加趣味性。

積極活用上坡，可以有效強化下半身，尤其是大腿前面的肌肉，擁有奔馳在平坦道路上的餘裕。女性則可以得到細腰瘦臀的效果，身材變得更苗條。

需要注意的是，步幅不可過大，特別是初級程度。在足、腰尚未強化的階段，若是訓練過度，可能會損傷膝。

急欲強化下半身而在腳踝綁沈重的帶子跑步，這是極不恰當的做法。

重視跑步節奏，避免讓身體負荷過重。如果配戴多餘的東西，身體會產生緊張感，使得姿勢不正確。

想要增加負荷，則可以到海邊的深沙處去跑步。在沙灘無法隨心所欲的邁開大步跑，適合用來強化下半身。

●「強化下半身」的菜單例

快步走　慢跑　跑步　肌力訓練

程度	
1	快步走10分鐘＋慢跑20分鐘＋跑步10分鐘＋肌力訓練10分鐘= 50分鐘
2	快步走10分鐘＋慢跑20分鐘＋跑步15分鐘＋肌力訓練10分鐘= 55分鐘
3	快步走10分鐘＋慢跑20分鐘＋跑步20分鐘＋肌力訓練10分鐘= 60分鐘
4	快步走15分鐘＋慢跑20分鐘＋跑步25分鐘＋肌力訓練10分鐘= 70分鐘
5	快步走15分鐘＋慢跑20分鐘＋跑步30分鐘＋肌力訓練10分鐘= 75分鐘
6	快步走20分鐘＋慢跑20分鐘＋跑步35分鐘＋肌力訓練15分鐘= 90分鐘
7	快步走15分鐘＋慢跑20分鐘＋跑步40分鐘＋肌力訓練15分鐘= 90分鐘
8	快步走15分鐘＋慢跑20分鐘＋跑步50分鐘＋肌力訓練15分鐘=100分鐘

※也可以利用樓梯或坡道。下坡時要注意著地的問題。尤其是初學者，一定要縮小步幅。
※可以利用各種跑步和走路方式取代，同時配合自己的情況，考慮休息時間。

「強化下半身」的10週日曆

週＼星期	三	五	日
1	1	1	2
2	1	2	2
3	2	2	3
4	2	3	3
5	3	3	4
6	4	4	5
7	4	5	5
8	5	6	7
9	6	7	8
10	8	7	8

※數字不是代表次數，而是代表上面圖表的程度。

高級篇

●「強化下半身」的菜單例

程度　快步走　慢跑　跑步　肌力訓練

程度	內容
1	快步走15分鐘＋慢跑30分鐘＋跑步20分鐘＋肌力訓練10分鐘= 75分鐘
2	快步走15分鐘＋慢跑30分鐘＋跑步25分鐘＋肌力訓練10分鐘= 80分鐘
3	快步走15分鐘＋慢跑30分鐘＋跑步30分鐘＋肌力訓練10分鐘= 85分鐘
4	快步走15分鐘＋慢跑30分鐘＋跑步35分鐘＋肌力訓練15分鐘= 95分鐘
5	快步走15分鐘＋慢跑30分鐘＋跑步40分鐘＋肌力訓練15分鐘=100分鐘
6	快步走15分鐘＋慢跑30分鐘＋跑步45分鐘＋肌力訓練20分鐘=110分鐘
7	快步走15分鐘＋慢跑30分鐘＋跑步50分鐘＋肌力訓練20分鐘=115分鐘
8	快步走15分鐘＋慢跑30分鐘＋跑步60分鐘＋肌力訓練20分鐘=125分鐘

※快步走時，手臂擺盪幅度較大，力量較強。
※可以利用各種跑步和走路方式取代，同時配合自己的情況，考慮休息時間。

只要下意識的大幅度擺盪手臂，跑樓梯或上坡道路等，也都很有效。如此一來，能夠給予背肌、腹肌、下肢肌肉較多的負荷。

當然，也可以到健身房舉啞鈴或擺盪手臂。

總之，重點在於必須在自然的動作中增加負荷。

「強化下半身」的10週日曆

週＼星期	三	五	日
1	1	1	2
2	1	2	2
3	2	2	3
4	2	3	3
5	3	3	4
6	4	4	5
7	4	5	5
8	5	6	7
9	6	7	8
10	8	7	8

※數字不是代表次數，而是代表上面圖表的程度。

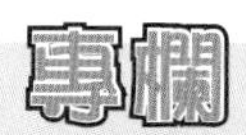

了解腿部肌肉的構造

人類小腿肚的骨骼肌有紅色和白色之分。含有大量血紅蛋白的肌纖維呈紅色，是俗稱紅肌的「比目魚肌」。另一種是收縮速度很快，呈白色，俗稱白肌的「腓腸肌」。

在機能方面，這 2 種肌肉具有對比的性質。比目魚肌收縮緩和，即使持續長時間的運動，也不會疲累，具有持久性，也稱為緊張肌。要提高慢跑等運動的品質，長時間持續運動，主要依賴比目魚肌的作用。此外，白肌則是在瞬間做出動作時發揮作用的肌肉，也稱為相性肌。例如在一百公尺等短跑中，這種肌肉能夠發揮主要的作用。

強化下半身的訓練

一味的走路、跑步，不只無法提升跑步力也不能有效的強化下半身的肌肉。如果想要強化下半身，就要加入以下的訓練。

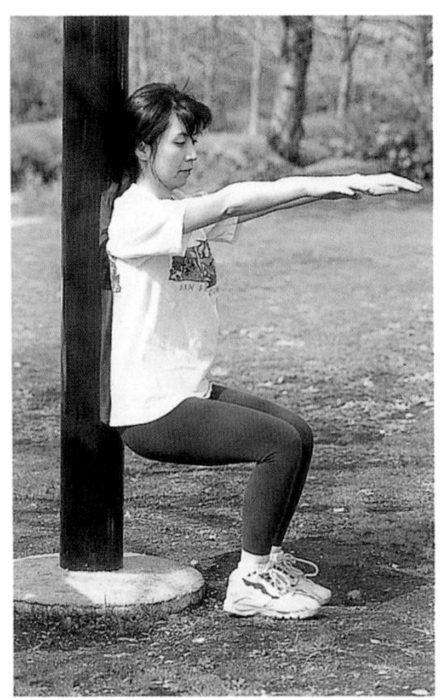

直角屈膝

背部抵住柱子或牆壁，膝彎曲呈直角，大腿與地面保持平行，可以強化膝周圍及股二頭肌。強化膝的周圍，能夠保護膝。

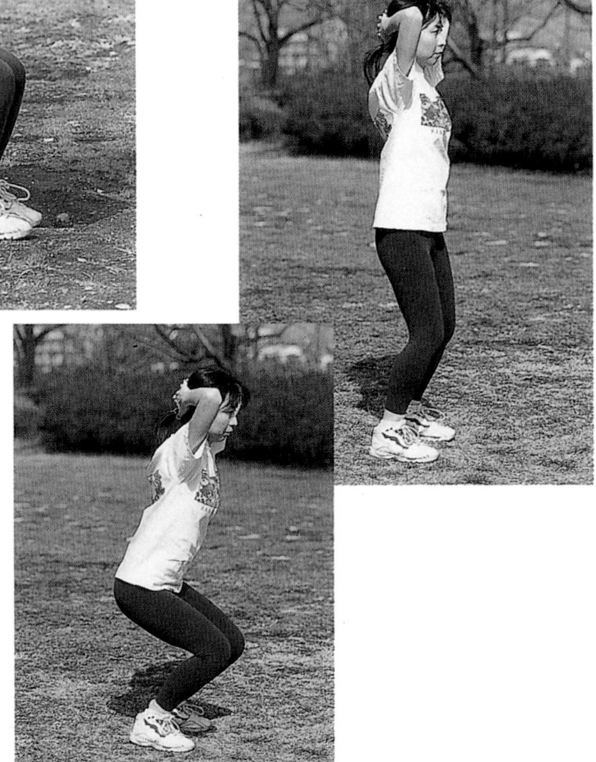

深蹲

能夠強化膝的固定運動。挺直背肌，腰部慢慢落下。這時，不要放鬆背肌與腹肌的緊張度。膝往下落，可以調節運動強度。腳尖在膝前方時，強度提高。腳尖在膝後方時，強度降低。

屈膝

利用毛巾或橡皮帶等，來進行強化股二頭肌和腳踝的運動。屈膝勾腳，腳跟緊貼於臀部。如此一來，跑步時腳的動作就能順暢進行。可以請練習夥伴調節拉腳的強度。

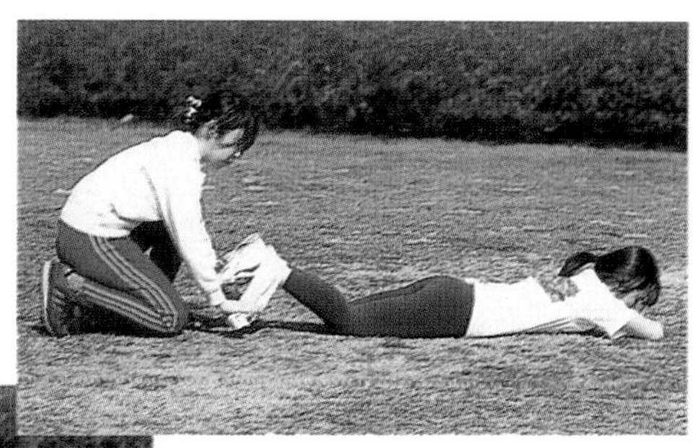

換腳踏

保持伏地挺身的姿勢，且維持一定的節奏，單腳交互拉到胸前。不只能夠鍛鍊腳的肌肉，同時也能強化手臂和肩膀的肌肉。

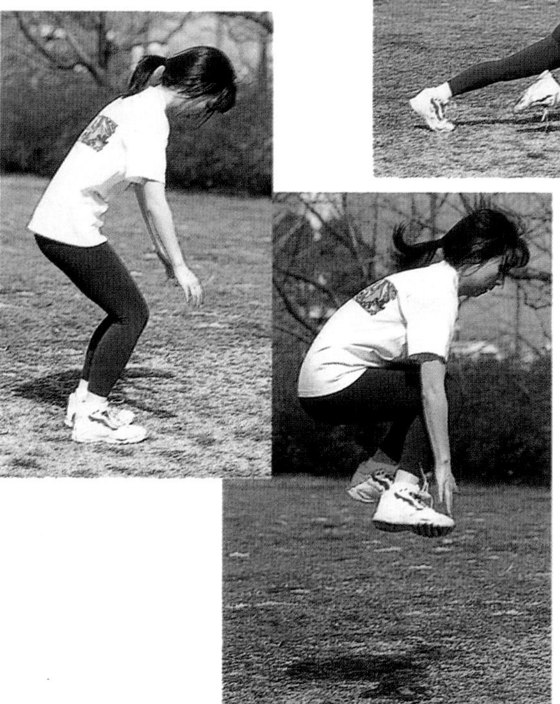

垂直跳躍

往上彈跳，手指好像碰腳尖似的互相接觸。首先，緩緩的落腰，雙手往下放。輕微屈膝時跳躍。膝彎曲過度，會使得跳躍動作無法順暢進行。這是最適合用來強化股四頭肌的動作。無法碰觸到腳尖的人，只要跳躍即可。

4「參加比賽」課程

要參加比賽，必須累積適當的訓練。雜亂無章的練習容易受傷，而且毫無意義。此外，跑步練習不足，也無法得到效果。

以下，介紹希望跑完馬拉松全程的初賽者的訓練法。

到底應該進行何種訓練才能跑完四二．一九五公里呢？很多人對此感到不安。

如果五～六個月後要參加馬拉松賽，必須先擬定計畫。初賽前的訓練計畫如下。

準備期（二個月的跑步準備期）→強化期（一～二個月的跑步期）→調整期（一個月）→賽前期（參賽一週前）→出賽。

以上是大致的流程。

主要的訓練在於準備期和強化期。一週三天的訓練菜單所組成的訓練期是星期三、星期五、星期日及週末。這是考慮到可以一邊工作一邊進行訓練的上班族所擬定的方法。當然，可以視個人的生活作息來調整練習日。週末才有空閒的人，就選擇星期六、星期日這二天來練習。有的人則一週可以練習四、五天。

最好一週能夠持續練習三天。半年後，幾乎所有的人都可以跑完馬拉松全程。

最後，介紹比賽時間的預測法。五公里的時間乘以平常的訓練量，就可以算出預測時間。

①一週五天以上

（時間×八．五～九）

②一週三～四天

（時間×九．五～十．五）

③一週二天

（時間×十一～十二）

這只是大致的標準。有的人雖然一週只練習一天，卻能一口氣花三小時跑完全程。

掌握預測時間，若尚未達到目標，則必須在平常的訓練上下工夫，同時能夠消除面對比賽時的不安。

出賽前的訓練流程

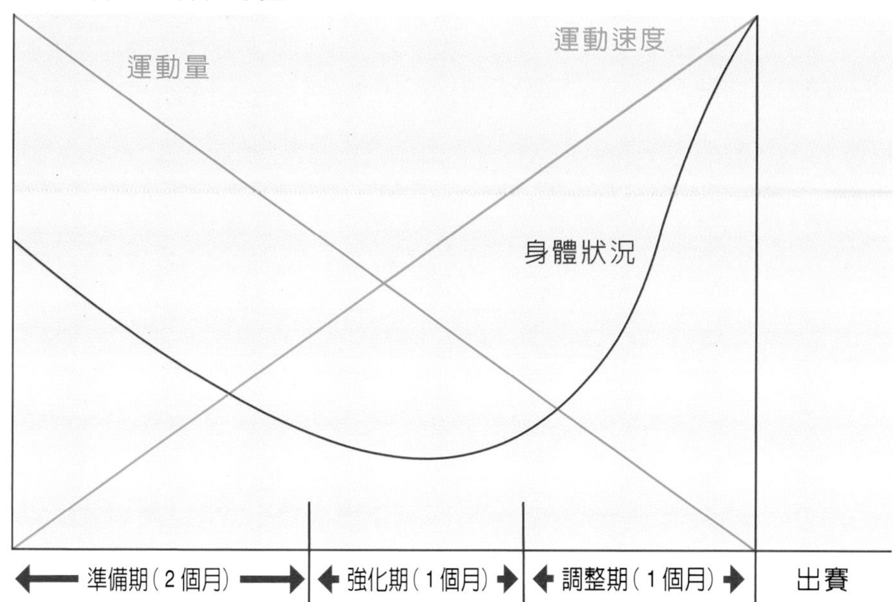

準備期

跑步準備期。最初的 1 個月要控制速度，再逐漸增加跑步的距離。至少要花約 2 個月慢慢的跑步。一開始用自己容易跑的速度，慢慢的增加跑步時間。後半段的 1 個月，則逐漸減少跑步量，進入加快速度的練習。在這個時期可以提升平均速度。

強化期

跑步期。這 1 ~ 2 個月內，要將速度和距離都提升到最高點，增加自己的平均速度，同時培養能夠提升速度的耐力和體力。由於容易疲累，所以在休假日要完全休養。多下點工夫在訓練上。

調整期

這 1 個月要減少運動量，調整身體狀況。進入調整期，訓練的週期和內容不會出現極端的變化。要遵守以往的生活規律或步調。

賽前期

比賽前 1 週。配合比賽當天的狀況，能夠短時間有效的完成暖身運動。跑步時，要用比平常更短的時間保持自己的步調，以穩定的步調跑完全程。跑步時間要維持在30~60分鐘內。

●「參加比賽」的菜單例

快步走　跑步　快跑

程度	
1	快步走10分鐘＋跑步30分鐘＋快跑10分鐘= 50分鐘
2	快步走10分鐘＋跑步40分鐘＋快跑10分鐘= 60分鐘
3	快步走10分鐘＋跑步50分鐘＋快跑10分鐘= 70分鐘
4	快步走10分鐘＋跑步60分鐘＋快跑15分鐘= 85分鐘
5	快步走10分鐘＋跑步70分鐘＋快跑15分鐘= 95分鐘
6	快步走10分鐘＋跑步90分鐘＋快跑15分鐘=115分鐘
7	快步走10分鐘＋跑步90分鐘＋快跑20分鐘=120分鐘
8	快步走10分鐘＋跑步80分鐘＋快跑30分鐘=120分鐘

※快跑時要保持穩定的步調。

準備期

跑步準備期時，要控制速度，增加運動量和運動次數，掌握自己的步調。首先，必須掌握自己的步調。了解自己的步調後，再使其維持穩定。

知道自己的步調，就能加以控制配合步調的跑法。

按照一定的步調跑一定的距離，稱爲步調跑。在這個時期，以步調跑爲主。爲了使步調穩定，最初避免拚命的往前跑，一旦跑得太急切，則到了後半段，步調減慢，就無法成爲步調跑。因此，重點在於以下三項。

①**掌握自己容易控制、容易跑的步調。**

②**避免呼吸、節奏、姿勢上的紊亂。**

③**跑完仍然留有餘力。**

「參加比賽」的10週日曆

週＼星期	三	五	日
1	1	1	2
2	2	1	2
3	2	2	2
4	2	2	3
5	2	3	3
6	3	3	3
7	3	4	4
8	4	5	6
9	6	7	8
10	7	6	7

※數字不是代表次數，而是代表上面圖表的程度。

重　點

如果不能夠確保任何課程的總訓練時間，那麼在能夠掌握的時間內，要平均分配 4 種走路方式、跑法，即「快步走」、「慢跑」、「跑步」、「快跑」的比例。

總之，要以輕鬆的心情享受快樂的訓練。

強化期

●「參加比賽」的菜單例

快步走　跑步　快跑

程度	
1	快步走15分鐘＋跑步30分鐘＋快跑50分鐘= 95分鐘
2	快步走15分鐘＋跑步30分鐘＋快跑60分鐘=105分鐘
3	快步走20分鐘＋跑步30分鐘＋快跑70分鐘=120分鐘
4	快步走20分鐘＋跑步30分鐘＋快跑80分鐘=130分鐘
5	快步走20分鐘＋跑步30分鐘＋快跑85分鐘=135分鐘
6	快步走20分鐘＋跑步30分鐘＋快跑90分鐘=140分鐘
7	快步走30分鐘＋跑步30分鐘＋快跑100分鐘=160分鐘
8	快步走30分鐘＋跑步30分鐘＋快跑110分鐘=170分鐘

※快跑時要循序漸進的加快步調。

在這個跑步期，必須將加快速度納入訓練中。

加快速度的訓練法是終點衝刺跑。終點衝刺跑是，劃分一定的時間，循序漸進的加快速度。到了後半段時，要盡量往前衝刺。以個人的步調爲基準，加快速度來跑。要培養加快步調速度而仍然能夠跑完全程的體力。因此，平常就要藉著訓練的步調跑，以掌握自己的步調。

除此之外，越野賽跑或間歇訓練等，也要納入練習項目中，就能有效的加快速度。重點在於以下二項。

①**注意速度造成的姿勢差距**。

②**培養體力**。

「參加比賽」的10週日曆

週＼星期	三	五	日
1	1	1	2
2	1	2	2
3	2	2	3
4	2	3	3
5	3	3	4
6	4	4	5
7	4	5	5
8	5	6	7
9	6	7	8
10	8	7	8

※數字不是代表次數，而是代表上面圖表的程度。

重　點

參加「越野賽跑」的準備期、強化期，都必須以10公里越野賽跑為目標。當然也可以應用在全程馬拉松賽中。

最重要的是要持之以恆，想像自己跑完馬拉松全程的情形，同時積極的累積訓練。

調整期

這個時期要慢慢的減少運動量，同時強化身體機能。換言之，就是「重質不重量」的時期，避免跑步過度。

基本上，訓練菜單與強化期相同，要持續進行快步走、LSD、步調跑、終點衝刺跑等。另外，每週可以加入一次五公里的個人計時跑。

進行個人計時跑時，要注意步調的分配。前半段步調不要太快，後半段要加快步調。眞正比賽時，就要按照這個步調分配的方式來跑。在這個時期，不可以進行使後半段筋疲力盡的跑法。訓練重點是：

①以80%左右的平均步調來衡量自己的跑步力量。

②前半段時避免速度太快，要控制步調。

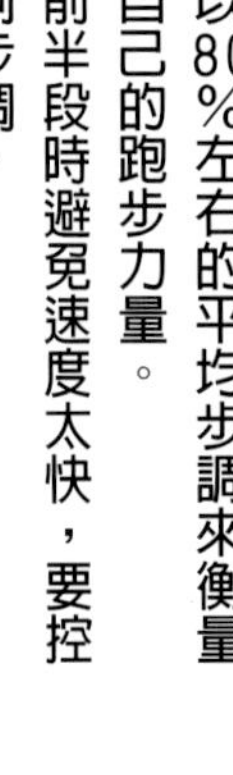

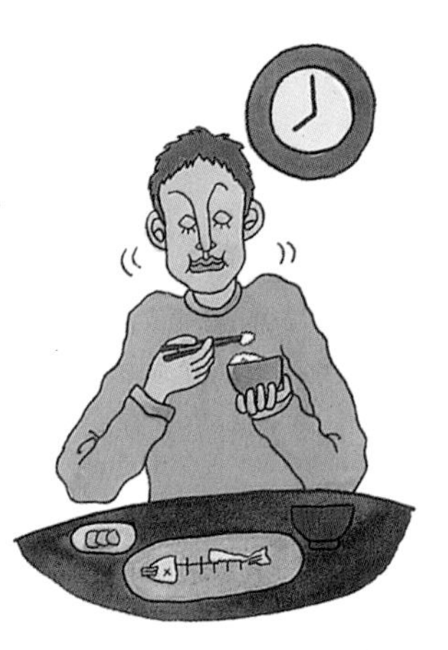

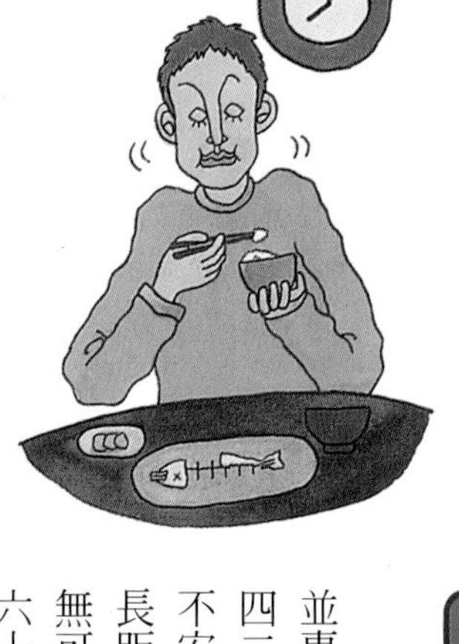

賽前

在比賽前一週，必須放鬆並專心調整身體機能。避免對四二・一九五公里的距離感到不安，也不要想最後再跑一次長距離。這個時期感到焦躁是無可厚非的，但只要花三十～六十分鐘跑三分之一的距離即可。訓練時間帶要盡量配合比賽的時間。

比賽的前一天，可以藉著終點衝刺跑，給予腳輕微的刺激。最後，再加上一次全速衝刺，提前感受比賽的感覺。

訓練重點是：

①提高效率，要有節奏的結束短跑。

②身體保持最佳的狀態來參賽。

比賽當天

比賽當天，最好在賽前三小時起床，進行伸展運動或暖身運動。

活動身體後再吃早餐。用餐時間通常在賽前二小時。

稍作休息後前往會場。報到完就做暖身運動。賽前要注意保暖。

開始比賽之後，避免被他人的步調影響，要嚴守自己的步調。將比賽當成是練習的重現。前半段步調過快，則後半段容易體力不足。即使前半段控制步調，但跑完三十公里還是會覺得疲累。初次參賽者，以跑完全程爲第一目標。直到最後都要維持穩定的步調。快要跑完全程將抵達終點時，一定要面露微笑衝刺。

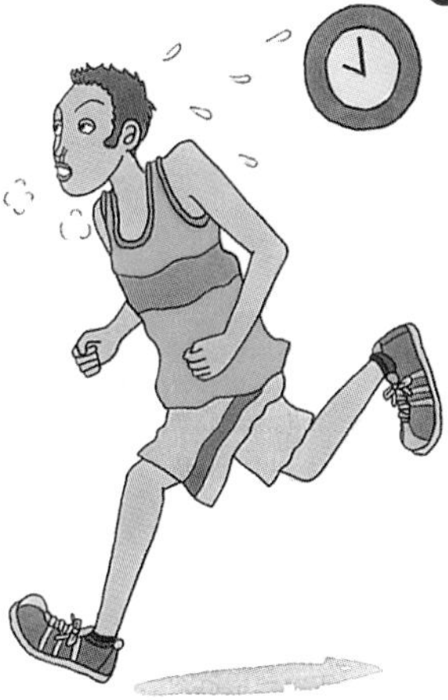

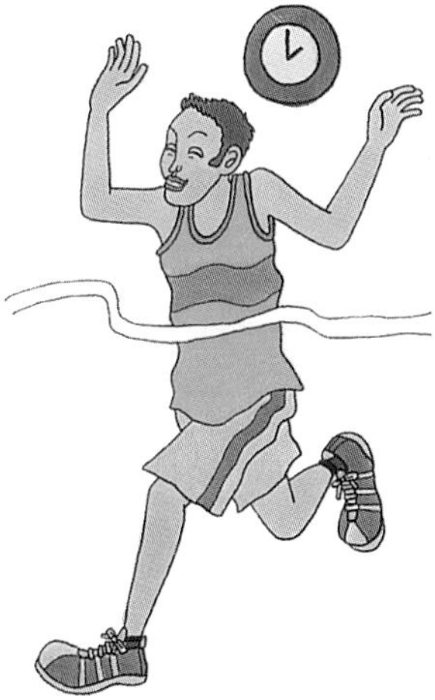

賽後

跑完全程後，身體會異常疲累，但不能立刻坐下或躺在地上或突然停止身體的活動。

爲了迅速去除乳酸等疲勞物質，必須確實的進行整理運動，放鬆全身的力量，小跑、跳或做側踏步的動作。

放鬆並伸展關節，稍微按摩。尤其跑完長距離時，膝內側下方和腳底心的部位十分疼痛，所以，最後要進行暖身運動或小跑步。

面帶微笑跑向終點的人，還有餘力可以做整理運動。在後半段拚命衝刺而筋疲力盡的跑者，已經沒有做整理運動的餘力。因此，前半段要控制速度，衝向終點時，才可以表現出從容不迫的一面。

第4章

走路的基本講座

走路已經被視為是任何人都可以輕鬆進行的全民運動了。在公園等地，經常看到很多人在散步，但是姿勢頗為奇怪。在此，希望各位能夠學會令衆人羨慕的美麗姿勢。

最初也許覺得不習慣，但還是要學會各部位的正確姿勢及動作，以美麗的姿勢走路。

了解各部位的正確動作

相信很多人都有走路的習慣，但是，姿勢卻有點彆扭。手臂彎曲成直角，朝前方用力往上高揮。

事實上，這是錯誤的姿勢。只是走路而已，應該放鬆力量。

正確的走路姿勢看起來有整體美。而整體美是身體各部位動作的總合。

某部位的動作不自然，就會影響整體感，出現前述的錯誤姿勢。

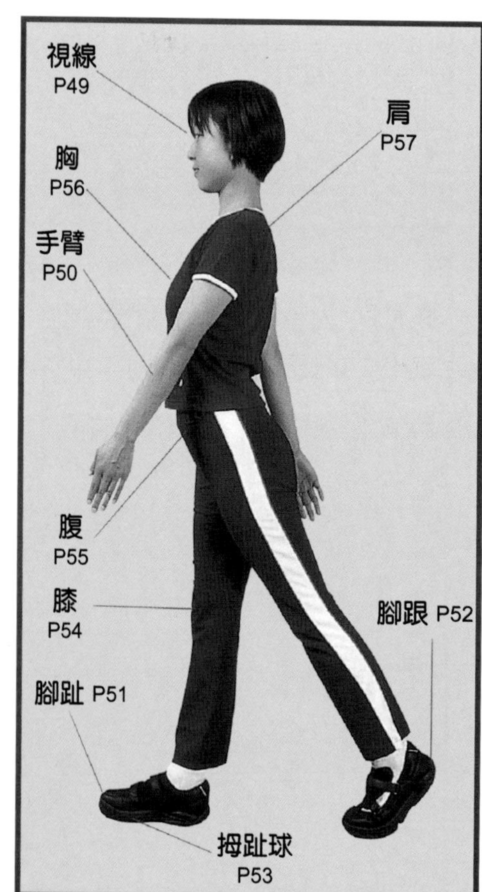

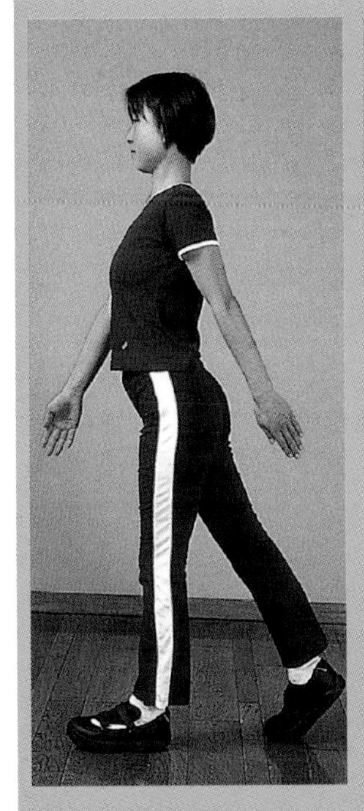
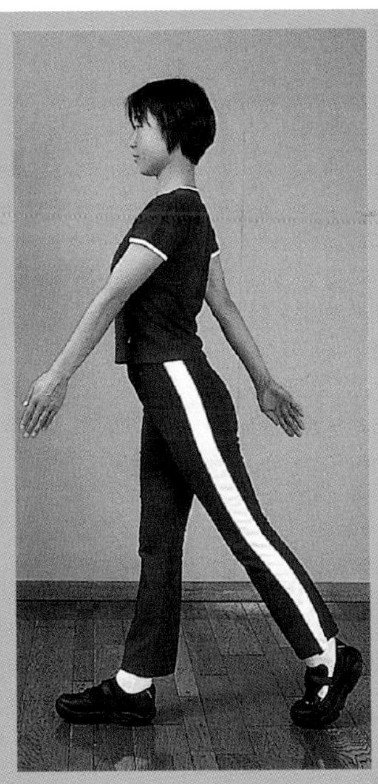
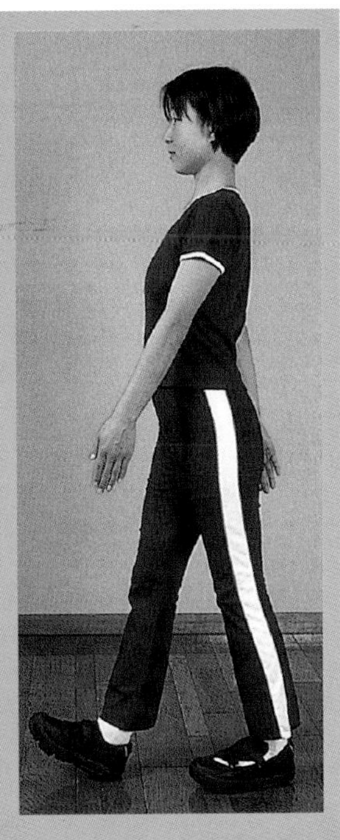

一開始就要以美麗的姿勢來走路。所有運動的基礎都是走路。背肌挺直、腳伸直的姿勢，不僅美觀，而且充滿力量。

美麗的姿勢在於正確而不勉強的動作

有人會說：「膝要盡量的抬高。」重點是從背部到腳的身體後方的肌肉。只要注意到這個部位，膝自然就能往上抬高了。

如果像跑步一樣的，想要將膝往上抬，過度的在意膝，則反而會對腳前面的肌肉造成負擔。

走路重點在於，要意識到身體後面的部位，這樣才能形成美麗的姿勢。美麗的姿勢就是正確而不勉強的動作。

歐美人相當注重走路的姿勢。不只是女性，許多有地位的男性企業家也在學習走路。

主編／下田由佳（走路指導老師）
攝影／阪本智之　插圖／皐月

1 重點是正確的站姿

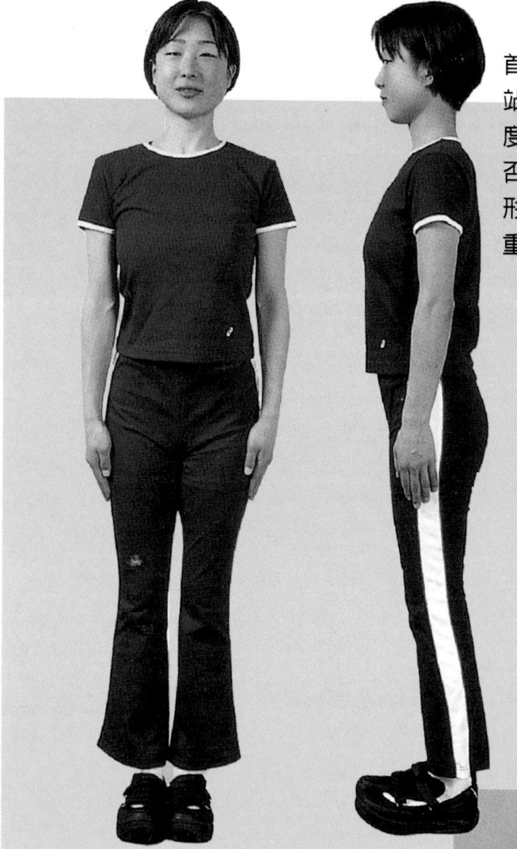

要以正確姿勢站立並不容易。首先，在鏡子前檢查正面和側面的站姿。尤其是上半身，左右肩膀高度是否不同、腰是否過度後仰、是否有駝背的現象或背部是否拱成圓形，這些都是矯正上半身時的注意重點。收小腹，注意左右肩胛骨。

伸展重點

走路前

習慣邁開大步走路的人要特別注意。簡單的伸展運動可以放鬆上半身的肌肉，順利的走路。①用力伸直背部，②雙臂打開如肩寬，慢慢放下來。完成準備動作。

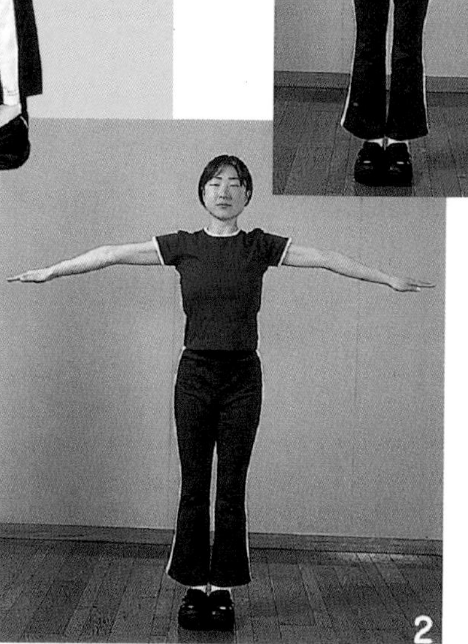

2 視線朝正面

收下顎、看正面，視線置於10公尺、20公尺前方。鼻子朝正前方，慢慢的欣賞周遭的景色。這時，檢查腳趾是否朝向正面。

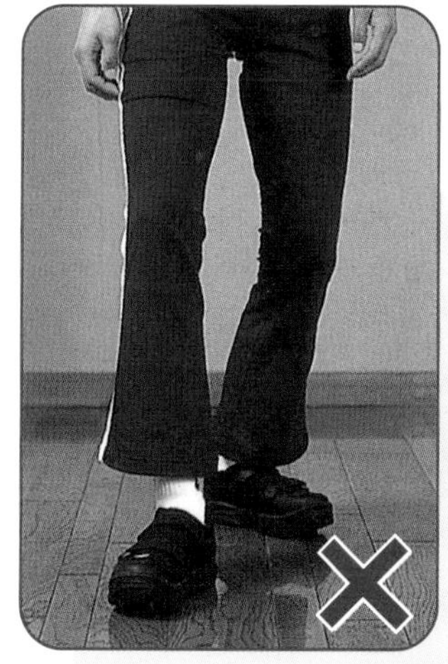

雖然膝朝正前方，可以矯正O型腿，但可能會產生疼痛感，所以不要勉強這麼做，否則會造成反效果。

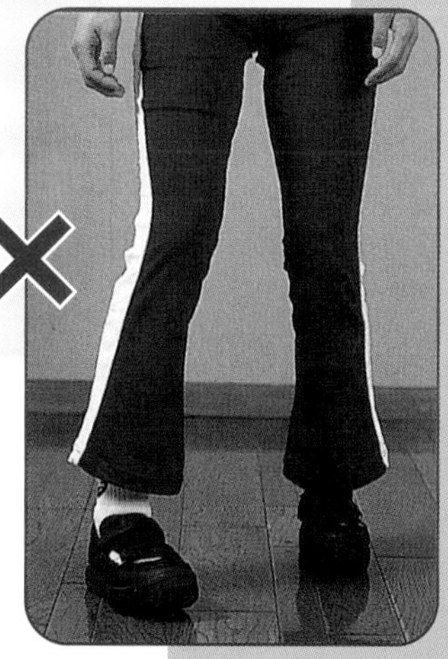

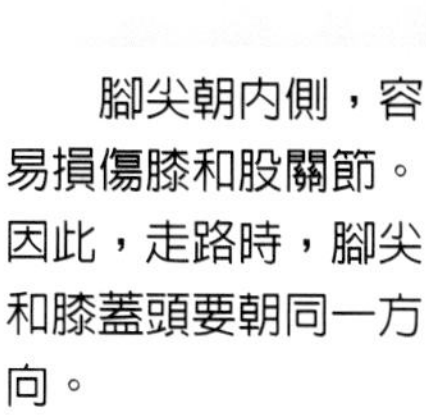

腳尖朝內側，容易損傷膝和股關節。因此，走路時，腳尖和膝蓋頭要朝同一方向。

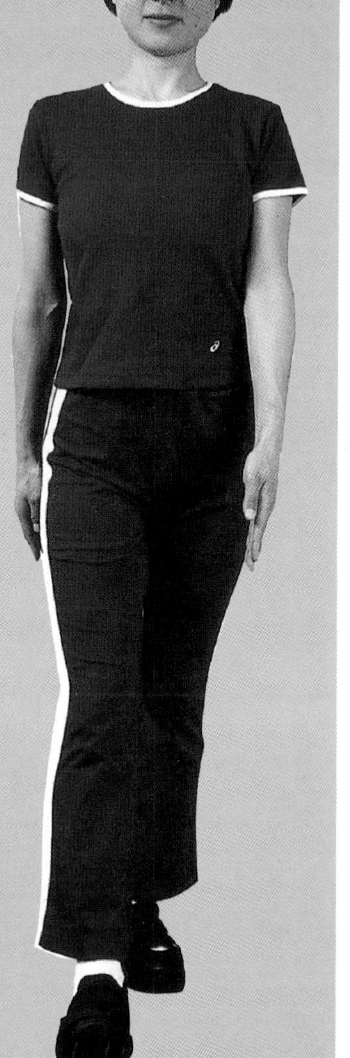

3 手臂不要用力向下擺盪

重點在於要注意肩胛骨。好像收起肩胛骨似的手臂往後拉，就能夠自然的向下擺盪。放鬆手臂，前後擺盪，能夠防止肩膀酸痛。避免用力抬起肩膀，否則容易引起肩膀酸痛，一定要注意。

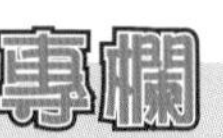

一邊打高爾夫球一邊矯正姿勢

觀賞高爾夫球賽時，可以發現狀況良好的選手走路姿勢富於節奏。得分與否如實的反映在走路方式上，這是無論職業選手或業餘好手都會有的現象。

在平坦路面走路的方式不但可以矯正姿勢，而且有助於強化肌力，增加得分的機率。

首先，來看矯正篇。高爾夫球選手經常要瞄準擊球（打擊時的姿勢），所以右肩容易下垂，可以藉著正確的走路方式加以矯正。走路時兩膝朝外而呈蟹形姿勢的人，尤其是為腰痛所苦的男性，都能夠獲得改善。等候打擊時的站姿也有問題。許多人喜歡用單腳支撐重量，這是不好的習慣。

其次是強化肌力篇。利用打擊路線的高低起伏，注意大腿並抬高腳跟及腳尖。好像散步似的走路，無法強化肌力。

連老虎·伍茲也向專家學習走路的姿勢哩！

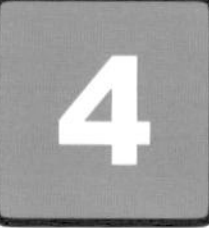

抬起腳尖

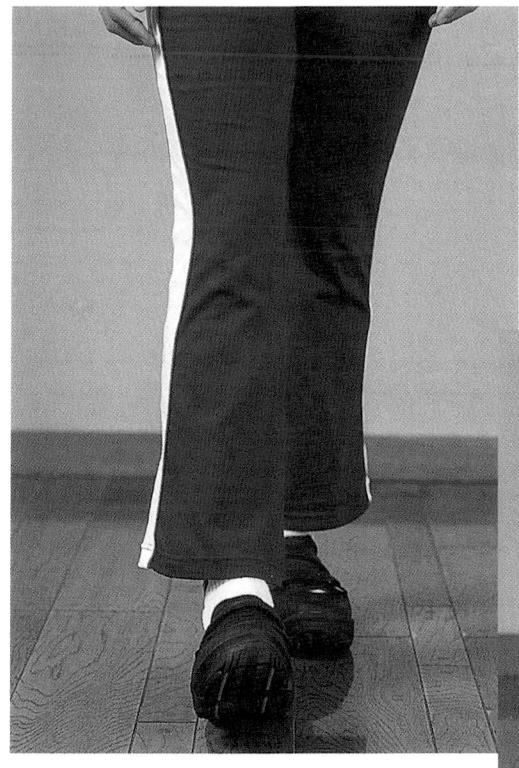

一般所謂「沒有從腳跟著地」的姿勢就是這種動作。看似正確，實際上卻應該要抬起腳尖，從腳跟先著地。如果能夠好好的抬起腳尖，則腳的足脛部位，即脛骨前肌能夠得到刺激。鍛鍊此處，能夠防止跌倒。

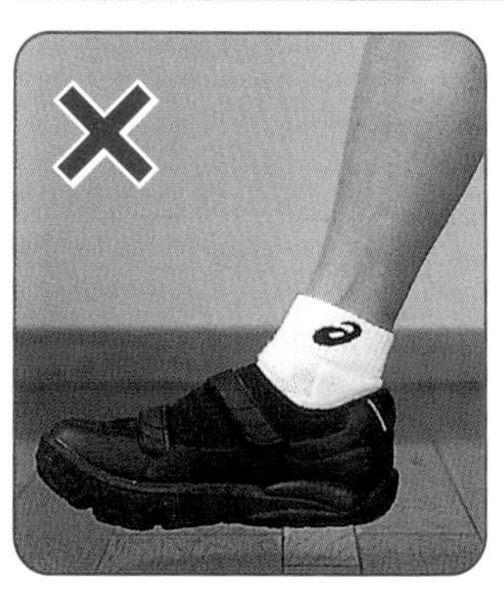

腳尖沒有抬起，腳直接往前挪移，整個腳掌貼地。如此一來，膝無法伸直，背肌無法挺直，結果動作欠缺緊張感，十分不雅觀。

5 腳跟先著地

確實要從腳跟先著地，但是這裡指的「並不是單純的從腳跟先著地，而要將意識置於腳尖上，腳跟再著地」。單腳的腳跟先著地，另一隻腳就能順暢的著地。

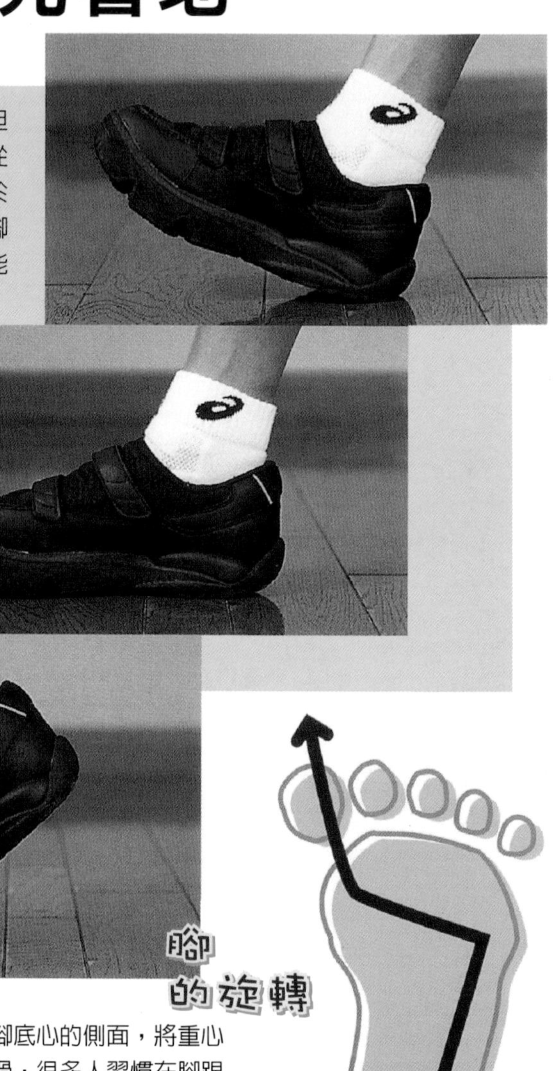

腳的旋轉

從腳跟通過腳底心的側面，將重心移到拇趾球。不過，很多人習慣在腳跟著地後，將體重移往小趾處，所以一定要赤腳感覺一下正確的旋轉感覺。

6 按壓拇趾球往前推

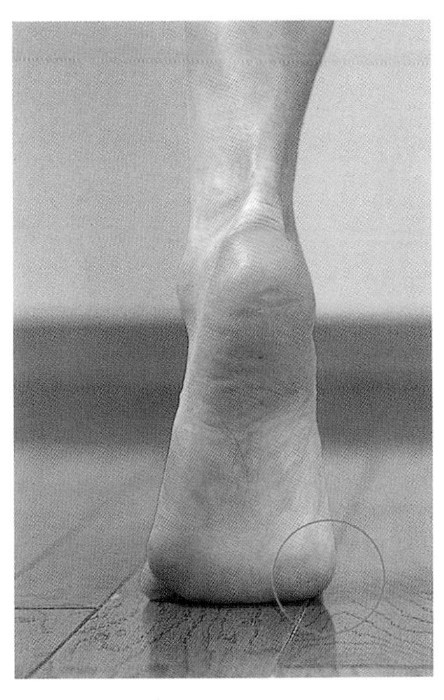

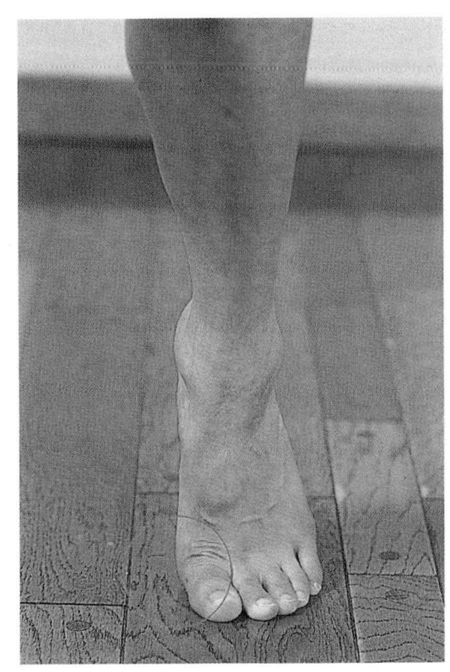

腳底旋轉移動後的體重，最後來到腳拇趾根部的拇趾球上。好像拇趾將其往後推出似的踢地。用拇趾球踢出，則膝、大腿後面、臀部及背部後方的肌肉都會受到刺激。鍛鍊這些肌肉可以避免臀部下垂，具有豐臀的作用。

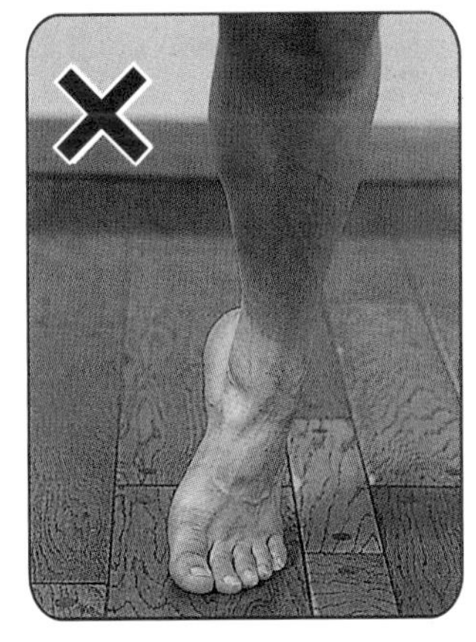

這是重心從腳趾側先離開的不良範例。應該先放鬆拇趾側拇趾球的力量。掌握這個原則，注意大腿內側的肌肉，以「內八字」的感覺意識到內大腿來練習。

7 伸直膝後方

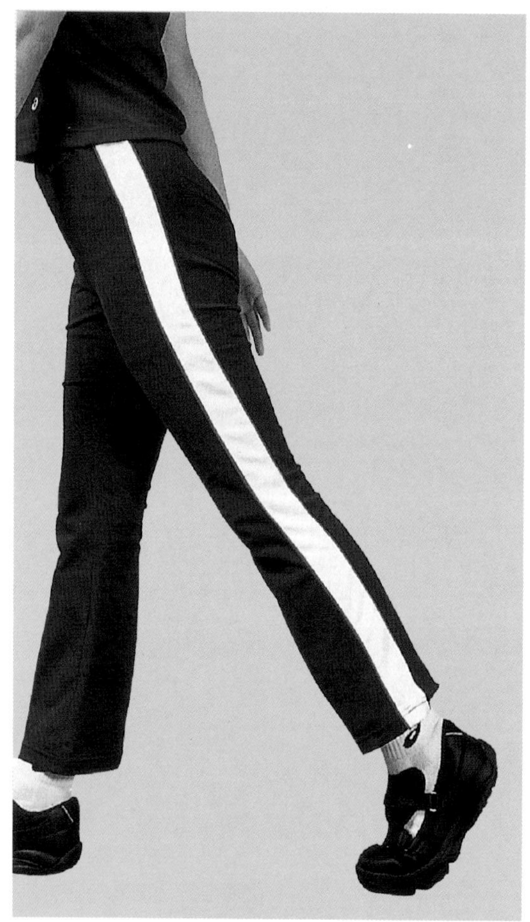

一旦踢出腳的膝後方彎曲，就會破壞身體背後的曲線，看起來很像駝背，走路時的姿勢也不美。如左圖所示，好好的伸直膝，才是保持美麗姿勢的基本動作。

膝要避免彎曲成「く」字形。不慎忽略，走路時就無法伸直膝。可以請他人檢視自己的動作，或是觀察映在櫥窗中的自己的影子，不斷的進行修正。

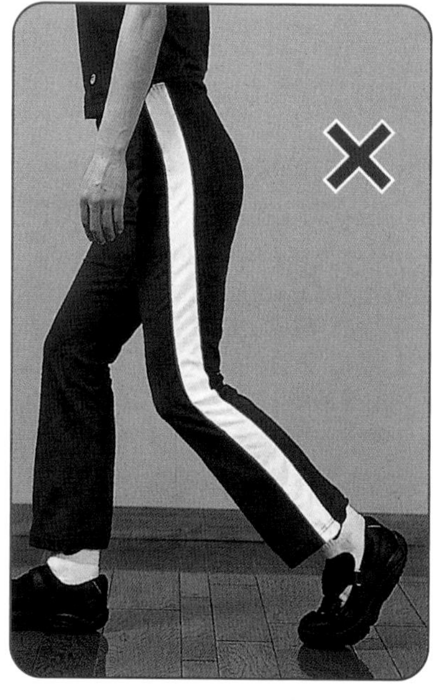

8 收小腹

48頁的收小腹能夠取得「正確的站姿」。實踐較為困難，只能藉由感覺加以掌握。秘訣在於學習深呼吸法。深呼吸時，胸擴張，上身會往上伸直，保持這個狀態（即收縮腹肌）。放鬆肩膀的力量，是否感覺到腹部收縮上抬了呢？

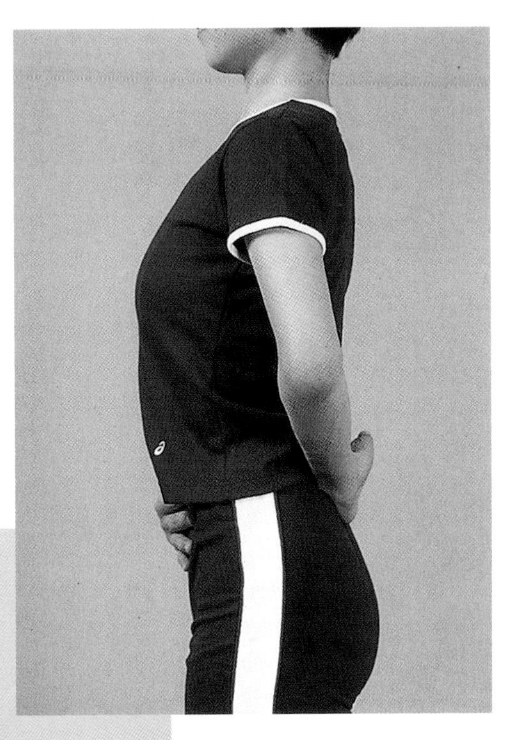

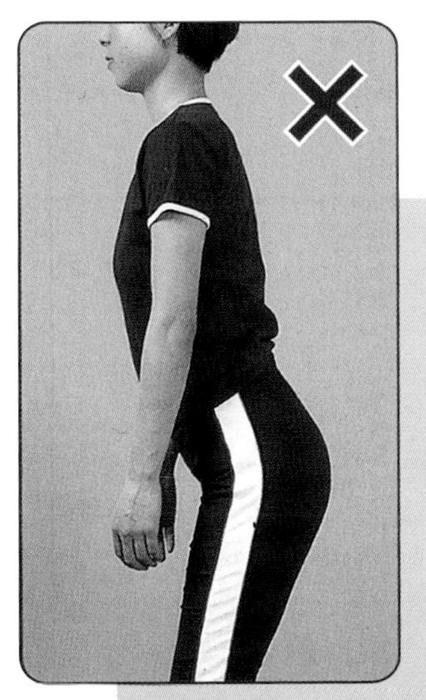

不使用上半身而藉著突出臀部收小腹，腰部上抬。這個姿勢讓人無法分辨上半身與下半身的整體感。

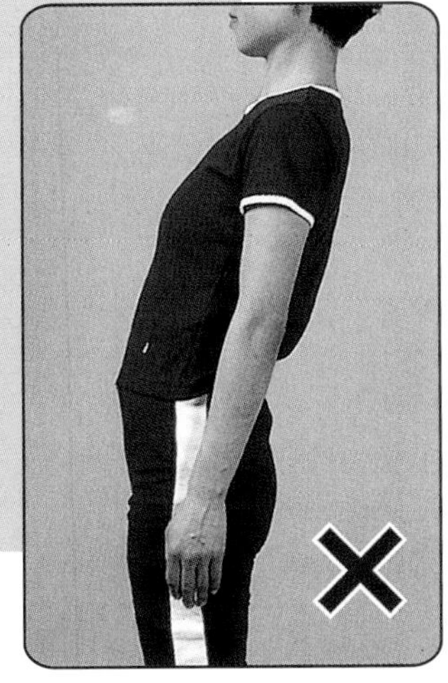

並未使用腹肌抬起腹部。向後仰似的走路，請注意較容易引起腰痛。

8 挺胸

挺胸的狀態，應該能夠輕易感受到。請朋友從後方抓住你的的兩肩，將兩肩往後拉。按照55頁所述「收小腹」的方法，挺胸時應用這個動作。

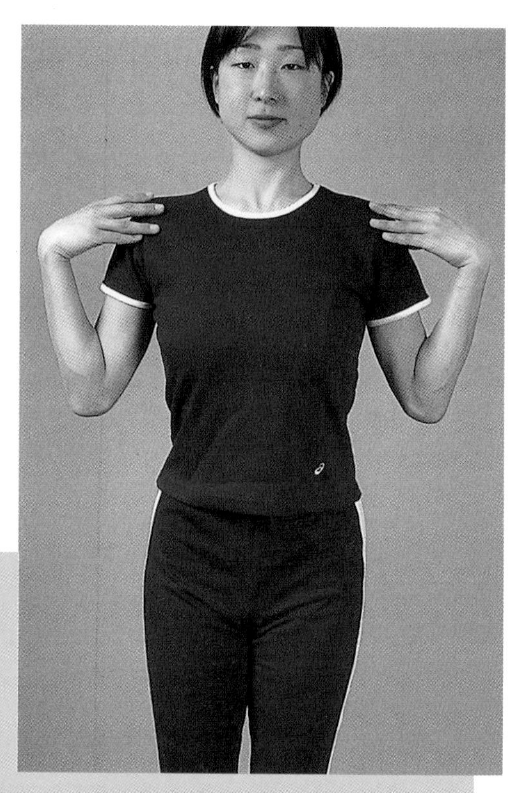

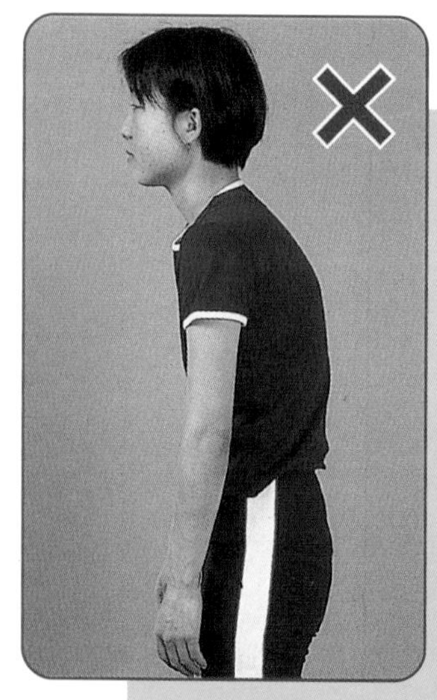

沒有挺胸。既然是進行有氧運動走路，當然就要藉著挺胸呼吸，較容易吸入氧氣。而這個姿勢完全無法發揮這種作用。

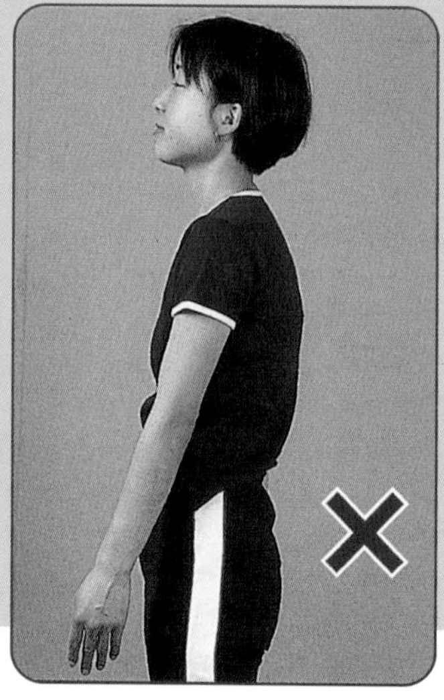

挺胸時沒有收下顎，姿勢不正確。

10 肩膀的高度

兩肩的高度保持相同，放鬆肩膀的力量。不妨看著鏡子來矯正姿勢。

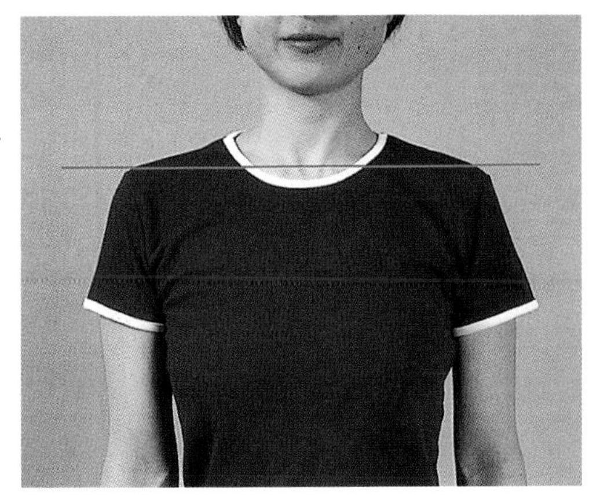

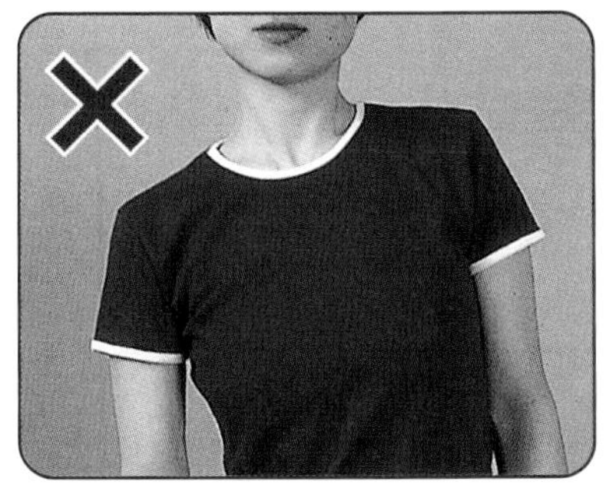

大部分的人其肩膀都有朝左或朝右傾的現象，因為每個人都有慣用的手臂。慣用右臂的人，右肩容易往下垂；慣用左臂的人，則左肩容易往下垂。肩膀傾斜時，會成為肩膀酸痛、腰痛及膝疾病的原因。

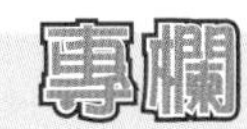

遠足的走路方式

遠足最常使用到的是膝和腰。尤其是在起伏較大的路面上，最好採取能夠減輕膝和腰負擔的走路姿勢。

上坡時，身體姿勢容易前傾。這時，使用腹肌，就能減輕對膝造成的負擔。注意到腹部，就容易抬腿。

此外，疲勞時也要注意腹部的肌肉。下坡時，要避免先放下腳尖，盡量用整個腳底著地，否則膝會持續發抖，即所謂的膝在笑。

就算膝在笑，本人卻笑不出來……。

最好盡早培養遠足時的腳力。可以利用健身房的跑步機加以鍛鍊。

平時不妨利用附有斜坡功能的跑步機來訓練，那麼就算遠足時遇到起伏較大的路面，也不會覺得痛苦了。

第5章

選擇鞋子的重點

你了解自己的腳嗎？

大部分的人可能只知道腳長吧！除了腳長之外，是否知道自己的腳是胖或瘦呢？

事實上，選擇適合的鞋子的重點就在於了解自己的腳。

1 了解自己的腳型

要了解鞋子，必須先了解穿鞋子的腳。鞋子和腳有密不可分的關係。

無論是走路或跑步，使用鞋子的目的不同。有的人是為了促進健康，有的人是為了達到減肥效果，有的人則是為了強化持久力或肌力而用來做運動。

雖然有些人為了維持健康而努力走路，但卻造成拇趾外翻或使膝和腳跟受到損傷。這除了與個人的走路方式有關之外，也可能是因為選擇鞋子的方式錯誤造成的。

首先來看自己的腳型。腳長、腳圍、腳背的高度、腳踝的粗細、腳跟的弧度及腳踝的位置等，因人而異各不相同。

腳型約可分為傾斜型、圓型及四方型三種。

傾斜型的優點是，拇趾較

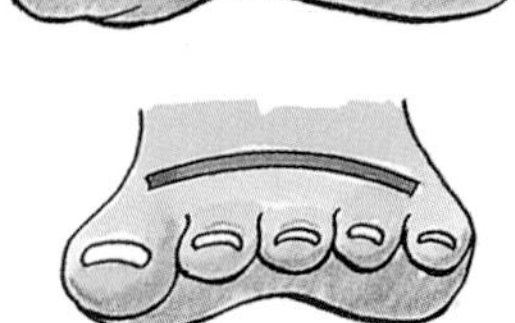

腳的拱形

腳有縱橫的拱形，具有緩和衝擊及走路時的彈簧作用。疲累時，拱形變得扁平，反而更會成為疲勞的原因。長時間走路時，需要選擇具有支撐拱形機能的鞋子。

主編／園原健弘（健康運動指導師）

插圖／小林征夫

三種不同的腳型

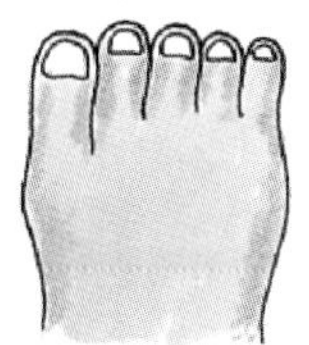

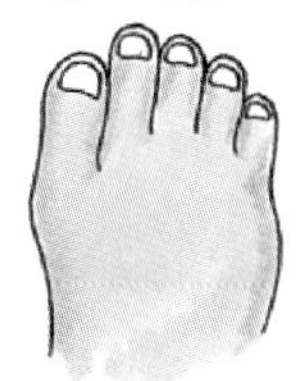

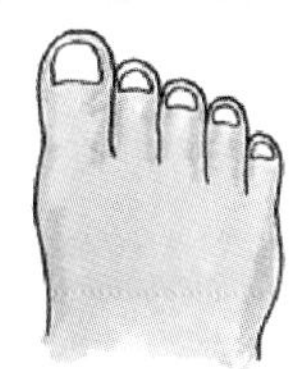

四方型

腳趾的長度大致相同，小趾周圍容易形成雞眼或長繭。

圓型

拇趾稍微倒向身體外側，食趾較長型。拇趾容易外翻。

傾斜型

拇趾呈直線延長型。日本人約60%都是這種腳型。

長。以前有人說，如果拇趾比食趾更長，則會比父母更容易出人頭地。日本人六十％是傾斜型。

不過，不必埋怨自己無法比父母更能出人頭地，因爲埃及人也多半是這種型，所以也稱爲「埃及型」。圓型是食趾較長，整體呈圓弧形，又稱爲「希臘型」。四方型則是從拇趾到小趾的長度大致相同，呈四方形。

現實生活中，很難找到適合所有人腳型的鞋子。關於腳長方面，以〇·五公分爲間隔製成的鞋子，不一定適合每個人的腳。例如二十五公分的鞋子，二四·八公分和二五·二公分的人都可以穿，結果出現之前所說的拇趾外翻、摩破皮、槌狀趾、嵌甲等現象。

腳支撐個人的全身體重，所以，必須注意腳的形態產生的變化，尤其女性和兒童常見的外翻足或拱形降低等。放任這些狀態不管，容易引起拇趾外翻、膝周圍發炎及骨盆歪斜的原因。

正確的選鞋重點是，避免鞋子傷害腳。

正確選鞋的第一步是，詳細觀察腳的表情。如果無法做出正確的判斷，則可以找值得信賴的專賣店，請對方爲自己測量腳型或做腳部檢查。建議和有鞋博士之稱的專業人士商量腳和鞋子的相關問題。

了解自己的腳，才是不會選錯鞋的基本。

2 了解鞋子的構造

前項已敘述過，要正確選鞋，必須先了解自己的腳。而要探討鞋子的構造，就必須先了解我們對於鞋子所要求的機能。

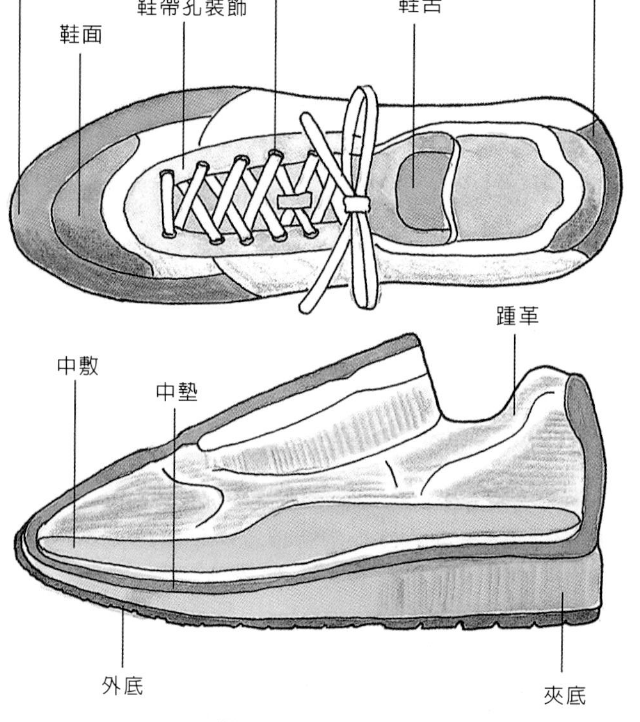

鞋子的構造與名稱

鞋子的構造大致分爲正面及內側的部分，各自具有不同的作用。

以下將會解說關於鞋子的八種機能。最重要的機能是，能夠完全適合穿鞋者的腳。

依各廠商所開發的鞋型，決定適合度。製作鞋型時，利用石膏對人的腳型進行採樣。

活動者的腳，每一步都會伸縮，所以鞋型必須比實際的尺寸更大或更小。

此外，鞋子的設計或素材不同，則即使鞋型相同，製成的鞋子的適合度也完全不同。

因此，能夠忠實表現出鞋子適合度及各種機能的是鞋子的構造。

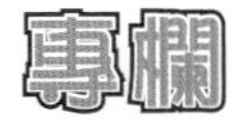

購買鞋子時正確的穿法

我以前曾經是賽跑選手的教練，參加過 2 次奧運。在選手時代，鞋子就像是我的朋友一樣。直到現在，我對它還特別的懷念。

對於這樣的我而言，看到令人擔心的光景。亦即在鞋店選鞋的人的穿鞋方式。大部分的人會請店家拿適合自己腳長的鞋子試穿，並從鞋子的上方用手指按壓腳趾，說：「還有一點空間。」

同時用腳尖輕踢地面，「腳跟和鞋子之間能夠塞入 1 根指頭就沒問題了，就決定買這雙吧」。一般人都是這樣選鞋的。

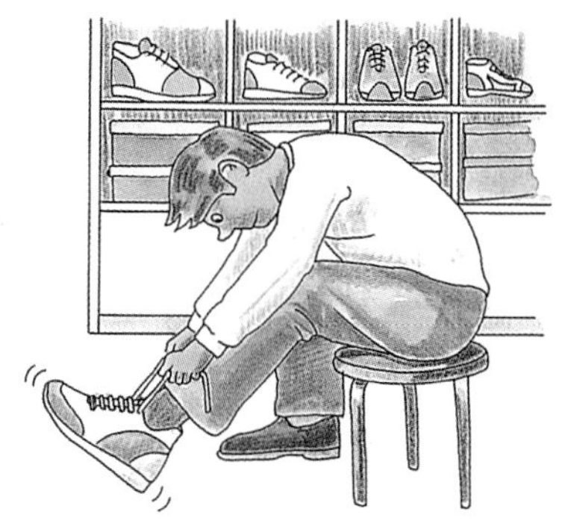

認為能夠放入 1 根指頭就是適合自己的鞋子，根本就是錯誤的觀念。

在試穿鞋子時，正確的穿鞋法並非如此。穿鞋時，不是用腳趾踢地，而要用腳跟敲打地面，讓腳跟和鞋子緊密貼合。因為腳跟和鞋子緊密貼合的狀態，才是理想的穿鞋及走路方式。如果無法完全合腳，則走路時，腳跟會浮起。甚至在腳踢出時，腳跟會上浮。如此一來，不僅浪費力量，同時還會引起腰痛和肩膀酸痛。

總之，請不要將腳趾往前推。那麼，腳趾和鞋子之間到底要保持多寬的縫隙呢？應該是 0.5 公分。如果腳趾碰到鞋子前端，就要換穿大 5 毫米或 1 公分的鞋子。

腳趾容易長雞眼的人，就是因為腳跟和鞋子沒有緊密貼合造成的。各位一定要切記這一點。（主編）

3 鞋子的八種機能

1 合腳性

腳跟和鞋子完全貼合，鞋面部分（鞋子上方覆蓋腳背的部分）能夠緊密的壓住腳，當然鞋子就能包住腳，則合腳性方面沒有問題。因此，一定要在鞋店裡盡量試穿，找出適合自己腳型的鞋子。

2 緩衝性

步行著地時，腳會承受體重一・五至二倍的衝擊，使得拱形（與腳底心緊密貼合的部分）降低，尤其是體脂肪過多時，衝擊會更大。爲了緩和衝擊，需要鞋底的夾底。夾底的硬度，或稱爲GEL或AIR的衝擊緩衝材料，就具有這種作用。

只要你找出適合自己的軟硬度，就不易疲勞，而且能夠保護腳免於受傷。走較長的距離時，選擇稍硬的夾底，較不容易疲累。

3 穩定性

所謂穩定性是，防止步行中腳踝過度內轉（朝內側倒）或外轉（朝外側倒）的機能。尤其女性容易往內轉，容易成爲膝、跟腱和腳底筋膜等受損的原因。

這時，也可以更換夾底的硬度（只需內這時，可以更換夾底的硬度（只需內側較硬就能

在尚未完全接受之前要多試穿

許多人為避免尷尬，多半在鞋店試穿一下就決定要買哪一雙鞋。事實上，應該敲打腳跟，讓腳跟和鞋子緊密貼合，則鞋面部分才能覆蓋腳背。穿上不合自己腳型的鞋子，容易磨破腳、出現拇趾外翻或嵌甲等現象。此外，支撐全身重量的腳，穿著不適合的鞋子會造成負擔，甚至成為膝的問題及骨盆歪斜的原因。不要輕忽鞋子的作用。在尚未接受之前，一定要多試穿，直到找到適合自己的鞋子為止。

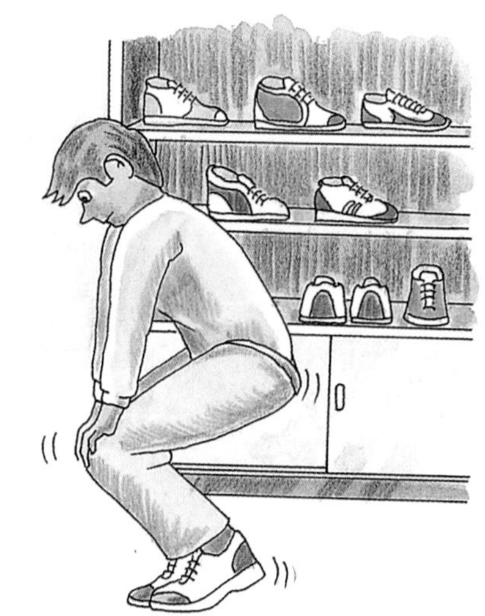

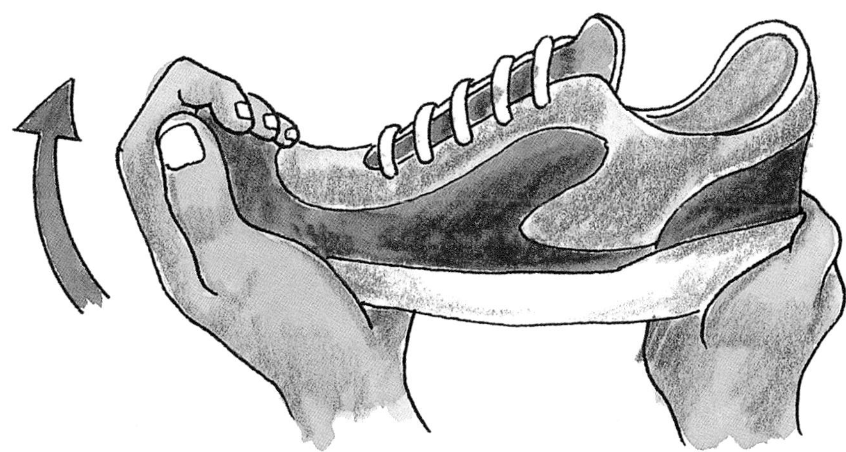

確認鞋子的彎曲性相當重要。如果鞋底能夠彎曲到距前方 3 分之 1 處，那就是好鞋子。

防止過度內轉）、更換外底的高度或提高腳跟部分的包腳性等。

最近，市面上則出現利用中墊提高安全性的鞋子。

4 彎曲性

走路時，腳趾會往後仰或彎曲，穩健的踩在地面上。尤其是腳趾前端的中足趾節關節的部分，在遇到緊急狀況時，負責用力踩踏地面或形成拱形，具有重要的作用。

然而，以時髦爲目的而設計的鞋子，根本忽略這種步行的作用，甚至配合歐美人的腳型來製造。如此一來，原本應該彎曲的部分，卻無法彎曲，因此，在踢地時，腳趾的動作就會受到束縛。一旦穿了不容易彎曲的鞋子，則無法彎曲腳趾走路，結果就好像穿上矮子樂走路的女性一樣的屈膝走路。不使用腳趾，拱形會降低，造成血液循環不良，成爲各種毛病的原因。

彎曲性的標準是，選擇鞋底能夠彎曲到距離前方三分之一處的鞋子。

完全不能彎曲的鞋子或彎曲到正中央的鞋子，都不是好的鞋子。不過，如果是爬山或環山漫遊用的鞋子，則爲了防止滑倒及避開路面上的突起，要選擇底部較硬而不易彎曲的鞋子。

5 止滑性

外底和路面的打滑就像如履薄冰一樣，朝前方的推進力會被抹煞掉，走路時會異常疲累。例如，走在車站的中央大廳、道路的白線及下水道孔等微濕的地方時容易打滑。穿著止滑性差的鞋子，則不僅容易疲勞，也會成爲跌倒受傷的原因。一般而言，若是外底的底部橡膠硬度不柔軟，則雖然止滑性高，但卻容易磨損。

6 通氣性

在參加「萬人步行大會」時，鞋內溫度四十五度，濕度則高達九五％。這時，最容易出現的現象是「水泡」。腳底或腳趾和鞋子摩擦時，產生摩擦熱，會使淋巴液集中，形成水泡。經常走路的人要特別注意。此外，通氣性不佳，腳容易發臭。

7 輕量性

在選擇走路鞋時，不必特別考慮輕量性。不過穿太重的鞋子會消耗熱量，容易疲勞。輕量性的標準是，單腳約爲二五〇至四〇〇公克的鞋子。

8 耐用性

亦即具有耐用的機能。價格昂貴不一定就耐用。鞋子已經特定出各種的機能，甚至犧牲耐用性。例如馬拉松鞋等，依選手的需求，製成一五〇公克的輕量性鞋。這種鞋子走到二〇〇公里以上時，底部容易耗損。

太便宜的鞋子，素材和機能看似相同，但是爲了節省製作成本，可能會造成接著部分沒有密合或縫製不夠精細。

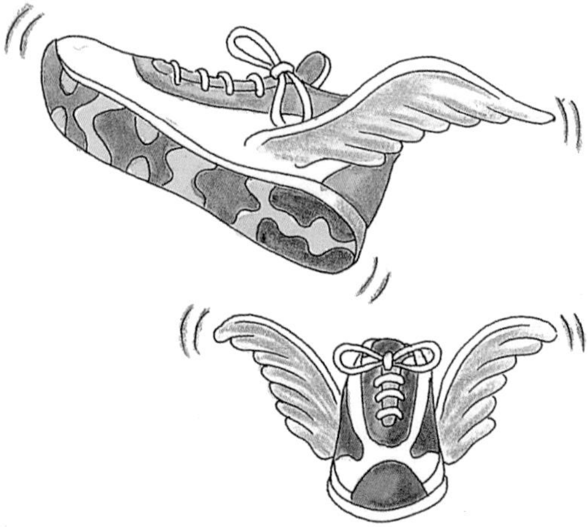

鞋子是「鐘擺的擺錘」

雖然穿太重的鞋子容易疲勞，但是太輕的鞋子也不好。走路就像是「鐘擺運動」。對於擺盪出去的腳而言，鞋子有如鐘擺的擺錘。在選擇走路鞋時，絕對不要過度相信「愈輕愈好」。

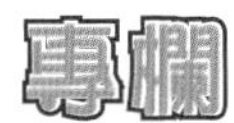

查鞋跟的磨損情形

左右鞋跟磨損程度相同的情況很少見，通常都是鞋跟外側磨損。值得注意的是，左右腳鞋跟磨損程度差距較大的人，可能是某一隻腳承受較重的體重。這時候只要測量腳的長度，就會發現左右腳長不同。

走路時，無法用腳底正確的移動重心。為了提高走路效果，要將體重置於一隻腳上，然後正確的移動重心。腳跟先著地，同時意識到腳趾側的蹠部及拇趾根部，注意理想的曲線，即「腳底的旋轉動作」（參照52頁）。在移動重心時，就可以刺激腳底的各種穴道。

不管是誰，的鞋跟外側都會磨損，但是，小趾側磨損時，就要立刻改變走路的方式。從腳跟先著地，踢出時，重心穩健的放在拇趾根部上。希望大家能夠確實做到。

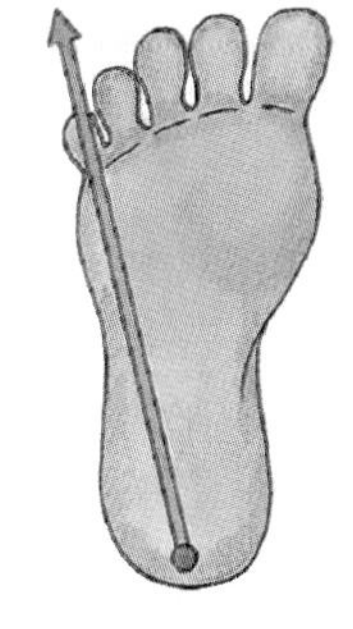

如果不能確實做「腳底的旋轉動作」，則重心可能會移到小趾的外側。

到目前為止，關於走路的資訊，可說多半是消耗熱量或走幾步等，好像是以速度為標準。事實上，這些都是比較偏重運動生理學的觀念，忽略了要用正確的動作來走路。

不只是走路方式，跑步的方式也和正確的動作有關。如果抱持著這種想法，相信你的鞋跟磨損的情況就會完全改變。

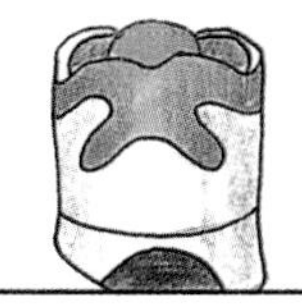
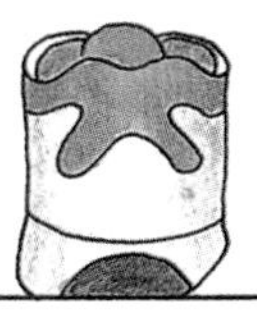
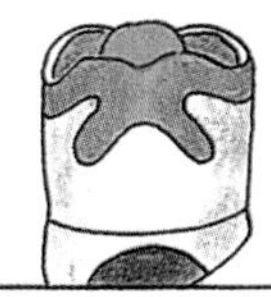
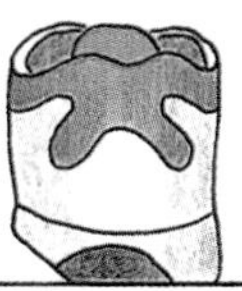

左右腳鞋跟耗損情況差距很大的人要特別注意。

4 依不同目的選鞋

走路

以前的走路鞋主要是爲了舒適走路而製造出來的，講求的是合腳性、通氣性。最近，則流行「故意走路」。目的是想藉著走路減肥或降血壓，成爲一種醫療處方的手段。

當然，走路鞋也會配合消費者需求而變得多樣化，甚至這類的專門店也應運而生。

就像配合「一天最好走一萬步」的宣傳字眼一樣，爲了消耗熱量而走路的人佔絕大多數。亦即想要健康的走路。

因此，希望腳上穿的鞋子能夠更有效的消耗熱量。穿上缺乏彎曲性的鞋子，膝容易彎曲或落腰，無法跨出較大的步伐。如此一來，腳底肌肉或背部的大肌肉很難受到刺激，而無法進行旺盛的肌肉運動，導致血液循環不順暢。這時，即使做有氧運動，也無法達到很好的效果。

注意走路時腳底的旋轉動作。

最近，市面上已經推出具有能夠正確引導重心移動的鞋底的鞋子，或是在鞋跟外側再加一圈等的走路鞋，則可以善加活用。

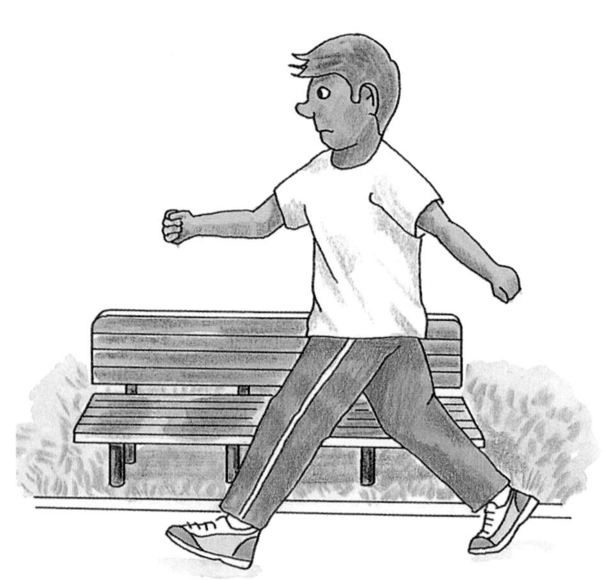

選擇富於彎曲性的鞋子

跑步

走路動作幾乎都是鐘擺運動，對於腳跟的撞擊力爲體重的一．五～二倍。

跑步時，則會承受來自體重三倍的衝擊力。腳拇趾由上往下壓似的踢出，對膝造成的負擔極大。

當然，選購慢跑鞋和走路鞋時的重點是不同的。

慢跑容易損傷腳踝和膝，所以相當重視緩衝性。一般而言，慢跑鞋比走路鞋更注重緩衝性。

某位愛好走路的人表示，穿著具有緩衝性的慢跑鞋，參加「萬人徒步大賽」。

最初的一小時很舒服，二小時後卻疲累不堪。因爲慢跑鞋過於柔軟的緩衝性吸收踢力、消除反彈力，使得後半段時間好像在走沙灘似的。

同樣的，跑步也是如此。長跑一定要注意緩衝性。

選購慢跑鞋時，必須注意合腳性。

取得更合腳的舒適性，並非要選擇能夠完全包住腳的鞋子，而是要赤腳，亦即將重心置於腳趾的狀態下穿鞋。

拇趾從地面踢出時，腳背的部分會彎曲，則跑步時才會產生舒適感。

爲何合腳性這麼重要呢？因爲穿上不合腳的鞋子，容易損傷腳或身體，同時無法發揮鞋子的各種機能。

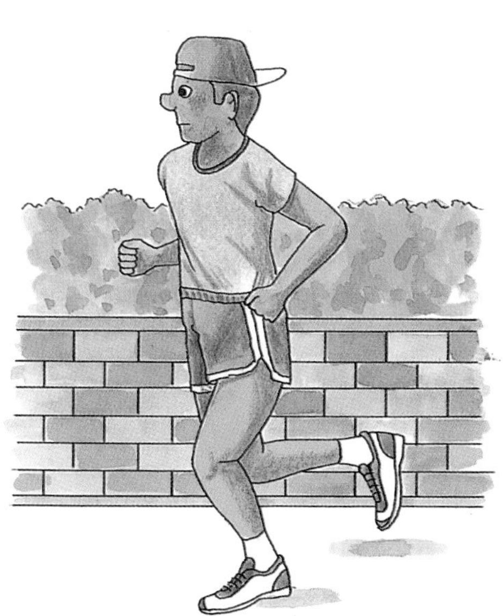

慢跑鞋要注重緩衝性和合腳性

輕鬆登山、遠足

最近以中高年齡層爲主，掀起登山、遠足的旋風。這時所穿的鞋子和「到公園散步」時的鞋子不同，挑選時要特別注意。

爲了輕鬆登山或遠足，要考慮山上及登山坡道的環境。

- ●路面狀況不穩定，地面崎嶇不平。
- ●上下坡多。
- ●攜帶過重的背包或太多物品時，足腰必須承受比體重更多的負擔。

在這種狀況下，要特別注意的是「避免發生意外事故」、「不要受傷」、「避免過度疲累」。

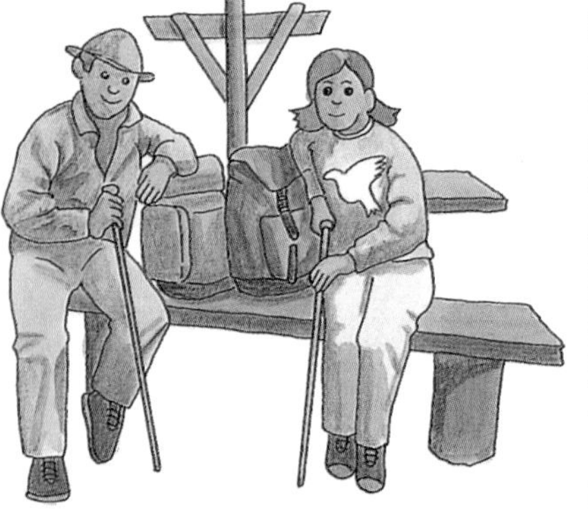

考量這些問題，首先，要尋求穩定性。外底具有止滑性的鞋子是最好的。穩定性不佳的鞋子，容易打滑而摔跤。

此外，在崎嶇的路面上，可能會撞到尖銳小石頭或樹根等的突起物。因此，鞋子還必須具備踩踏到這些東西時避免受傷的機能。一般而言，登山鞋多半是鞋底較硬的鞋子。最近，則開發出適合爬山、能夠防止突起物往上戳且富於彎曲性的鞋子，不妨善加利用。

値得注意的是，外底是否止滑。止滑力較差，可能會造成意外滑落或扭傷。

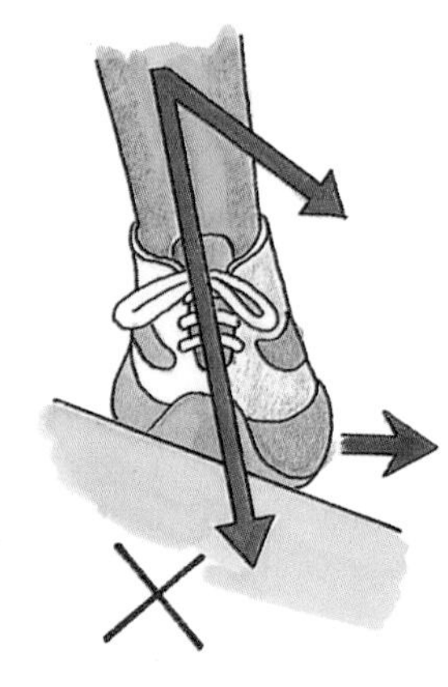

右圖是容易打滑而穩定性不佳的鞋子

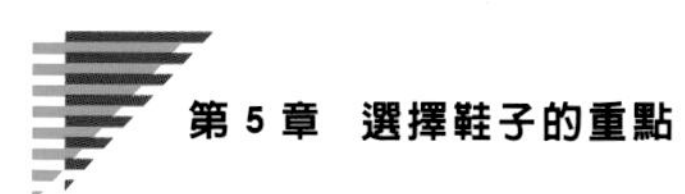

受傷・危急時

通常受傷或遇到緊急情況的最大原因，是飲食過量或運動不足而導致肌力不足，無法支撐沈重的身體。結果，對關節造成多餘的負擔，引發各種問題。

這時，不可以依賴鞋子，而要改善肌力不足或過胖的體重。不過，如果是劇痛或腳無法正常活動，就可以利用鞋子來矯正。

症狀嚴重時，則要看專門整形外科，接受治療。屬於肌力不足，必須提升肌力，調整平衡的人，可以參照以下不同的症狀來挑選鞋子。

1、體重過重而造成膝和腳踝疼痛

當然，要以減少體脂肪爲目的。從走路開始，緩和對足腰的負擔，選擇緩衝性較佳的鞋子。例如慢跑鞋等，具有極佳的緩衝性。

2、膝的內側或外側疼痛

當然，要選擇穩定性佳的鞋子。而且除了鞋跟富於止滑性之外，能夠促進重心正確移動的鞋子較好。

3、拇趾外翻、嵌甲、槌狀趾等

拇趾外翻的人，容易犯的過錯是，顧慮到突出拇趾根部的疼痛，而選擇過大的鞋子或鞋面素材過於柔軟的鞋子。

拇趾外翻的原因是腳趾骨朝左右打開造成的。

可以利用立體中墊分散負荷以抑制疼痛，同時促進腳趾活動的鞋子。最好選擇鞋跟抓地性高、對前足部不會造成壓迫的鞋子。

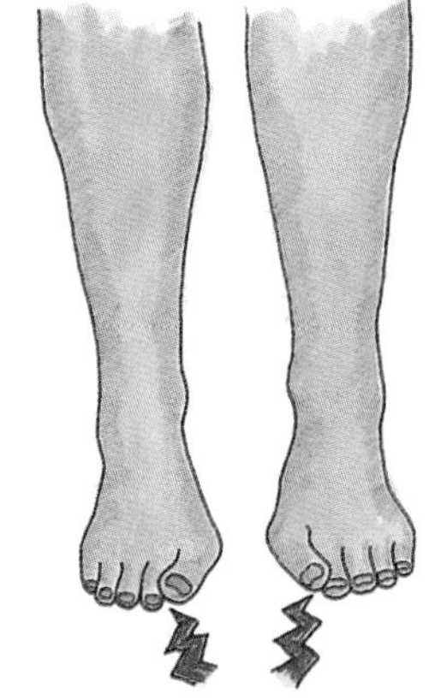

要治療拇趾外翻，首先必須治療下落的拱形。腳尖上抬，腳跟著地，踢出時，要掌握腳底抓地的感覺。這樣就能使血液從腳趾流到心臟，防止拱形降低。

不同機能的鞋子形態

慢跑鞋

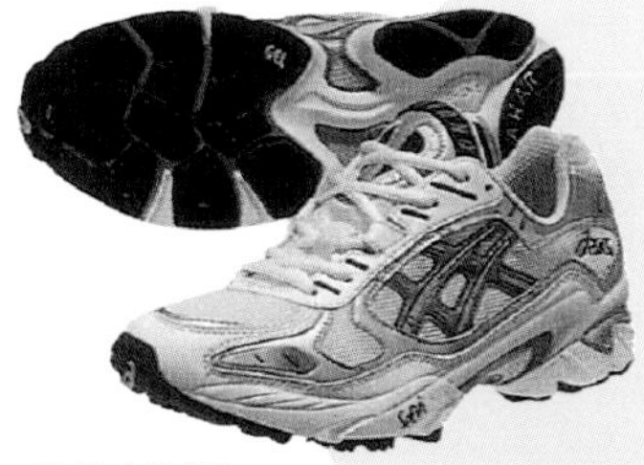

GEL1060

這雙鞋集合了世界跑者的需求。鞋跟部搭載大型的吃TGEL，能夠保護外側到後方的邊緣部分為止，同時提高第一衝擊點的緩衝性，減輕對足腰的負擔。

建議售價／8900圓

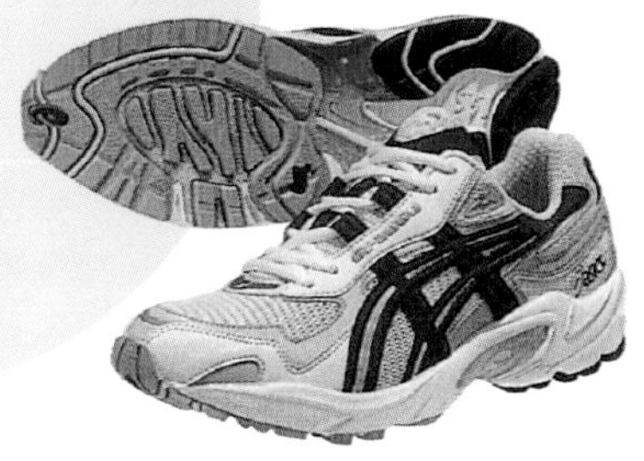

GT2060 NY

設計採「NY式」。基於電腦模擬解析，利用高次元實現兩種相反的緩衝性與穩定性的兩立系列。使用中空纖維的人工皮革氣墊，既柔軟又舒適。

建議售價／11500圓

走路用

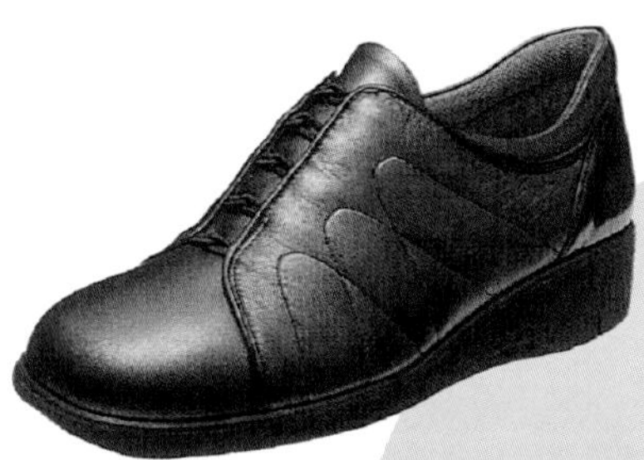

PEDALALADYS－WP7894

鞋面是天然皮革製品。腳趾的形狀是傾斜型，即使長時間、長距離都能輕鬆的走路。緩衝性、抓地性超群。

建議售價／17800圓

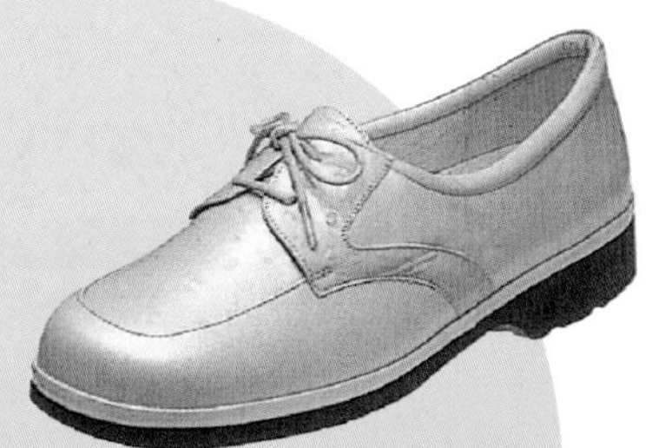

PEDALALADYS－WPA350

改良構造及素材，大幅輕量化，能夠提升穿上時舒適感的基本系列的新設計。鞋面是使用軟犀皮的素材。緩衝性極佳，是一大優點。

建議售價／17000圓

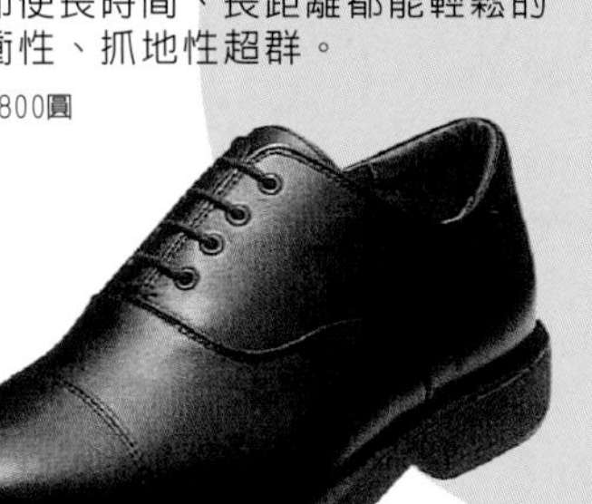

RUN WALK－WA1531

上班族也可以穿的設計。加強防水構造，下雨天不易弄髒。屬於四方型腳趾。

建議售價／21000圓

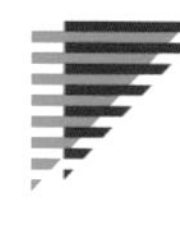

輕鬆登山・遠足用

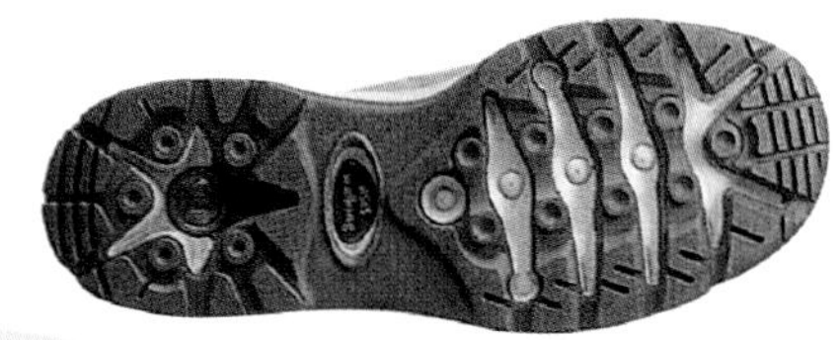

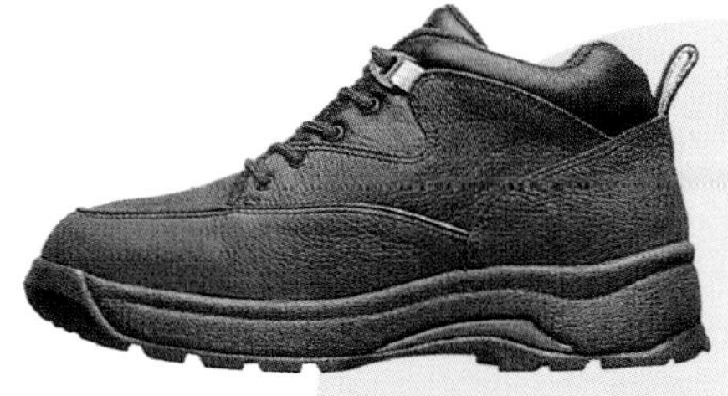

SALTIS ROCK－WS9520

極富穩定性，採用適合扭轉的鞋脛，能夠適應登山時各種路面的變化。為了能在野外舒適的行走，特別具有緩衝性、抓地性（止滑性）及彎曲性。

建議售價／15500圓

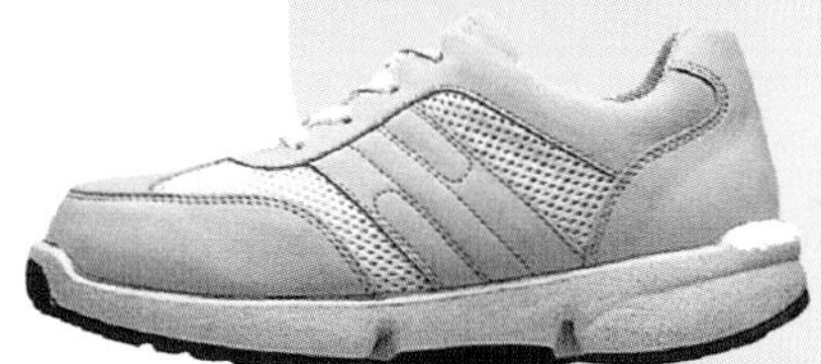

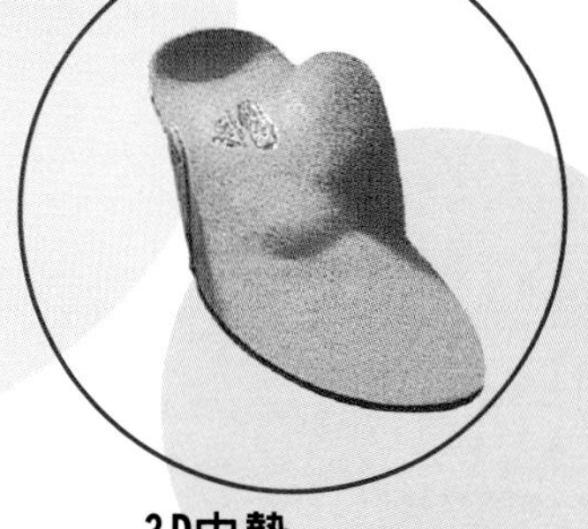

SALTIS FUN WALK－WS9525

鞋面是天然皮革製。腳趾呈傾斜型。採取能夠促進腳底旋轉動作的設計，實現舒適的腳部運動。

建議售價／13800圓

3D中墊

能夠分散加諸於腳底部的重量，抑制約80%的人會出現的拱形降低的現象，是不易疲勞的立體形狀中墊。

機能鞋

GULLIVER WALK｜FFT508

適合上班族穿著。容易搭配西裝的天然皮革鞋面，具有極佳的衝擊緩衝性、夜間識別性。

建議售價／13800圓

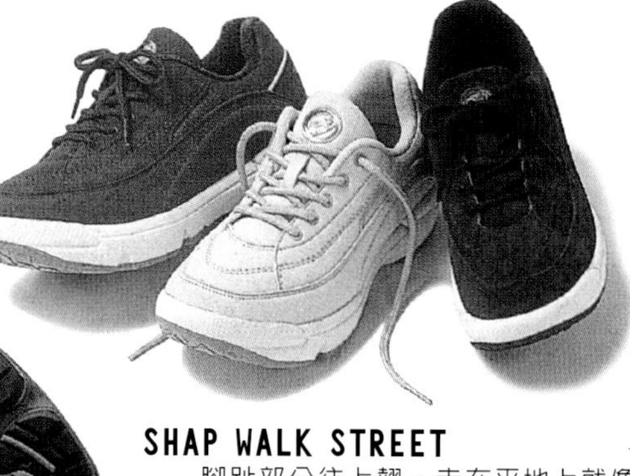

SHAP WALK STREET

腳趾部分往上翹，走在平地上就像在爬坡一般。對下半身具有塑身效果。

建議售價／11800圓

第6章

孕婦的走路

懷孕時經常待在家中，體力會減退，容易肥胖，導致壓力積存。為了生下健康寶寶及安產，最好向有益健康的孕婦走路挑戰。

懷孕經過順利的孕婦，都可以進行孕婦走路。不過，在開始之前，必須先和主治醫師商量。得到主治醫師的許可之後，在懷孕初期，以避免加快速度的散步爲主。

當然，要等胎盤完成，進入穩定期的第十四週才可以開始進行走路。在分娩前，最好經常走路。約六個月左右，可以勵行孕婦走路計畫。

孕婦走路的目的是；①生下健康寶寶，②讓孕婦在懷孕期時保持心靈及身體的舒適。

另外，孕婦走路的結果是；①能夠減輕伴隨懷孕的不適症狀、緩和痛苦，②促進血液循環，減輕孕婦特有的浮腫及肩膀酸痛等現象。

協助取材的這名女士，已經懷孕六個月。從懷孕第四個月時開始走路。懷孕前，在健身房擔任有氧舞蹈老師。她表示，「進入穩定期之後開始走路。最初是散步，現在只要天氣好，一天會走一小時。懷孕後，無法隨心所欲的抬腿，而且身體傾斜，有點後仰。由於擔心這種狀況持續惡化，所以開始走路。持續走路一段時間後，雖然腹部不斷隆起，但卻覺得身體輕鬆許多。外出時，能夠快樂的和大家交談，沒有壓力。」

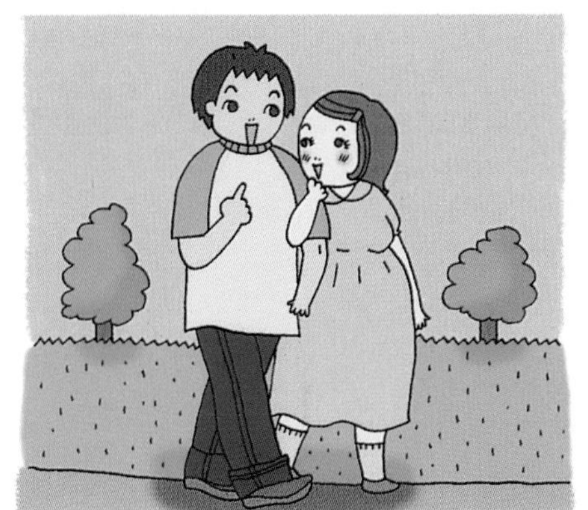

主編／下田由佳（走路指導老師）
攝影／阪本智之　示範／奧村規子　插圖／百田千峰

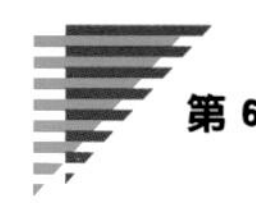

1 基本的站姿

隨著腹部逐漸隆起，孕婦的站姿不知不覺中會改變。為了保護腹部，會下意識保持前傾姿勢，不久，變成後仰的姿勢。無論何種姿勢，都隱藏著跌倒的危險，同時會成為腰痛、肩膀酸痛等的潛在原因。因此，必須每天站在鏡子前，仔細的檢查站姿。則可以參照第 4 章「走路的基本講座」，學習正確的站姿。

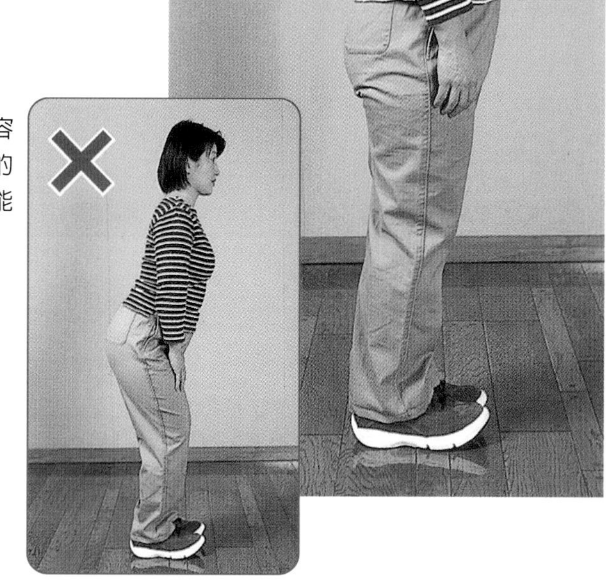

臀部突出的姿勢走路，容易拖著腳走路，而且有跌倒的危險。只要避免膝彎曲，就能讓腳跟先著地。

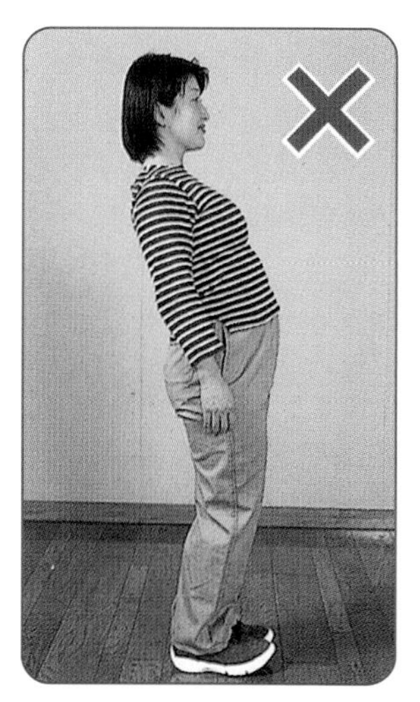

孕婦的腹部會逐漸隆起，為了取得平衡，容易出現後仰的姿勢。為避免對腰造成負擔，要盡量挺胸，伸直後脖頸和背肌，好像全身往前伸出似的走路。

2 走路

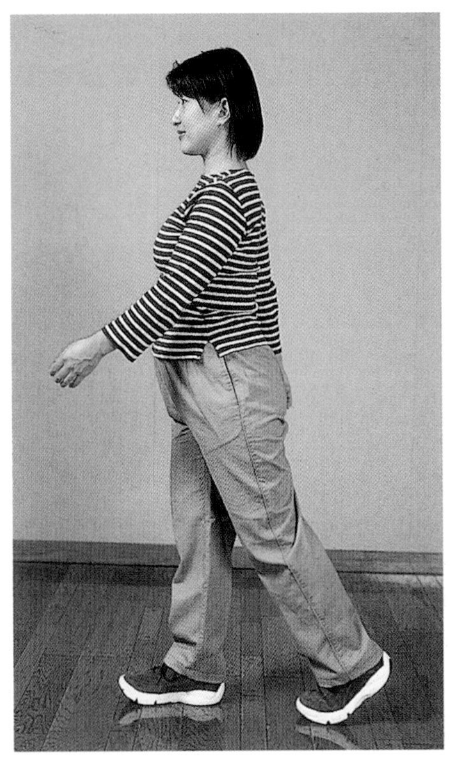

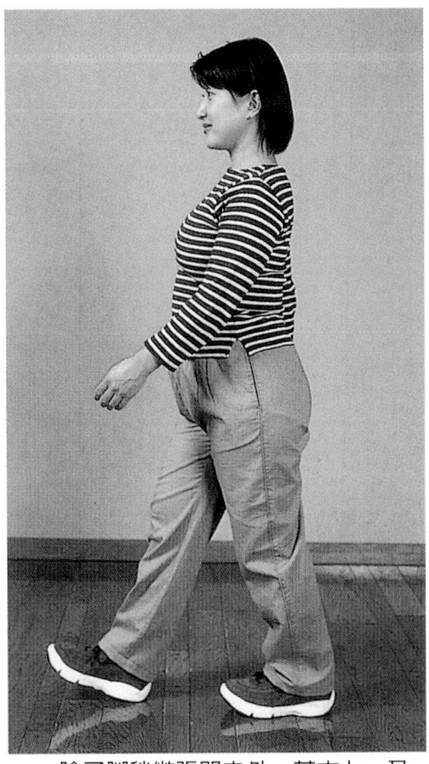

除了腳稍微張開之外，基本上，孕婦走路的姿勢與一般人相同。即使想挺直，還是容易前傾或後仰。因此，要利用鏡子檢查自己側面的姿勢。尤其不要往前超出頭、肩膀和腰相連的線。

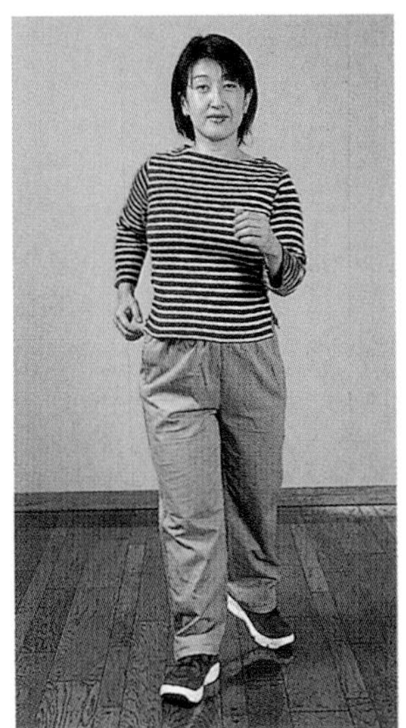

孕婦可以採取兩膝向外彎的蟹形姿勢！

一般而言，孕婦的腳趾應該朝向正前方。不過，隨著懷孕時間的增長，容易採取O型腿如螃蟹般橫行的走路方式。以蟹形姿勢走路也無妨，但是為了避免跌倒，不可以拖著腳走路。

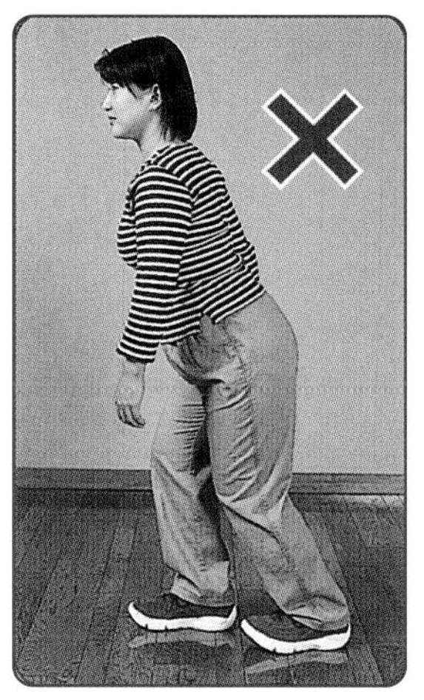

後仰時，為了朝前方取得平衡，臉會不自覺的往前伸出，使得下巴也跟著伸出。身體採取這種姿勢，無法從腳跟著地，而且腳底的旋轉動作也不正確。

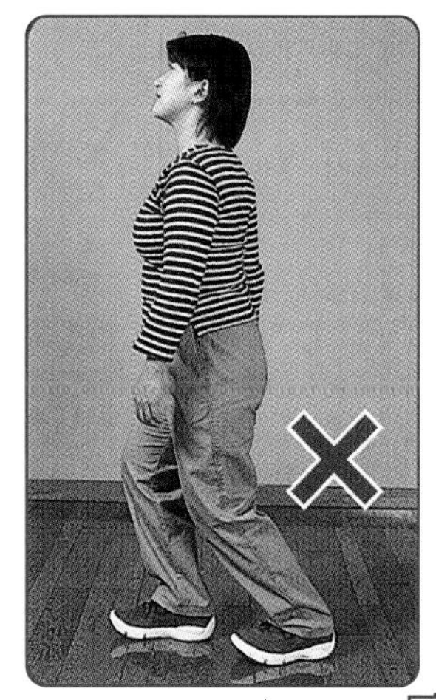

一旦姿勢前傾時，膝會彎曲，腳趾無法上抬，步伐無法拉大，結果會變成小碎步的走法。重心往前移動，容易增加跌倒的危險性。

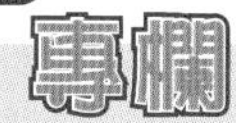

孕婦也要穿著適合的運動鞋

進行走路運動之前，孕婦也要注意選鞋重點。腳趾被擠壓而無法上抬、不具緩衝性、腳趾部分不能彎曲等，避免選擇這類型的鞋子。

換言之，無法使腳趾上抬的鞋子，很難防止滑倒，不建議各位選購。示範的奧村女士所穿的，就是為了減肥而開發出來的具有塑身作用的鞋子。因為腳趾朝上，所以即使走在平地上，也像在爬坡似的，能夠產生減肥的效果。

然而，平常不喜歡運動的人，穿上這種鞋子長時間走路，可能會對腳踝或脛骨前肌造成負擔，引起肌肉的疼痛。因此，一開始要先試穿，習慣之後，再慢慢拉長走路的距離。

習慣穿這種鞋子走路之後，就會喜歡這種瘦身鞋。這種鞋子的設計是能讓腳底自然旋轉，所以穿這種鞋子走路，就能夠培養出正確旋轉腳底的動作。只要養成正確旋轉腳底的動作，就能從腳跟正確的著地，同時用拇趾根部將腳踢出。換言之，孕婦最需要注意的跌倒問題都不必擔心了。

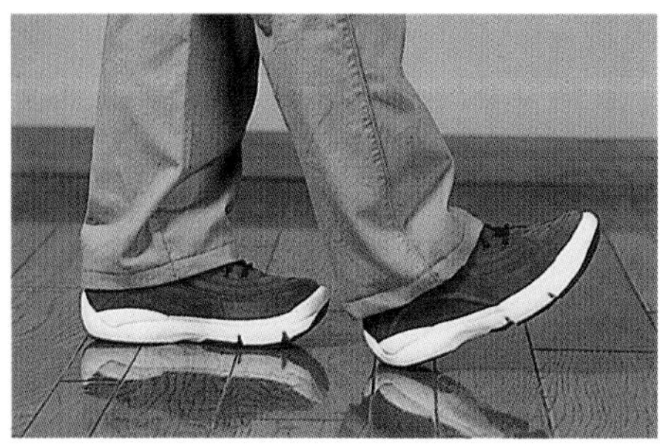

3 腳尖

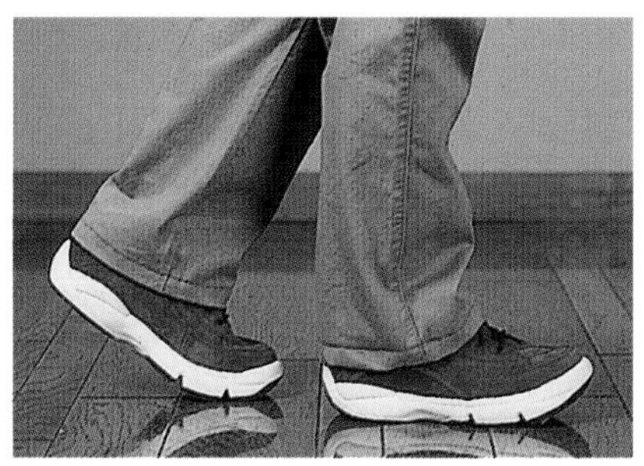

腳尖上抬的祕訣在於腳跟先著地。腳跟著地後，不會跌倒，腳底的旋轉動作也能順利進行。腳尖往上抬，能夠鍛鍊脛骨前肌。如果腳尖不是朝正前方而是朝向內側，則容易損傷股關節。

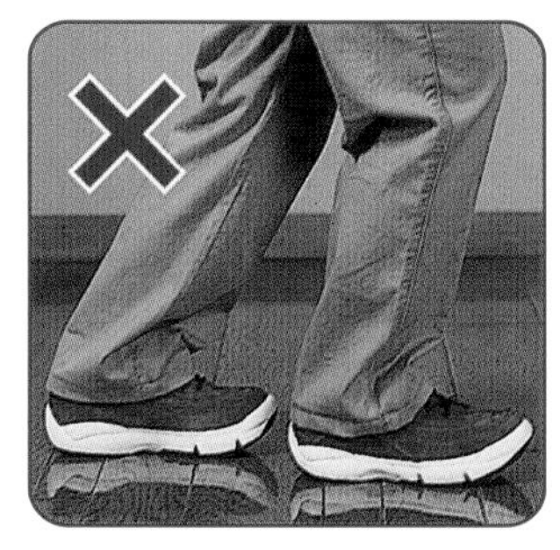

對孕婦而言，跌倒是最令人害怕的事情，所以，絕對要避免踮步的走路方式。屈膝時，容易變成踮步的走法，一定要注意。

手臂的擺盪

手臂要大幅度用力擺盪，這時，重點是要緊縮腋下。手臂與其往前擺盪，不如往後拉似的擺盪。走臂內側碰到乳房時會刺激乳腺，具有按摩效果。手臂大幅度擺盪，也是胸部的伸展動作。

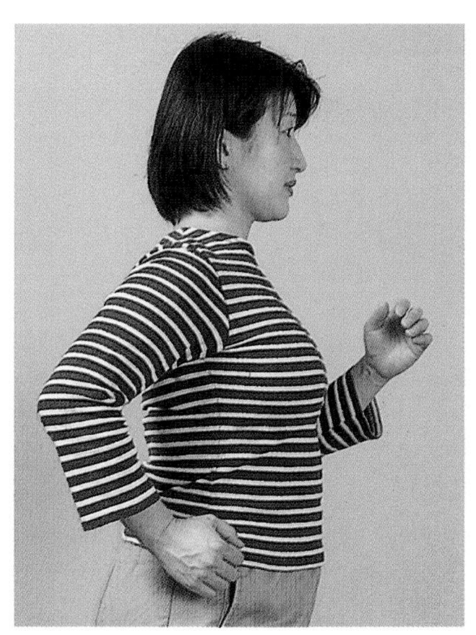

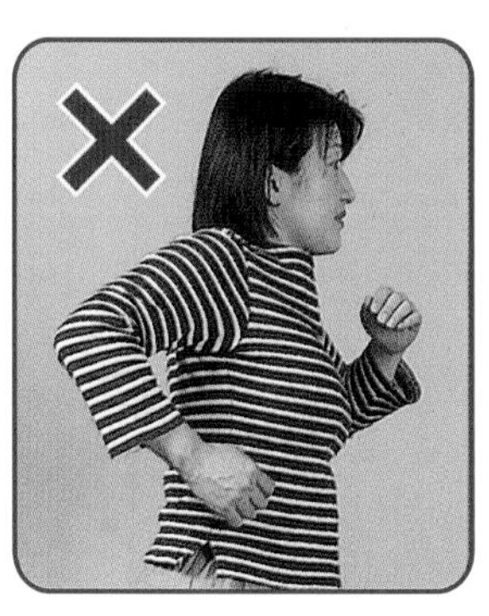

大幅度用力擺盪手臂時，肩膀不可以上抬，否則會導致肩膀或後脖頸酸痛。放鬆肩膀的力量，使用手臂的重量，藉著反彈力來擺盪。

伸展動作

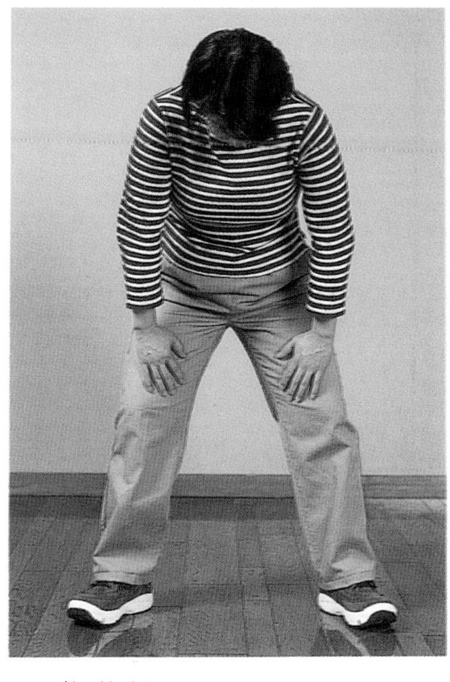

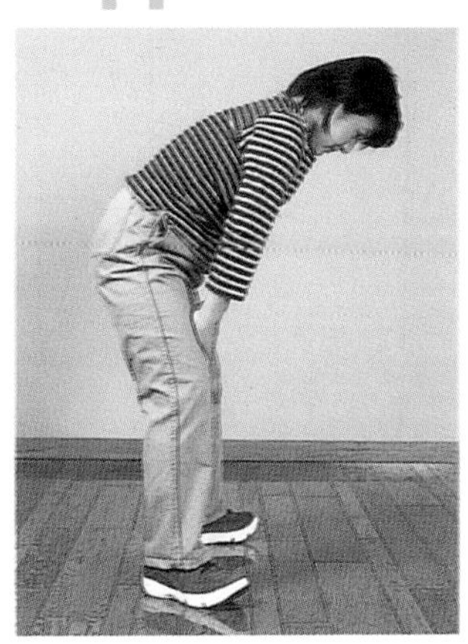

懷孕時，股關節容易僵硬，最好學會使膝背柔軟的伸展法。首先，雙腳打開較肩稍寬，雙手置於大腿上。就像相撲選手兩腳穩健踩在地上似的姿勢，這也可以算是保護腹部的動作。最初，以稍微駝背的方式站立，臀部往後突出，慢慢的將身體往下落。

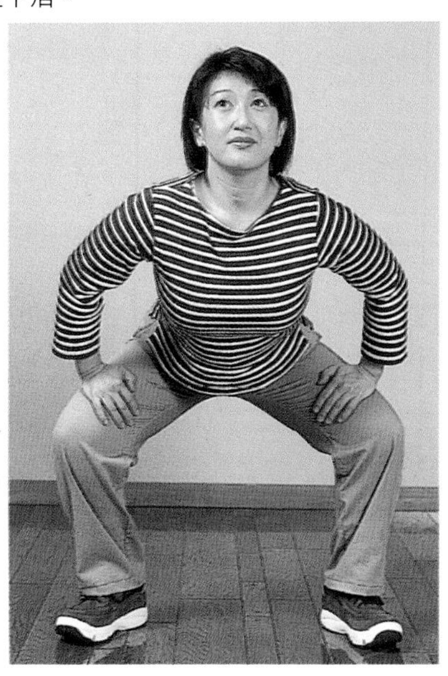

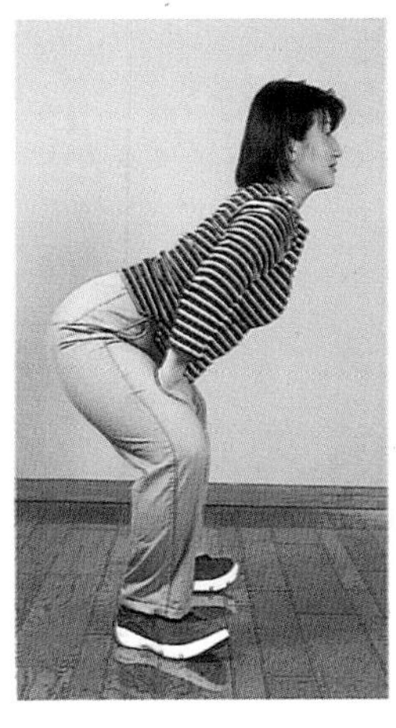

讓臀部往下落，同時臉往上抬。背部伸直，重心下降時，股關節較容易打開。置於大腿上的雙手，可以用來調節體重下落的程度。腳尖上抬，同時臀部下落，就會產生伸展感。如此一來，不只能讓股關節柔軟，還能得到頸椎或整個背部的伸展效果。

5 提東西

購物提東西時，盡量將物品分散在雙手。這時，手臂不要擺盪過度。物品較輕時，像平常一樣擺盪手臂，就能鍛鍊手臂的肌肉。

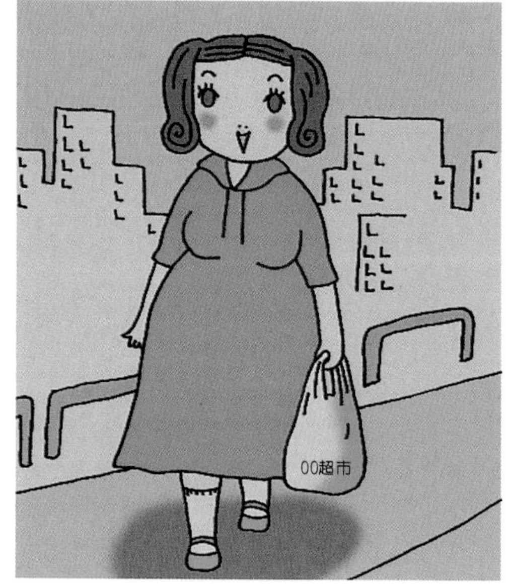

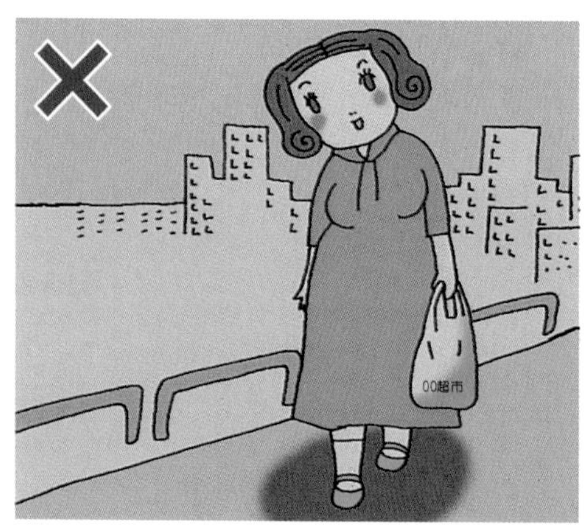

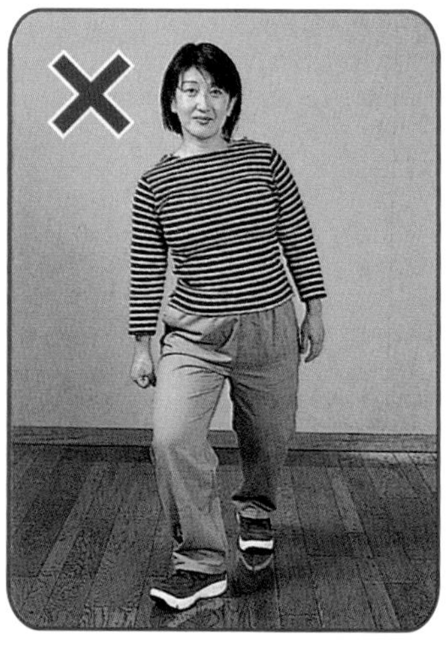

避免因為提東西而手臂往下垂，這樣會變成落腰的走路姿勢，一定要挺直背肌。

6 坡道

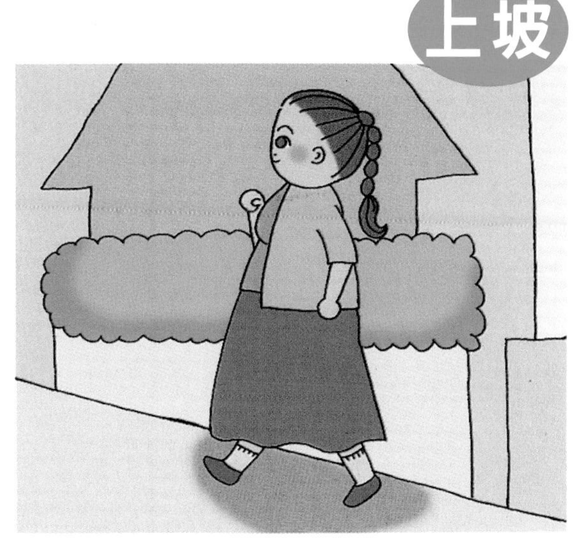

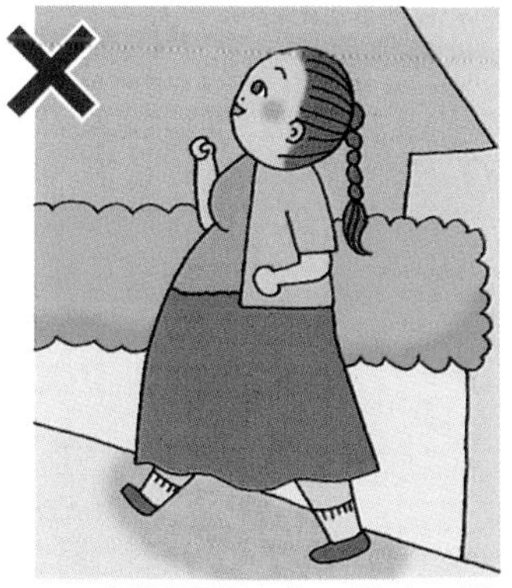

下巴容易上抬。這時，腳尖也一定要上抬。

使用腹肌和背肌，就能使抬腿的動作變得更輕鬆，同時減輕對膝的負擔。

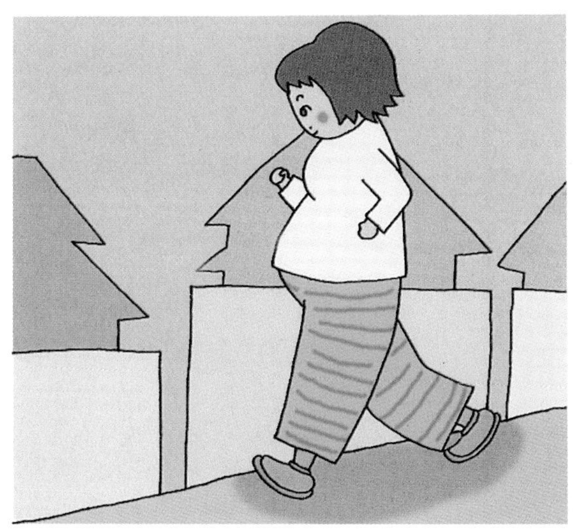

與上坡同樣的，要使用腹肌和背肌。盡量使用整個腳底著地。

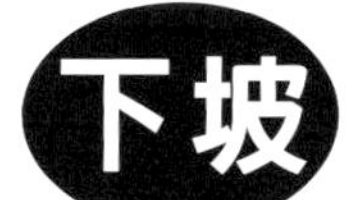

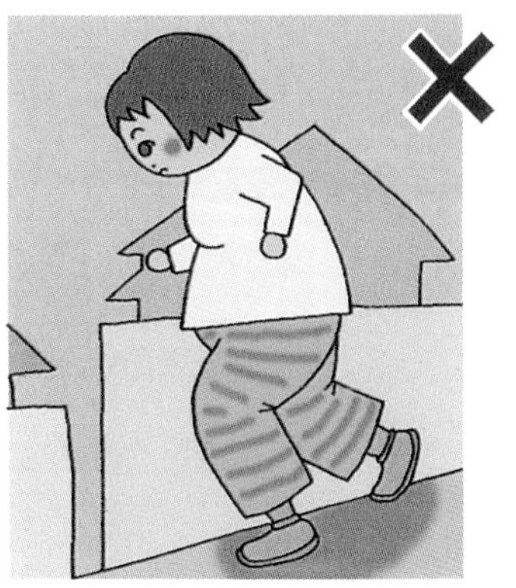

容易從腳尖先朝下踩地，這是錯誤的姿勢，可能會成為跌倒的原因。

7 樓梯

上樓

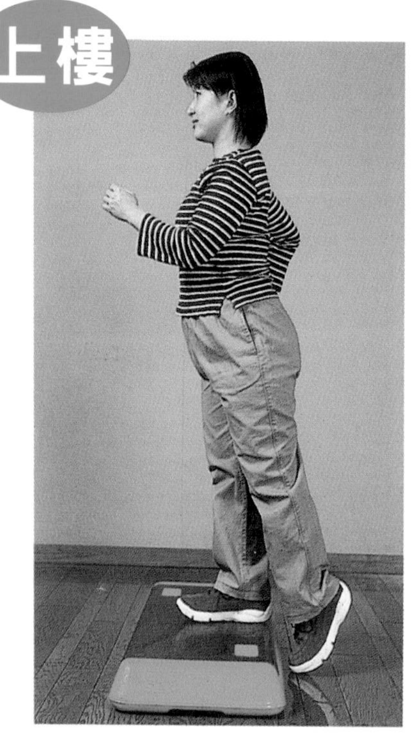

爬樓梯時，腳要穩健的踩在階梯上。

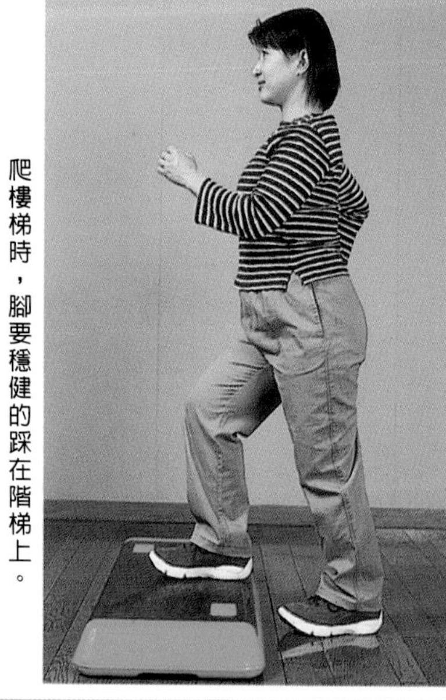

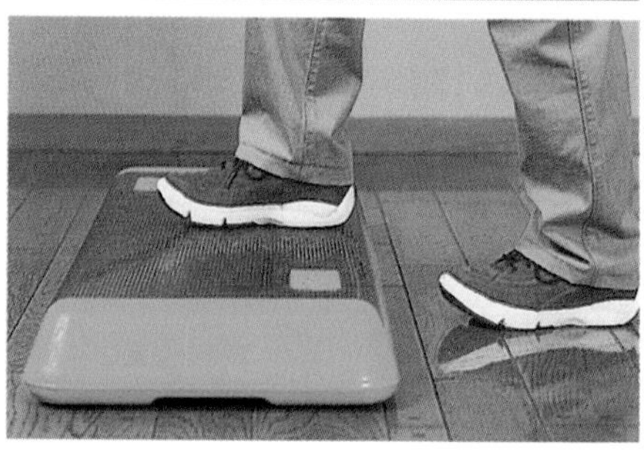

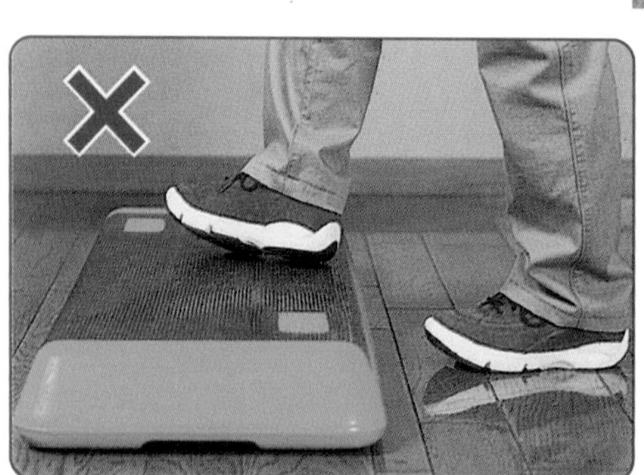

重心朝外踢，腳步不穩，容易晃動。

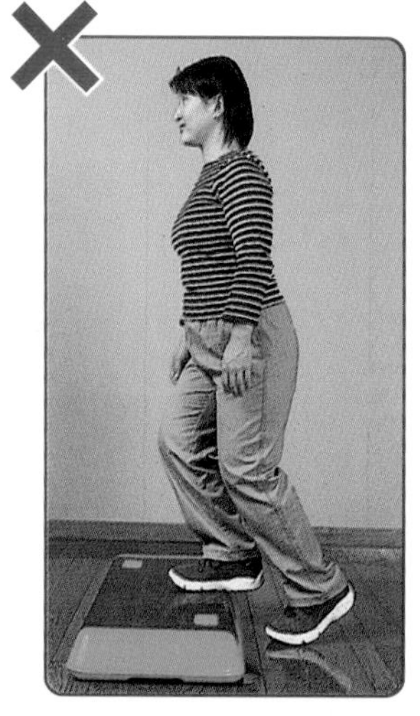

屈膝直接上抬腳，步幅會變小，整個腳無法完全踩在階梯上，會成為絆倒的原因。

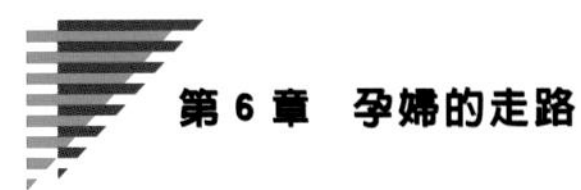

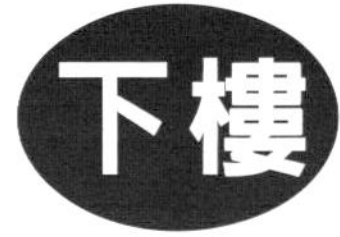

從腳跟開始穩健的著地，這樣才有穩定感。

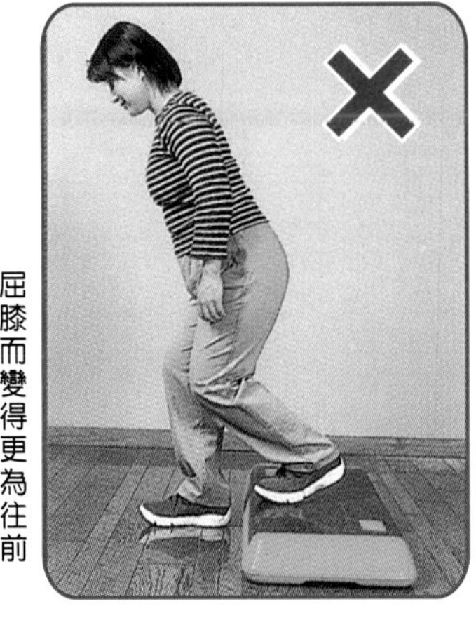

屈膝而變得更為往前傾，是非常不穩定的走路姿勢。

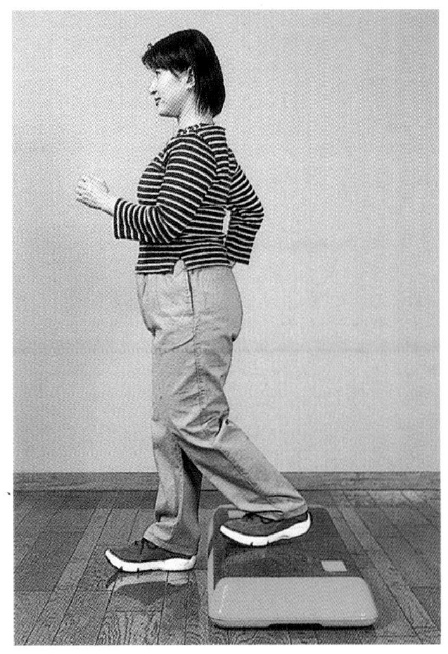

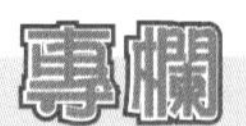

對母親及腹中胎兒較好的走路方式

最適合孕婦走路的時間帶是何時呢？

有人說是子宮收縮較不頻繁的上午10點到下午 2 點左右。事實上，時間可以由自己選擇。例如，冬天可以選擇陽光較溫暖的時間帶，夏天則要避免在豔陽天下。另外，避免在飯後走路，這也是值得注意的事項。

夏天可以選擇空氣清爽的早晨散步，或是傍晚暑熱消去時散步。

你知道走路時，從肺吸收到體內的氧量有多少嗎？事實上，是在坐著時的 2～3 倍。母體吸收足夠的氧，就能透過臍帶，將氧送達胎兒。

縱行於腹部的肌肉稱為腹直肌。這是孕婦生產時必須用力的肌肉。因此，可以藉著走路來鍛鍊腹直肌。

對孕婦和腹中的胎兒而言，走路是較好且相當溫和的運動。

水中漫步

最好沐浴在室外舒適的陽光中走路。腰、膝感到痛苦或有肥胖傾向的孕婦，無法在地面上走路。這時，可以嘗試水中漫步。

本章介紹孕婦走路，這是孕婦能夠輕鬆實踐的運動，而且可以得到極大的運動效果。不過，還是有些孕婦不適合進行孕婦走路。

隨著胎兒的成長，腹部過重，使得膝或腰疼痛而無法走路，或是因爲懷孕週期變長而肥胖，導致走路痛苦的孕婦，兩者都很難在地面上行走，最好進行水中漫步，亦即在水中走路。水中漫步的優點是「浮力」和「負荷」。

所謂浮力，就是身體可以在水中浮起來。水深度到達胸部的游泳池，體重會減輕爲原來的三十%，所以，體重六十公斤的人，在水中只有十八公斤。第一類型的孕婦可以活用這種浮力。在水中幾乎感受不到腰或膝的疼痛，能夠順利的走路。

「負荷」是指在水中身體要承受來自各方向的水壓，承受陸地上所沒有的阻力。對於有肥胖傾向的孕婦而言，水中特有的負荷具有非常好的減肥效果。雖然承受負荷，但是水具有浮力，走路根本不辛苦。在陸地上覺得很勉強的減肥走路，在水中卻能輕易辦到。

只會感受到原先體重三分之一重量的水中漫步，很適合膝痛、腰痛或有肥胖傾向的孕婦。不僅有效，而且不必擔心跌倒的問題。

那麼，水中漫步和平常的走路方式是否相同呢？基本上兩者沒什麼差異。然而，因爲水的浮力和負荷的關係，所以手肘必須大幅度彎曲，用力擺盪。腳和膝也要大幅度彎曲，大步的往前跨出。這就是最大的不同點。

在水中可以嘗試各種走路的姿勢。例如「橫著走」、「倒退走」、「扭腰走」、「交叉走」或「前傾走」等。「難難道和在陸地上的走路姿勢不同嗎？」你一定覺得很驚訝。

事實上，身體在水中承受平均的水壓，承受陸地上所沒有的阻力，由於這種負荷，造成上述的走路方式與在陸地上大異其趣。

在水中，由於身體必須承受來自四面八方的水壓，使得在陸地上不會用到的肌肉也受到刺激。在陸地上無法展現的動作，可以在水中隨心所欲的進行。這一點都不痛苦，反而是一種快樂。

當然，水中漫步不只是爲了之前所提及的孕婦而準備的運動，也有許多普通孕婦的愛好者。她們可以各自截取走路的好處，享受在水中漫步的不同走法。

你也可以嘗試一下水中漫步啊！

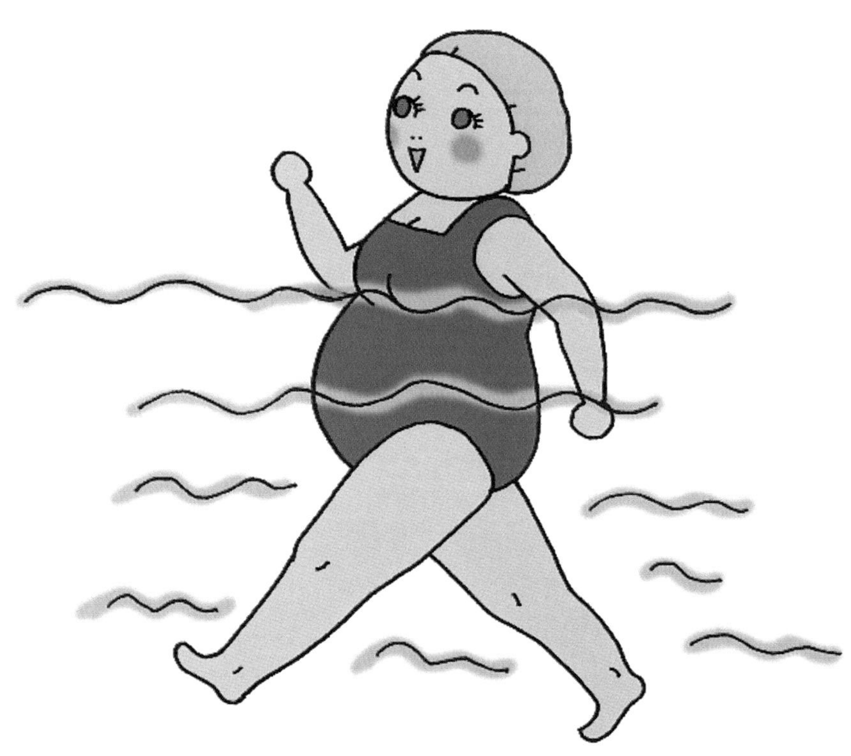

體重減輕為原先 3 分之 1 的水中漫步

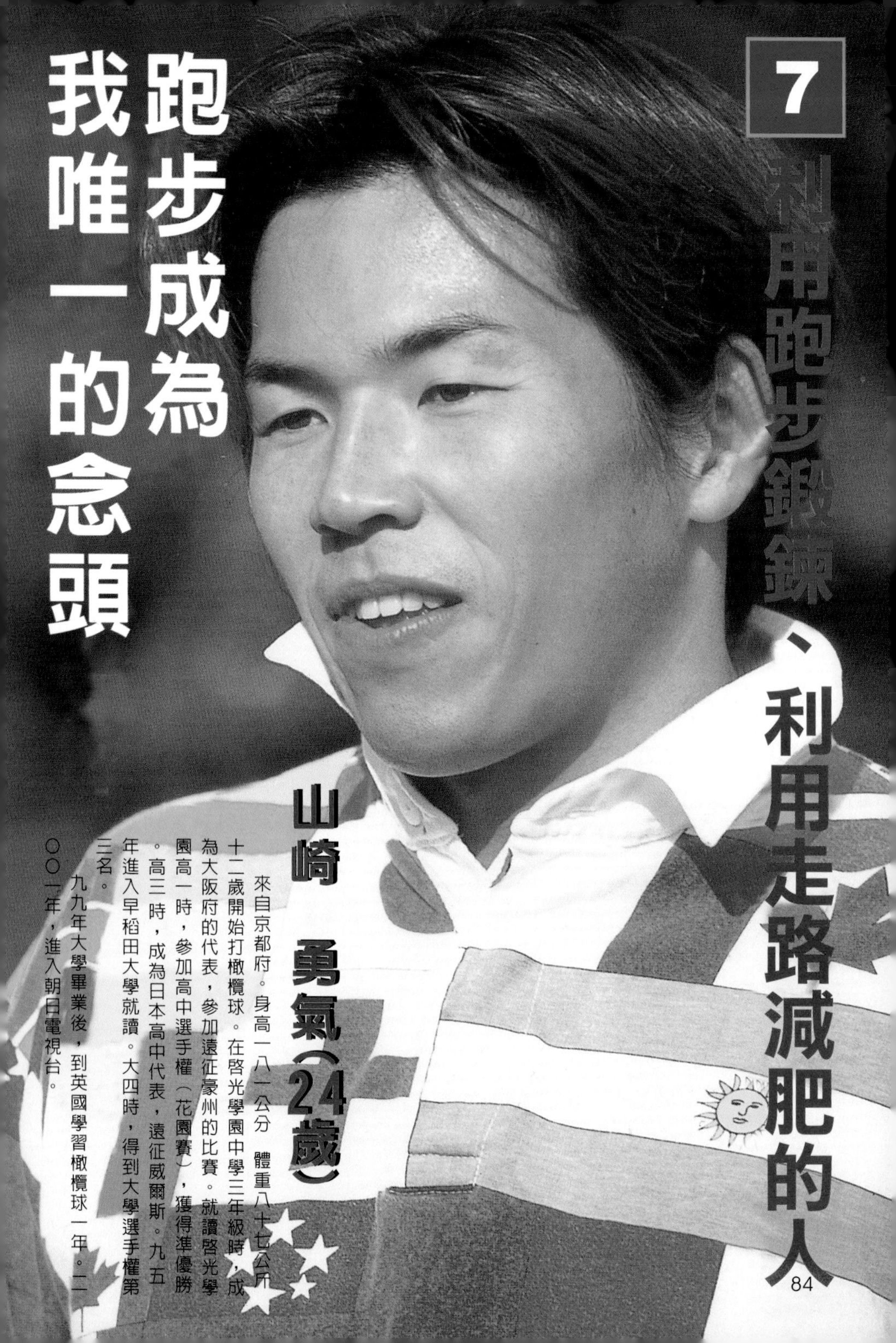

7

利用跑步鍛鍊、利用走路減肥的人

跑步成為我唯一的念頭

山崎 勇氣（24歲）

來自京都府。身高一八一公分 體重八十七公斤
十二歲開始打橄欖球。在啓光學園中學三年級時，成為大阪府的代表，參加遠征豪州的比賽。就讀啓光學園高一時，參加高中選手權（花園賽），獲得準優勝。高三時，成為日本高中代表，遠征威爾斯。九五年進入早稻田大學就讀。大四時，得到大學選手權第三名。

九九年大學畢業後，到英國學習橄欖球一年。二○○一年，進入朝日電視台。

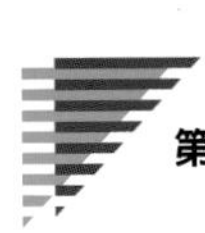

提到早稻田的橄欖球，就是「跑步」的代名詞。近年來，在早稻田橄欖球的「跑步」中，令人印象深刻的選手是山崎勇氣。六秒六跑完五十公尺，速度極快。直到最後都緊抓著球，完全不放棄。並未加入實業團體，參加橄欖球隊　塔馬利巴　，認為「不跑就覺得很不安」。我們就來聽聽他「跑步」的心聲吧！

有意識的跑

練習橄欖球時，跑步主要是為了強化腳踝和膝，使踏出的每一步都強健有力。

到底為什麼要跑步？高中以前根本不明原因，只是拚命的跑。進入大學後才真正注意到「跑」。

接受橫濱國際競技場運動研究所，前山得利的教練寶田先生的指導，在大學學習運動科，探討運動生理學。和重量不重質的高中時代相比，為了以最小的努力而能得到最大的效果，因此，會注意到使用的肌肉和比賽時的情況而開始重「質」。即使跑相同的距離，疲勞感也會減輕。

嚴苛的新人練習

雖說要重「質」，但有時還是要重「量」。加入社團之前，必須進行新人練習，這是在賽前進行的。新人練習包括一圈三四〇公尺的操場。許多人認為應該只「跑一圈」，實際上卻是三圈為一套，而且有時間限制。如果不能在規定的時間內跑完，就必須多跑好幾套。跑步套數若增加，就會降低合格的時間，所以必須拚命跑。具體而言，第一次四十五秒、第二次四十八秒，跑三圈已經超過一公里。跑到第六套時，速度才變成五十五秒。練習的開始和結束時都要跑步。在吃重的練習後還要跑步，真的很痛苦。

「你在橄欖社印象最深刻的是什麼事？」如果你問十個人這個問題，那麼，十個人都會回答「新人練習」。只有能夠熬過三週練習的人才能加入橄欖球社。

早稻田的跑步真相

平常當然不會進行這種不科學的練習，通常是全力跑十套「一百公尺衝刺」，每週進行三次。另外，每週進行二次一圈跑。套數因情況的不同而有不同。例如，參賽前要衡量身體狀況，不會進行一圈跑，而是每週進行三次重視跑步速度的「一小時跑」。可以一邊運動一邊消除疲勞，調整身體狀況。

相反的，也有故意讓我們疲勞而進行的跑步練習，即「二十二公尺折返跑」。

橄欖球比賽時，必須跑在抱著球的夥伴前面，好幾次都要跑到越位線再折返回來。因此，要反覆進行利用全部力量折返跑的練習。

當然，腳會有乳酸積存，尤其九十分鐘的最後十分鐘在比賽時特別重要，身體更會沈重得無法動彈。而爲了擁有正確的判斷力，會故意模擬這種情況下的身體狀態，所以，要進行這方面的練習，讓球員在比賽時變得更輕鬆。

橄欖球重視的是往前衝的力量及往側面移動、持續跑步力的平衡訓練。重視力量的明治大學，很少進行跑步練習，最後在比賽快結束時，已經有些球員跟不上其他人。不過，早稻田又太重視跑步，所以由訓練較均衡的慶應大學獲得優勝。

爲什麼重視跑步的早稻田卻無法勝過明治大學呢（笑）？那是與明治相比，身材矮小、素質較差的緣故。我們自己仔細思索，也似乎沒有獲勝的要素，只好拚命努力練習跑步，一廂情願的認爲「我們只要比明治跑得更快就夠了」。雖然知道這是不科學的做

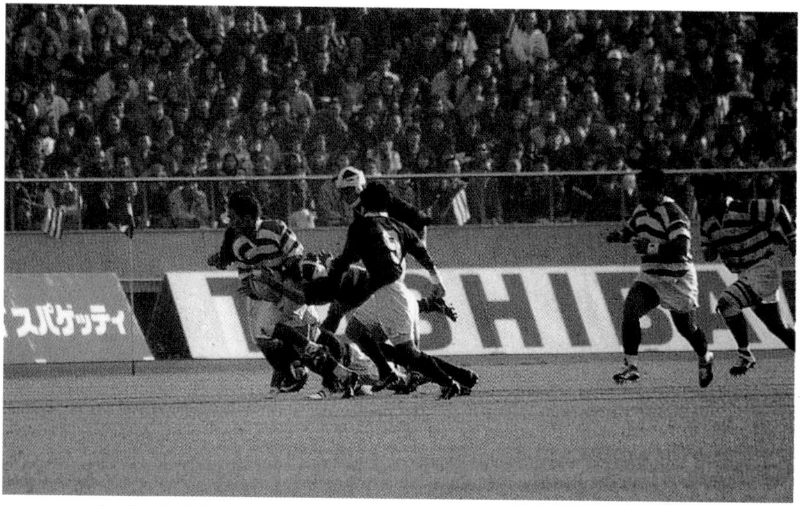

早稻田的選手穿梭在孔武有力的明治選手陣容中

法，但還是會納入一般練習菜單中而拚命的跑。尤其在比賽中覺得痛苦時，就會想「我們平常不是很認眞的練習跑步嗎」，而用蠻力盡全力拚命跑。

持續跑步

現在只有必要時才會跑。一週三次，從附近的井頭公園跑到東伏見，往返一小時。途中每隔十五分鐘，就在成蹊大與關公園休息，補充水分。爲了有效的使用跑步時間，會邊聽語言錄音帶，同時以不會覺得呼吸困難的程度去跑。既然要強化腳踝和膝，就不能造成太大的負擔。

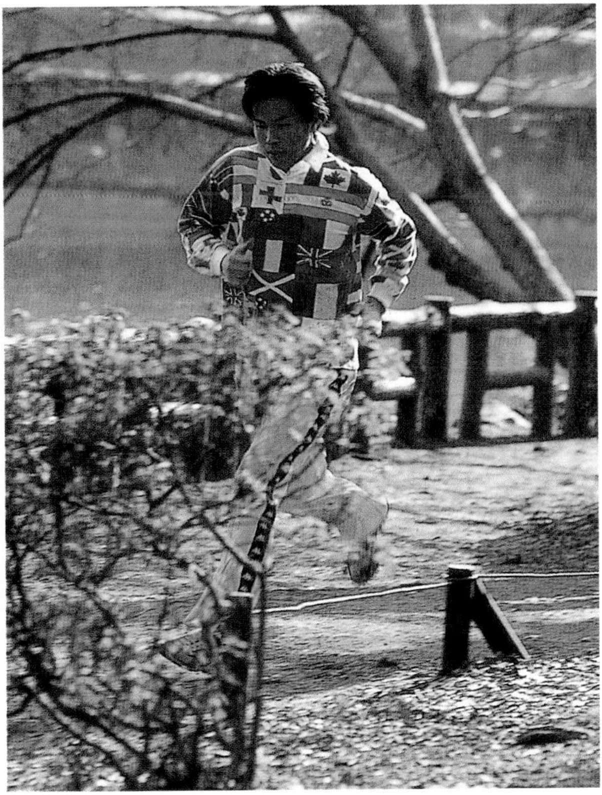

接著，到健身房的游泳池游泳，再洗個三溫暖，淨化體內的血液。與學生時代相比，我認爲這才是符合科學性的正確訓練。

以前在橄欖球社辛苦的練習，現在爲什麼還要這麼努力呢？這是因爲不希望自己好不容易鍛鍊出來的最佳體能逐漸衰弱的緣故。即使是業餘的橄欖球隊，也希望在比賽時能夠隨心所欲的發揮力量，而且不讓對方看輕自己，「啊！原來山崎勇氣也不過如此而已」。

因此，就算是以再弱的隊伍爲對手，或是差距一百分以上的比賽，我也要全力跑到最後爲止。

到井頭公園跑步成為每天的習慣

「輕鬆走路」教室使走路方式和人生都改變了！

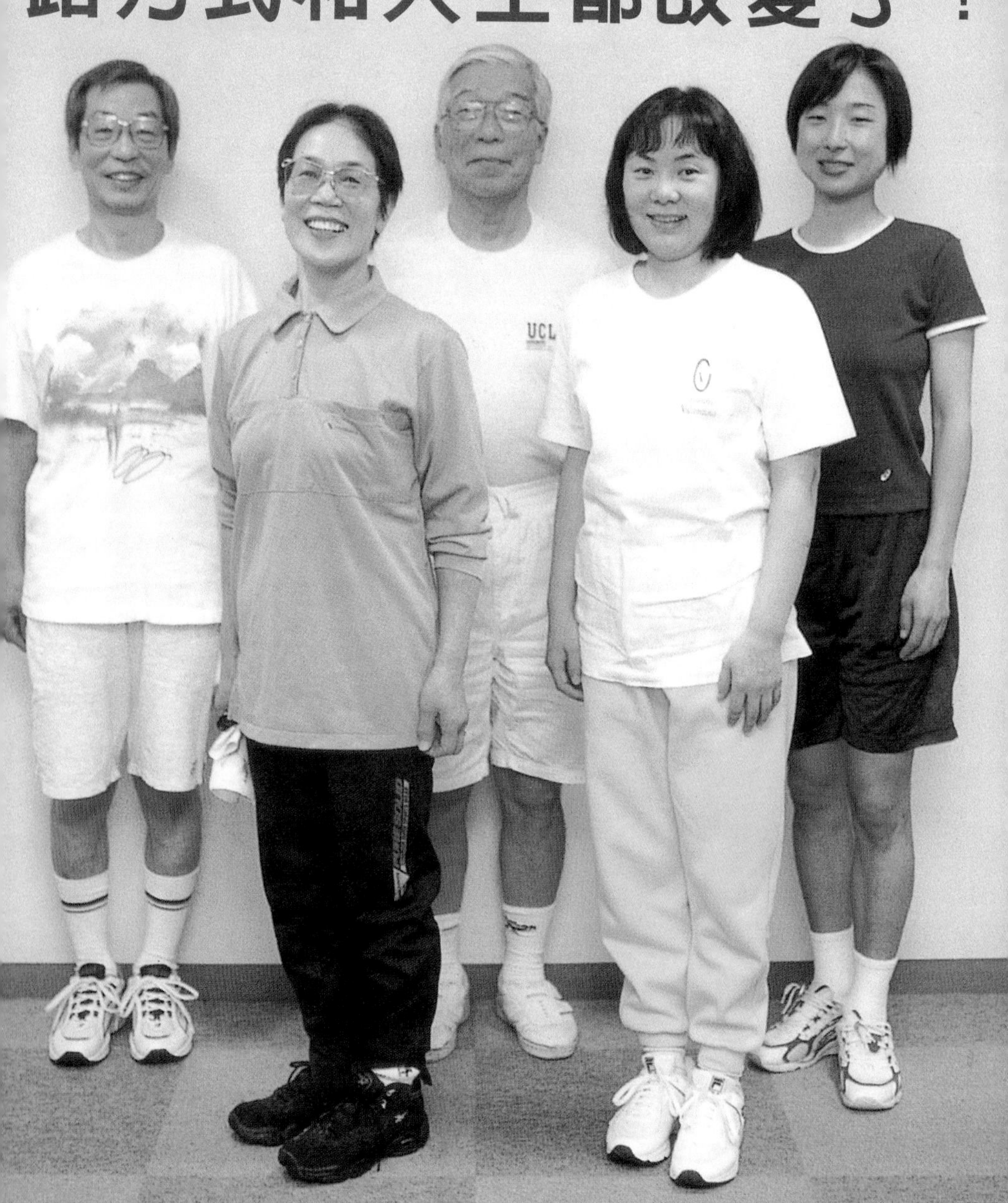

「輕鬆走路」是由走路指導老師下田由佳所指導的正確走路方式的學習會。許多學生在這裡學習正確的姿勢，快樂的走路。教導學生們走路的效果等。

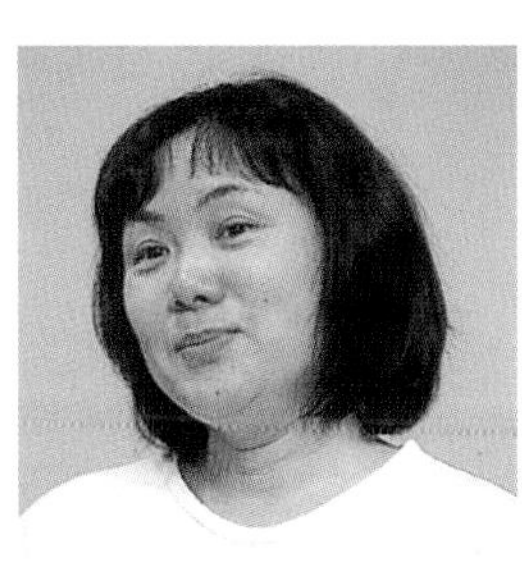

小川磨佐子(47歲)
走路歷 7 個月

身體的線條緊實

運動不足的我，有空時就會走路，但是每次走路都會腰痛，無法走較長的距離，於是參加走路課程。

走路時我的腳尖會朝下，自以爲看起來很瀟灑。

然而，上課時，下田老師卻嚴格的糾正我的錯誤：「小川，不要駝背，收下腹。」腳跟先著地，用拇趾根部踢地。

最初覺得很困難，足脛周圍的脛骨前肌緊繃，第二天走路時非常不舒服。因爲以前很少活動這些肌肉，當然會產生疼痛。

進行走路課程後，即使走較長的距離，腰部也不會感覺疼痛了。問題應該是出在走路方法上。二十二歲的女兒說：「媽媽，妳走路的姿勢很好看耶！」於是我趁機教育女兒：「妳要趁著年輕時趕快學會正確的走路姿勢吧！」丈夫則說：「妳現在走路走得很快喔！」那是因爲學會正確的走路方式，腳部肌力增加的緣故。

現在，早晚三十分鐘會和丈夫一邊舒適的流汗一邊快步走。

散步後再進食，食物變得更美味可口，而且食慾大增。雖然體重沒有減輕，但是丈夫卻說：「妳的身體線條變得更緊實囉！」

向閃腰說再見

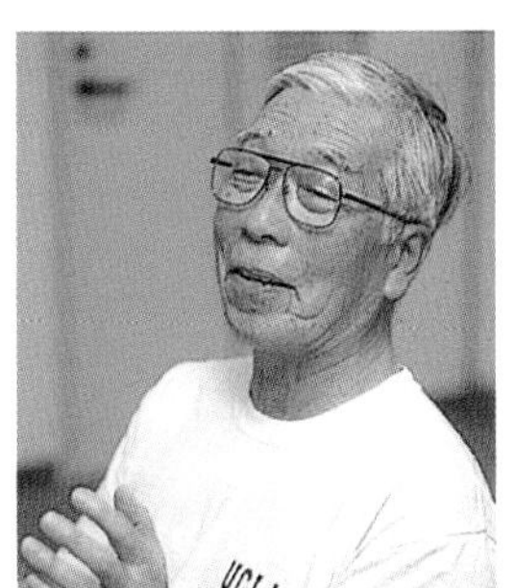

住谷秀夫(70歲)
走路歷 1 年半
攝影/阪本智之

以前我經常游泳。爲了學

會較高明的泳技，必須學習正確的姿勢。關於走路方面，我想也應該要學習正確的走路姿勢，於是參加訓練課程。

開始上課後，就發現自己走路時會有一些不良習慣。最初，在矯正這些長年已經習慣的惡習時非常痛苦。時會有一些不良習慣。最初，在矯正這些長年已經習慣的惡習時非常痛苦。

學會正確的走路方式後，鞋底的磨損方式改變了。以前鞋底的外側和鞋跟部分嚴重磨損，現在磨損的情況變得十分均衡。原本走路時會後仰，現在則能夠挺直背肌。

以前我常戲稱自己是「閃腰百貨公司」，爲閃腰所苦。後來，已經不再腰痛，每天都過得很快樂。

雖然醫師也曾建議我多走路，但是，並沒有教我正確的走路方式。意識到腳尖上抬，就能順利的從腳跟先著地；意識到手臂往後拉，就能順利的擺盪雙臂。這都是以前我所不知道的秘訣。

沒想到正確的走路方式竟然能夠帶給我如此舒適的走路生活，眞是出乎意料之外。能夠參加走路的訓練課程，實在是太棒了！

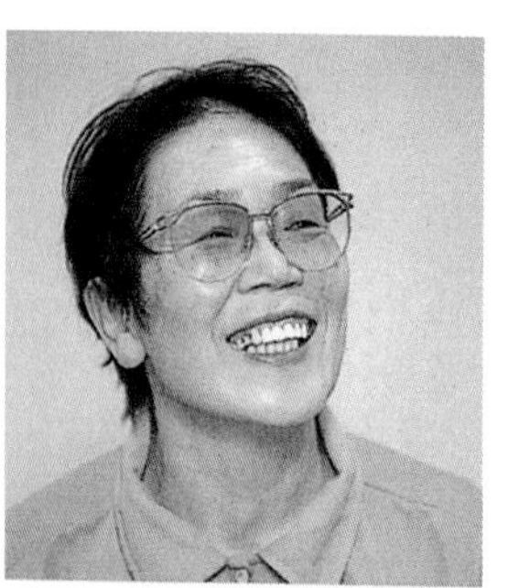

中村美知子(62歲)
走路歷 1 年半

矯正股關節

股關節原本就不好，幾年前更因爲意外事故而腳疼痛。在接骨院接受按摩，在醫院注射止痛針，努力緩和疼痛。因此，我比一般人更希望學會正確的走路方式。

「輕鬆走路」的同學們都知道我在強忍疼痛，但只要能夠學會正確的走路方式，就能夠矯正股關節，緩和疼痛，所以我拚命努力的學習。

最初，無法好好的將腳伸到正前方，但是我知道，正確的走路姿勢一定要從平常沒有注意到的細節開始。

到目前爲止，已經接受一年半的走路課程訓練。結果，腳的疼痛緩和，不再需要按摩或注射止痛針。

學會正確的走路方式後，能夠正確的活動應該使用的肌肉，並加以鍛鍊，甚至連體重都減輕了。

今後我仍會持續學習走路課程。走路看似單調，實際上卻意義深遠。

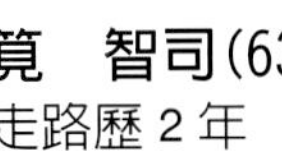
筧　智司(63歲)
走路歷 2 年

體脂肪減少，肌肉緊實

退休後，爲了使用健身房的跑步機而想學會正確的走路姿勢，於是參加走路的訓練課程。

最初沒有使用機器，專心的學習課程。挺直背肌，將膝的後方伸直，腳拇趾根部往後踢似的走路。徹底反覆練習基本動作，半年後，終於能夠一邊旋轉腳底一邊走路。

我長期坐辦公桌，走路姿勢不正確。通勤時，總是一隻手提公事包，一隻手插在口袋裡。

自從學會正確的走路姿勢之後，比平常更注意走路的問題。走在人行道上時，我會以直線爲標記，筆直的往前走。如果上面有鋪磚瓦，就以兩塊磚的步幅來走路，花點工夫練習走路。

開始認眞走路後，體重增加二公斤，不過，不是發胖。正確的走路方式，活動背部和腳後方的肌肉，使得體脂肪減少，附著肌肉。

另外，走路速度也變得快了。以往必須花十八分鐘走到車站的路程，現在只需要十五分鐘。

實踐正確的走路姿勢三個月後，拿出以前的鞋子來穿，發現腳晃動得很厲害，無法順暢的走路。「沒想到學會從腳跟正確的著地後，竟然會出現這種情況」。看著外側磨損的鞋底，心中百感交集。

現在，一週三次到健身房走路，鞋底的磨損十分均勻。

正確的走路方式是健康的根源，希望自己能夠一直走下去。

喜歡跑步的姿態而開始進行「馬拉松」

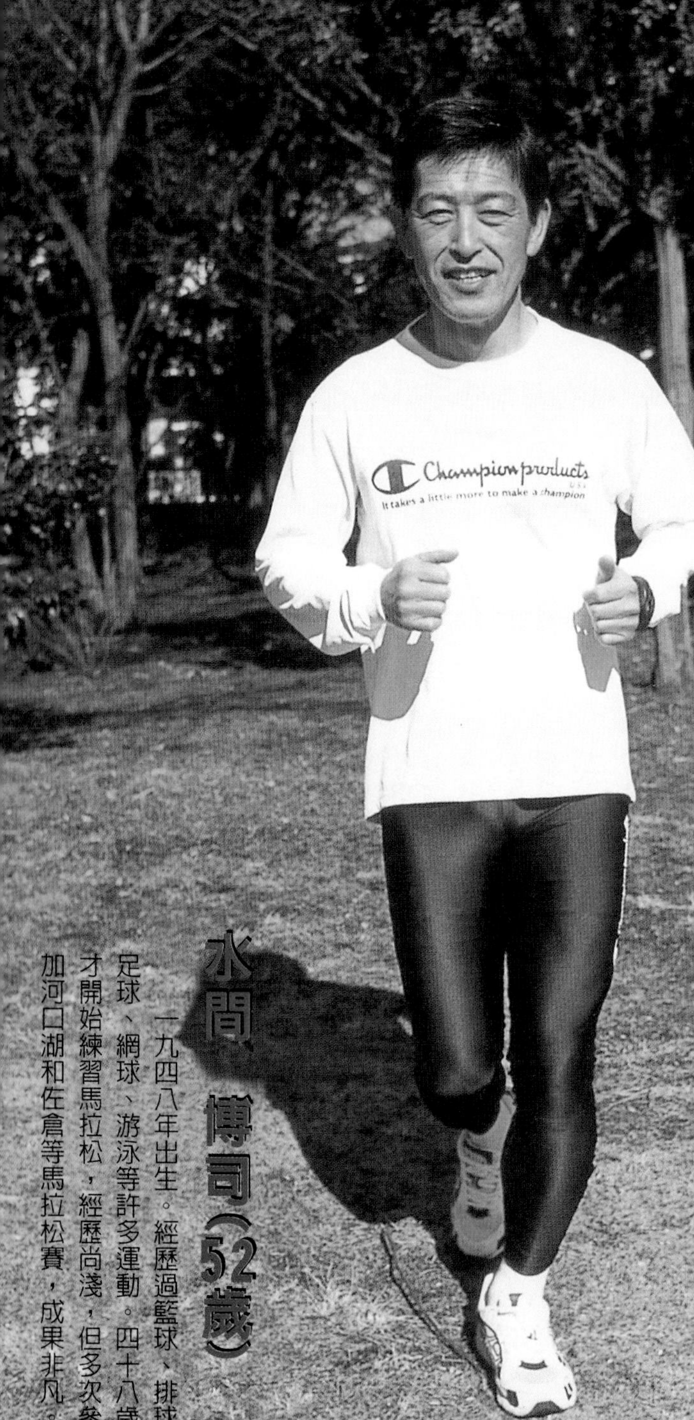

水間 博司（52歲）

一九四八年出生。經歷過籃球、排球、足球、網球、游泳等許多運動。四十八歲才開始練習馬拉松，經歷尚淺，但多次參加河口湖和佐倉等馬拉松賽，成果非凡。

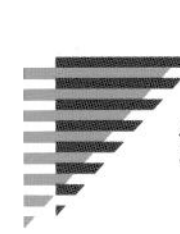

對馬拉松選手的肉體和精神而言，要跑完四二·一九五公里的路程，是相當殘酷的運動。現在，「健康」的意識高漲，而馬拉松似乎與健康的概念有所差距。那麼，為什麼還是有人執著於跑馬拉松呢——。

跑完全程後還想再跑

促使我開始跑步的關鍵是「感動」。我一直很喜歡看電視轉播的馬拉松賽。看到公司同事跑步的姿態和女同事拚命爲他們加油的樣子，我深受感動。尤其跑步的姿勢令我十分震撼。

後來，遇到值得信賴的上司。他參加過河口湖和佐倉等二十多次的馬拉松賽。不只是在一旁觀看，他本身就喜歡跑步。

到目前爲止，已經參加過六場馬拉松賽。最初是一九九八年的佐倉馬拉松賽，當時以四小時四十三分鐘跑完全程。不久，參加河口湖大賽，以四小時三十三分鐘跑完全程。

超過三十公里之後，身體痛苦不堪，只想停下來走路，實在很想放棄。然而，到達終點，比賽結束後，竟然還想再跑一次。

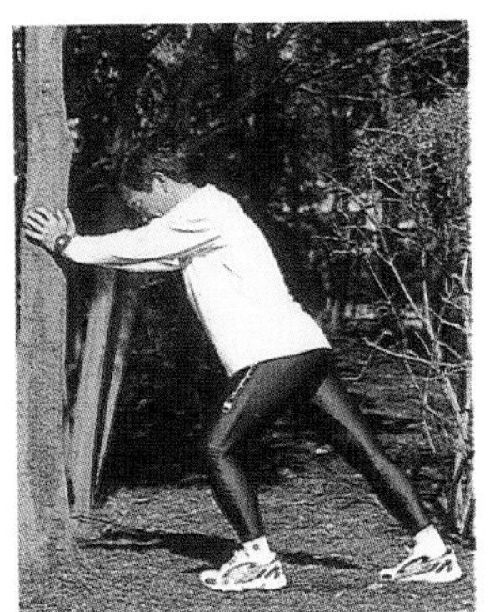
利用樹木做伸展運動

馬拉松真的有害健康嗎？

很多人認爲馬拉松有害健康。跑步能夠消除壓力，得到爽快感。當我的煩惱無法解決時，就會藉跑步來調整情緒。不過對身體而言，馬拉松賽確實是比較嚴苛的運動。那麼，是否跑一半的路程就可以呢？當然不是如此，還是要跑完四二·一九五公里。每次跑完全程時，就算時間只縮短了一分鐘，還是覺得很快樂。

平常選擇在週末或假日進行練習。鄰近的印旛沼距離約十二~十三公里，早上七點前開始，花一個半小時至二個小時跑完。值得注意的是整理運動。如果好好的做整理運動，第二天就不會出現疲勞感或肌肉痛。因此，練習後要多花點時間進行伸展運動。

慢跑成為一生的興趣

淺野　恭子

小學時就很擅長跑步，運動會時經常得第一名。學生時代，成為八百公尺的選手，相當活躍。雖然喜歡打網球和滑雪，但後來還是下定決心專注於跑步上。每週出差二次，這時就會趁機到國立競技場的慢跑教室去上課。

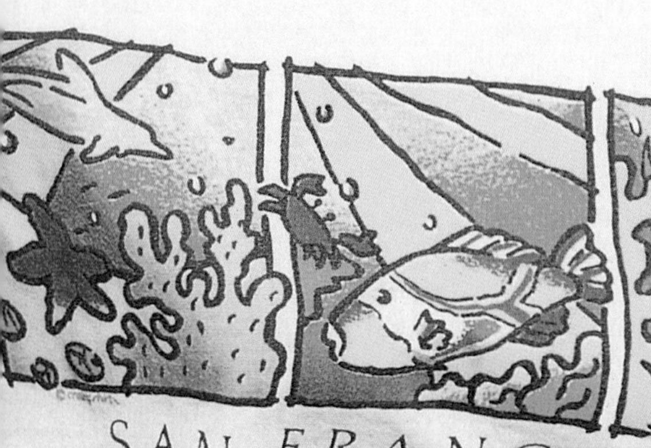

到國立競技場訓練中心的慢跑教室上課的淺野說：「要跑到六十歲為止。」第三年決定向馬拉松賽挑戰。以下就來描述她當時的心境。

慢跑教室讓我「慢慢的跑」

現在每週參加二次由平野厚老師所指導的初級班課程。學生時代是田徑隊，主要是短跑。因此，最初對慢跑教室的感覺是，走路速度比想像中的更慢……。既不會面紅耳赤，也不會呼吸困難。一點都不痛苦，即使跑再長的距離也不會覺得疲累。身爲短跑選手，每次都跑得氣喘如牛，所以對我而言，慢跑眞的是很新鮮的經驗。沒想到竟然有這樣的跑步世界，眞是一大發現。

慢跑教室的平野老師要我們取得平衡，放輕鬆跑步。大家都能輕鬆的享受到跑步的快樂。基本上，慢跑時，可以一邊說話一邊跑步。因爲速度較慢，所以，跑再久都能輕鬆的交談。甚至可以從對方的談話中得知以往所不知道的事情，眞的很有趣。

向馬拉松賽挑戰

開始慢跑已經三年，並沒有什麼大的改變。長時間的跑步能夠促進血液循環，使手腳溫暖，同時放鬆全身，十分舒適。

不過，今年初我參加全程馬拉松賽(荒川市民馬拉松)，跑完四二．一九五公里，讓我產生了一些轉變。我還想參加十二月的夏威夷的檀香山馬拉松賽。現在，跑馬拉松成爲生活的一大樂事。

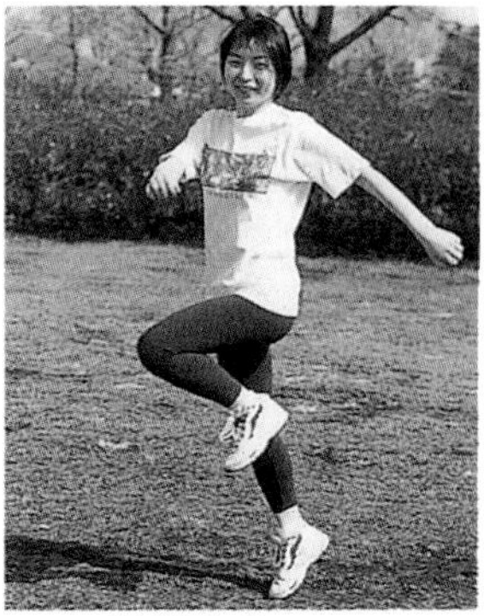

在開始跑步的三個月，我就向全程馬拉松賽挑戰。有人表示「無論結果如何，我一定要參加比賽」而毫不猶豫的參賽，有的人則在一年多前就已經展開訓練。我卻是第三年才參加比賽，看來我比一般人謹慎多了。

慢跑教室也有六十幾歲的人參加，我希望自己能夠像他們一樣，一直跑到六十歲爲止。慢跑已經成爲我能夠長久持續下去的興趣。

輕鬆跑步

攝影/早坂明

第8章 暖身運動和整理運動講座

暖身運動和整理運動，不只是在主運動跑步、走路前後進行的運動，應該算是主運動的一部分，甚至要比主運動更認真做，這樣才能成為優秀的跑者或走路者。

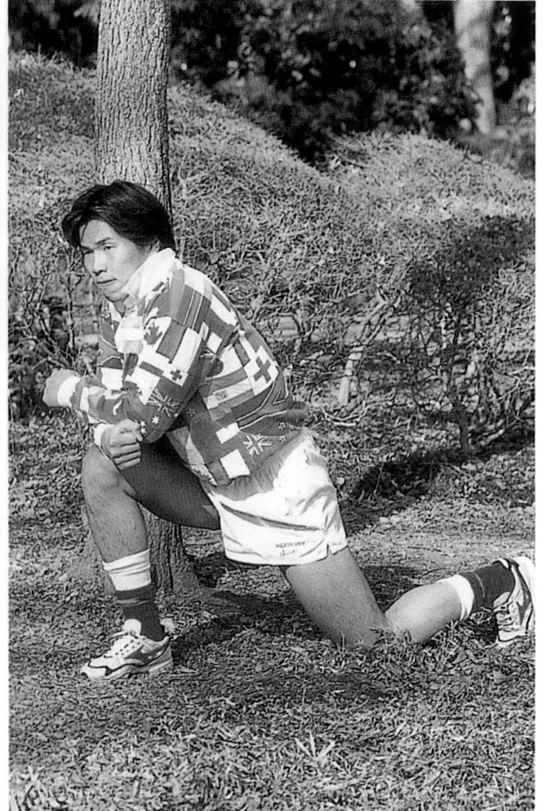

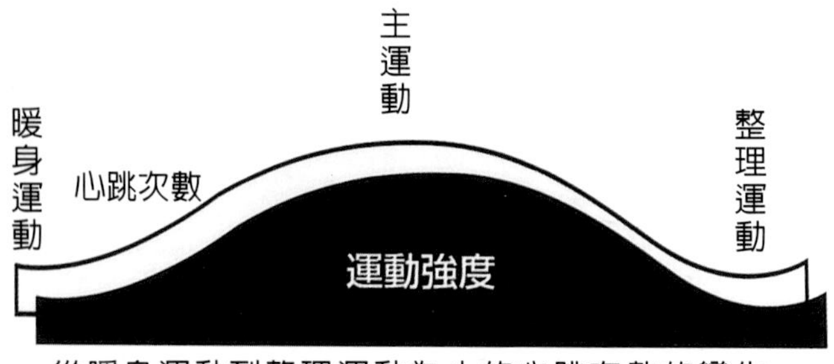

從暖身運動到整理運動為止的心跳次數的變化

在整理運動最後，納入短程的走路或跑步。調整身體狀況，迎接下一次的訓練。

主編／平野厚（國立競技場慢跑教室講師）
攝影／早坂明　示範／淺野恭子、山崎勇氣

暖身運動的重要性

暖身運動遵循不能驟然開始運動的原則，從脈搏跳動次數較低的平常狀態，將身體調整為適合運動的狀態，可以算是一種準備運動。不只是溫暖身體，使肌肉活動順暢，同時能夠促進心臟的功能，心跳次數也從平常的七十下變成慢跑時的一二〇下。

暖身運動不只具有身體方面的效果，也做好精神方面的準備。對運動而言，具有重要的意義。能夠使得中樞神經系統的興奮狀態持續亢進，提高對主運動的集中力及幹勁。換言之，在體力、技術、精神等三方面，全都可以完成準備。

循序漸進的進行，不只能夠提高主運動的運動效率，而且有助於防止意外事故的發生，確保安全。例如，能夠防範肌肉痙攣或肌腱斷裂於未然，消除驟然出現的壓力，避免影響心臟功能或腎上腺。

進行暖身運動時的注意點

1. 融合心肺、肌肉、關節的運動一起做
2. 視個人情況而定，運動強度不同
3. 選擇適合主運動的運動
   像慢跑或走路等具有持久性的運動，要配合較輕鬆的暖身運動並延長進行的時間
4. 氣溫較高時縮短時間，氣溫較低時延長時間
5. 早上慢慢的做較輕鬆的暖身運動
6. 花點工夫，設計具有創造性的暖身運動內容

暖身運動

①放鬆關節

甩膝

以輕鬆的姿勢站立，抬起單腿。放鬆膝和腳踝的力量，用腳趾畫圓。朝左、朝右交互旋轉。利用中樞足取得身體的平衡。

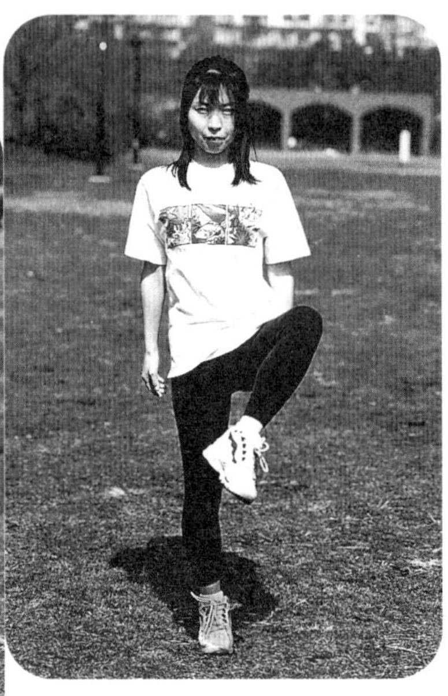

最初為活動膝關節等所有的關節，要屈伸下肢肌肉。同時全身要交互做運動。提高使膝關節柔軟放鬆的可動性，藉著這種刺激，使韌帶和肌腱等變得柔軟。尤其是股關節、膝、腳踝等，要逐一反覆大幅度的活動，避免一開始就給予關節強烈的刺激。

跑步或走路是以往前的動作為主。如果在暖身運動中納入朝側面或後方的旋轉運動，就能使腳放鬆，預防損傷並強化腳踝，有助於提升著地技巧。

很多人會在進行暖身運動時做徒手（甩手）體操，一旦姿勢錯誤，便容易流於形式化，而且會損害關節的可動範圍或肌肉的伸縮，一定要注意。不要停止呼吸，放鬆做運動較好。

暖身運動

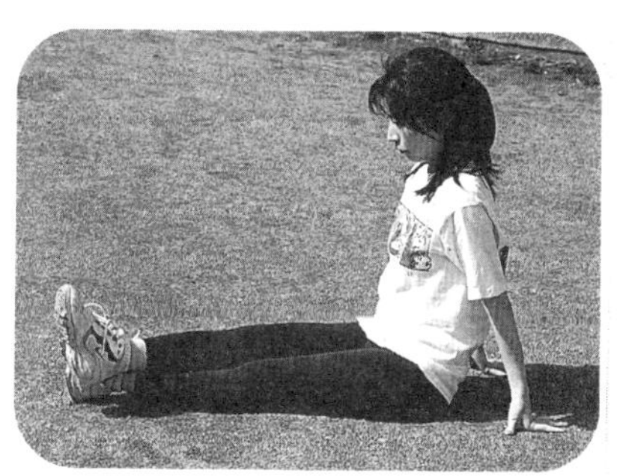

扭轉腳踝

坐下，雙腿伸直，腳踝交叉。雙手置於後方地面，支撐身體。上方的腿用力將下方的腿壓向地面，下方的腿碰到地面時會反射性的還原，這時候，不要放鬆上方腿的力量，和倒下的腿形成互相抗衡的狀態。左右交互進行20次。

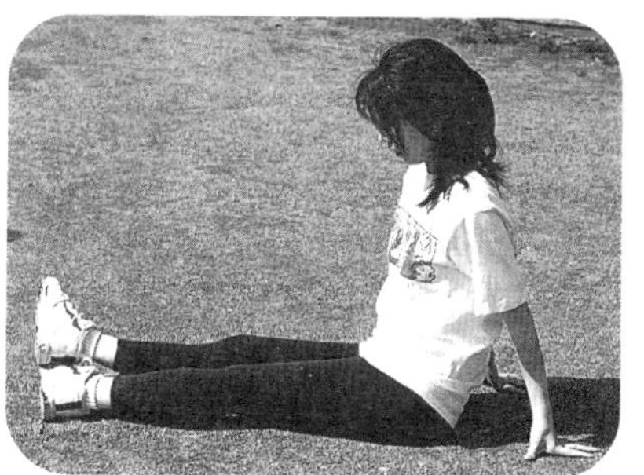

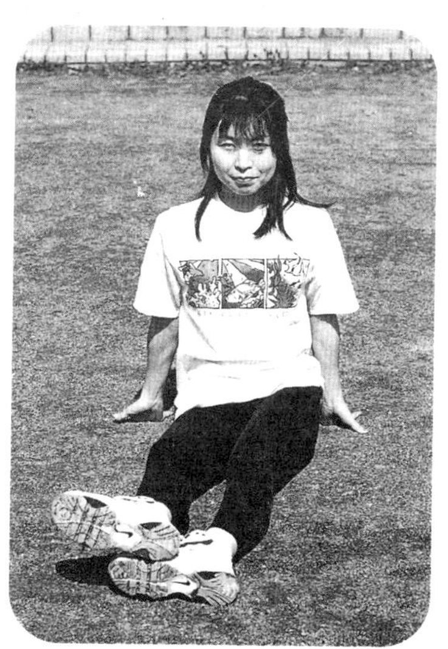

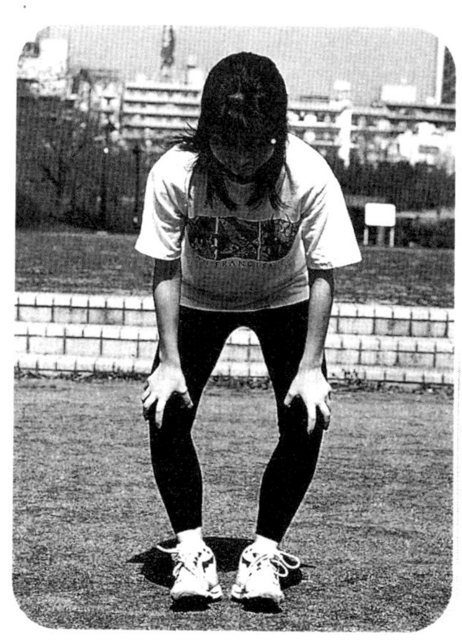

旋轉膝

跑步的重點在於膝的活動方式，所以，提高膝的柔軟性很重要。雙手置於膝上，慢慢的將膝朝外、朝內旋轉。這時，要故意用手旋轉膝，才能擴大膝關節的活動範圍。

暖身運動

②伸展肌肉

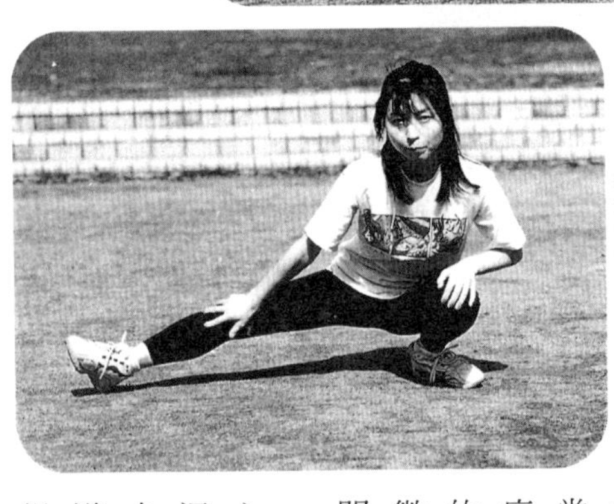

開腳

單腳先做。腳尖上抬，伸直下肢。手置於膝上，伸直膝關節，注意韌帶和肌肉的伸展。

伸展腿部肌肉非常重要，尤其要以股部（大腿）內側為主進行伸展。不要停止呼吸，放輕鬆，慢慢的伸展肌肉。維持與確認這種感覺來活動。

最初，不要勉強伸展肌肉，在可以做到的範圍內緩慢的進行，絕對要避免運用反彈力。本項所介紹的任何一種運動，都是要讓膝保持伸直的狀態靜止二十～三十秒鐘。當然，要以對自己而言不會感覺疼痛而有餘力的強度來進行。在寒冷的季節，必須先小步慢跑，做些輕微的暖身運動，充分溫暖身體後再開始做伸展運動。

接著，慢慢的活動身體，等到心跳次數和體溫上升之後，觀察情況，在運動途中或最後加入輕鬆的走路或慢跑的動作，將整個動作引導向主運動。如此一來，就能達到提升暖身運動的效果。

暖身運動

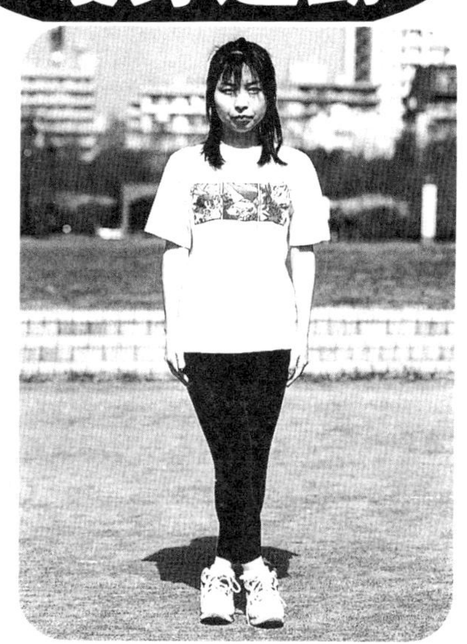

腳交叉前屈

和一般的前屈不同，腳要交叉。與平常的動作不同，可以伸展股部的內側。前屈時慢慢的吐氣，避免利用反彈力。伸直肌肉，保持20～30秒鐘。身體僵硬的人不要勉強，在不會疼痛的範圍內，上半身慢慢的彎曲。

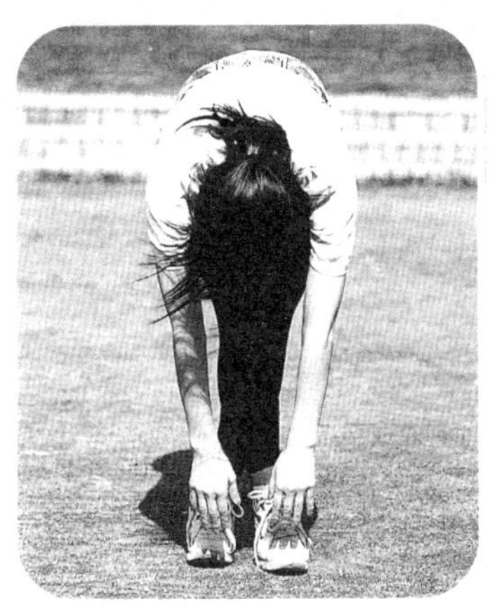

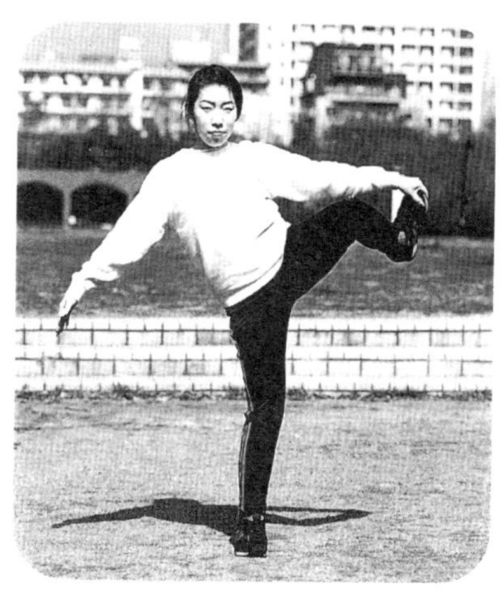

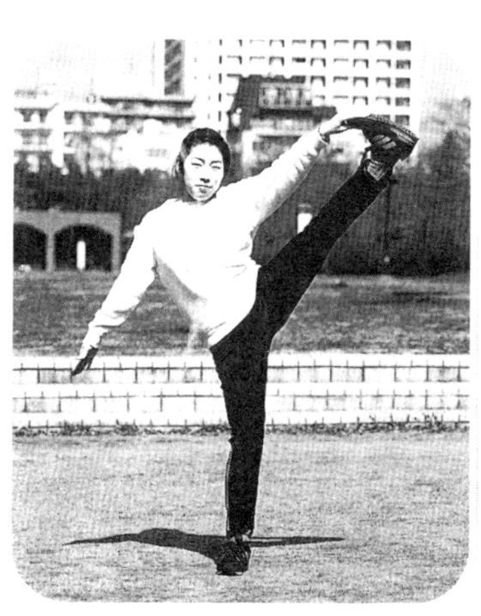

平衡開腳

抓住單腳的腳趾，一邊伸直膝一邊朝側面打開。另一側的手臂也要朝側面打開以取得平衡。動作的難度相當高。覺得困難的人，可以用手扶住牆壁等保持平衡。必須注意的是，腰不能彎曲。

兩人一起進行伸展運動

扭腰

同伴按壓肱部，單腿朝相反側扭轉，重點在於股部不可用力。往上方扭轉時，另一隻腿要穩健的貼於地面。

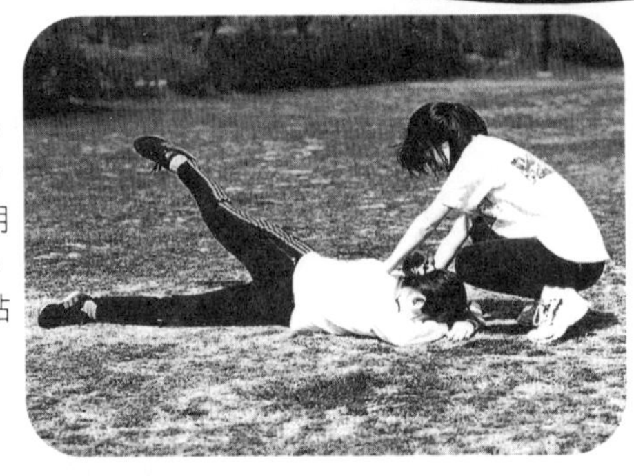

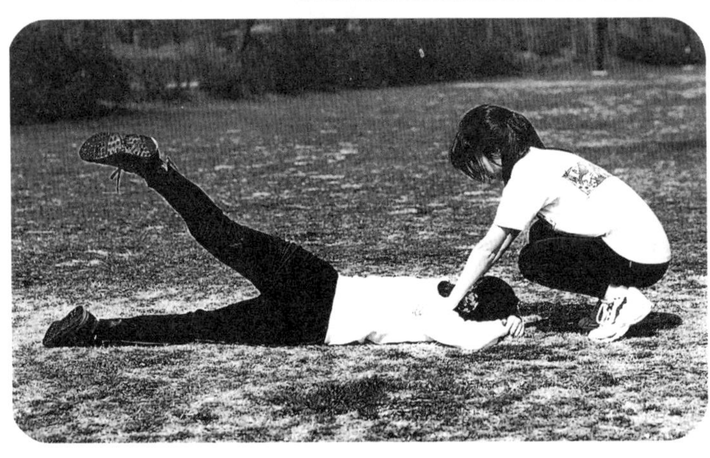

無論是慢跑或是走路，與其一個人做，不如兩個人一起來享受其中的樂趣。暖身運動也是兩個人一起做比較有趣，而且效果更好。

跑步或走路時，可以自己控制距離和時間，但是容易乏味。如果有個志趣相投的夥伴，就不會覺得無聊了。包括暖身運動在內，兩個人一起享受跑步、走路之樂，才是持之以恆的祕訣。

在此來探討兩個人一起做暖身運動時的注意點。

首先，不要勉強互相拉扯、推擠，要配合對方的能力，觀察對方的身體狀況，擁有餘力來進行。與其自己一個人做，不如兩個人一起來做比較快樂。自己一個人無法做的運動，兩個人可以

伸直腳踝

讓同伴按壓腳踝，能夠使腳踝大幅度的伸直。兩個人一起進行，則伸直腳踝的運動可以使平常無法伸展到的部分順利伸展。不過，要避免從上方用力按壓。

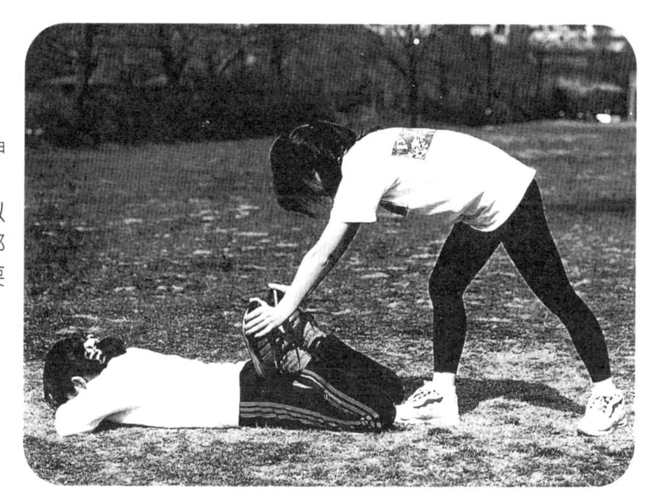

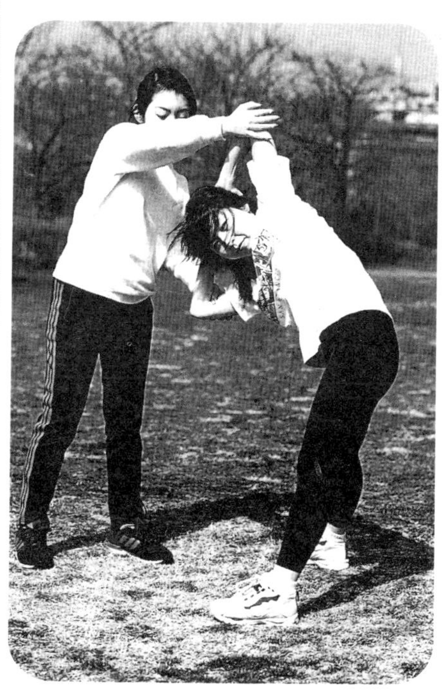

扭轉肩腰

雙手在頸部後方交疊，讓上半身往前傾，一直到與地面平行為止。同伴抓住自己的手肘，慢慢的扭轉手肘，直到兩手肘垂直為止。進行這個運動時，注意要充分扭轉肩和腰。

輕易的辦到。此外，一個人做起來不穩定的運動，可以藉著運動夥伴使其保持穩定。當然，還可以進行更多樣的運動，增加彼此的交流。

兩個人進行的伸展運動，每一項都以十～三十秒為標準，總計做五～十分鐘。

暖身運動

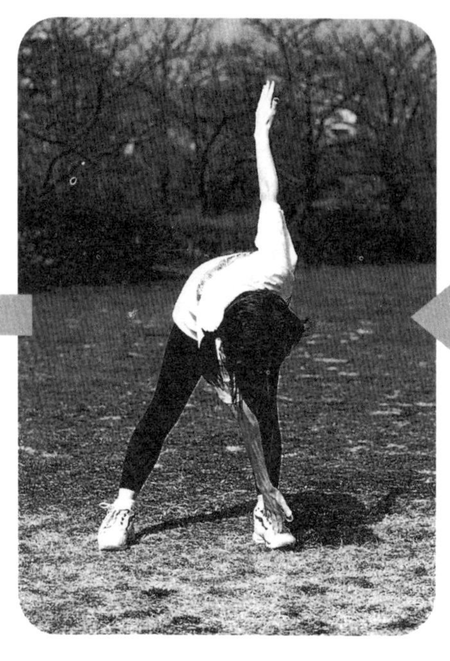

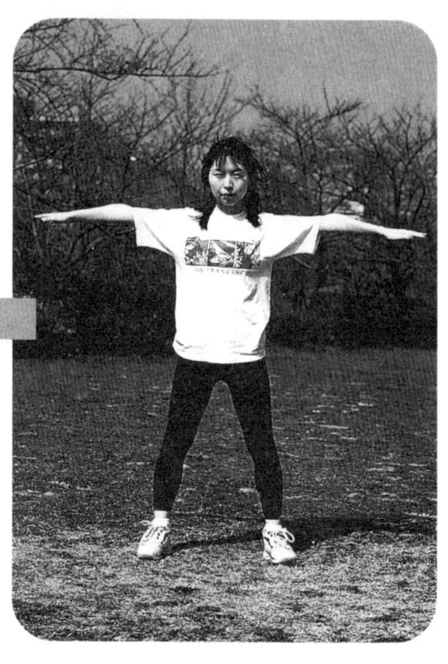

扭轉身體

像平常一樣站立，雙手朝左右打開。背部後仰，以臀部往後拉的感覺向前彎曲，直到上半身與地面平行為止。保持這個姿勢，一邊的手臂碰到相反側的腳，另一邊的手臂繞到正上方，同時抬頭看著正上方的手指。頸部也可以進行扭轉。

暖身運動進行到此處，身體應該已經放鬆。伸展運動最後應該給予背肌等全身較大的刺激。

這個階段的暖身運動是要活動身體，組合綜合的菜單，讓動作變得更順暢，才能順利的進入主運動。在此所介紹的「扭轉身體」、「伸展背部」二項，都是可以選擇的動作。不過，伸展運動最後的完成動作不只這些而已。

暖身運動

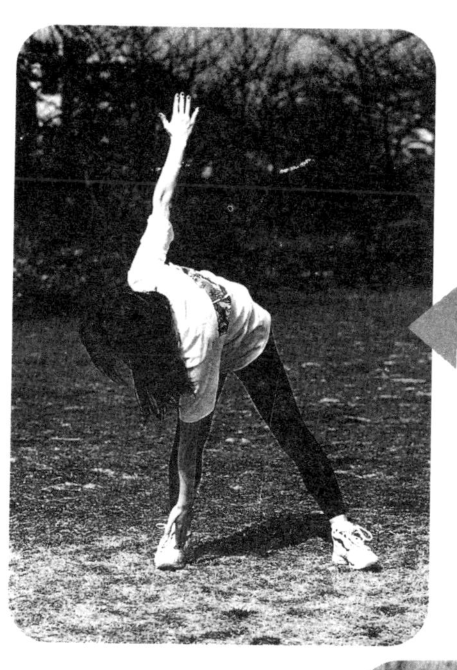

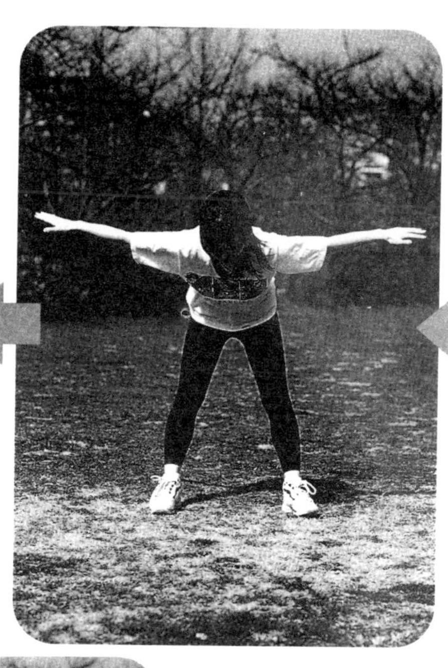

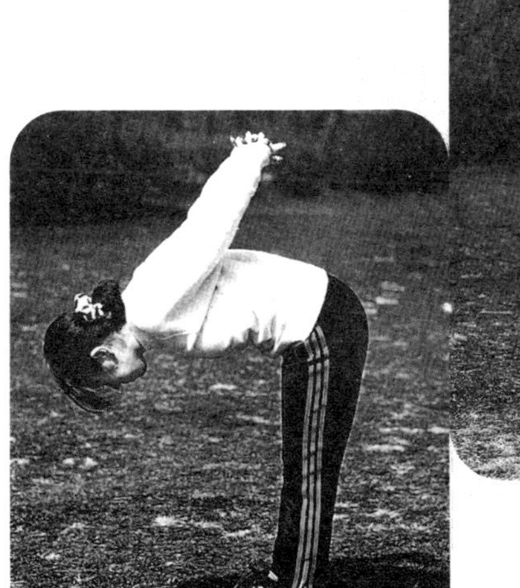

伸展背部

雙手在後方交疊站立，手臂上抬，慢慢的將上半身往前彎曲。交疊的手指用力伸向斜前方。上半身保持前傾，墊腳尖，還原時抬起腳跟。這樣就能伸展小腿肚、大腿後側、肩膀、背部等的肌肉及跟腱，同時還能彎曲腳背部分。

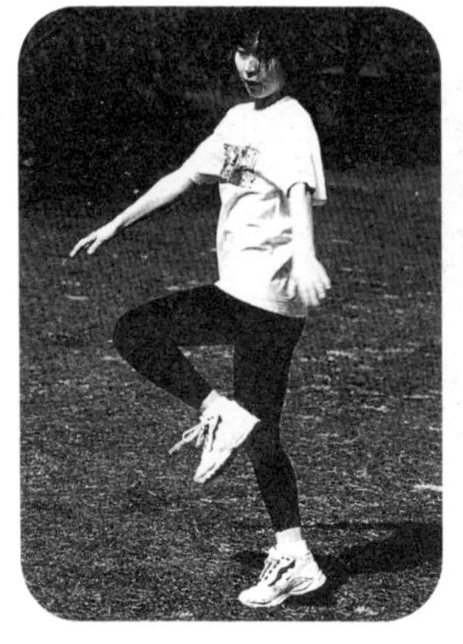

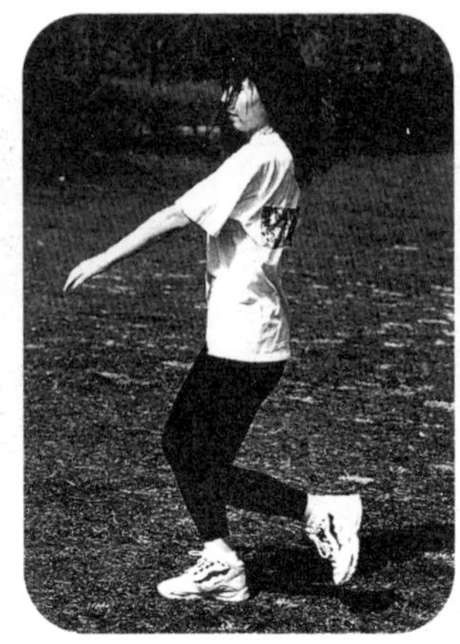

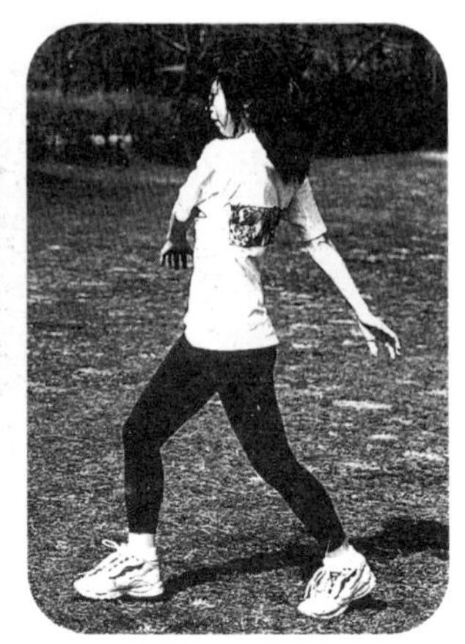

伸展運動全部做完之後，體溫、心跳次數都已經進入適合運動的狀態。這時，可以將動作加大，輕鬆跳躍。

跳躍有各種不同的變化，重點是在動作改變時要放鬆身體，同時上半身要保持正確的位置，最好能夠維持穩定的節奏。

旋轉跳躍

即手臂朝側面擺盪的跳躍動作。與手臂上下擺盪的跳躍動作相比，加上肩膀和腰部的扭轉，加大了動作，而且心跳次數也會增加。放鬆，保持跳躍的動作。最初，步幅較小，保持左右的平衡。取得平衡之後，再盡量將腳往上抬。

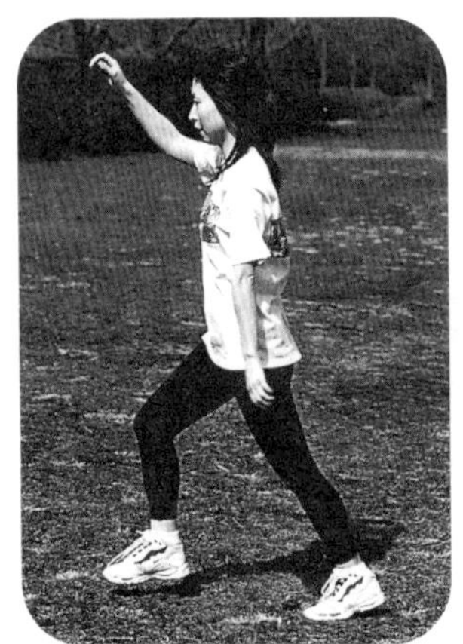

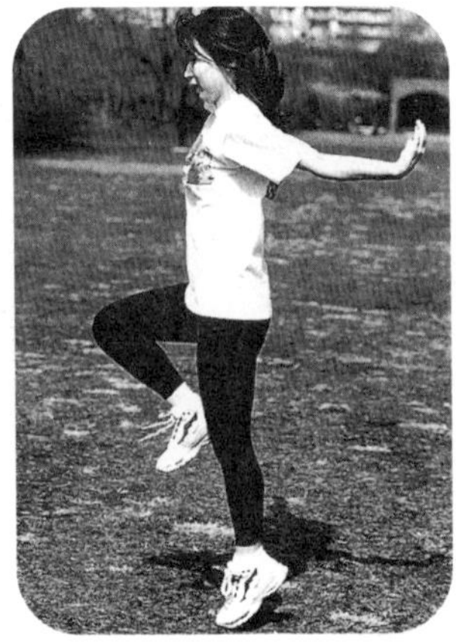

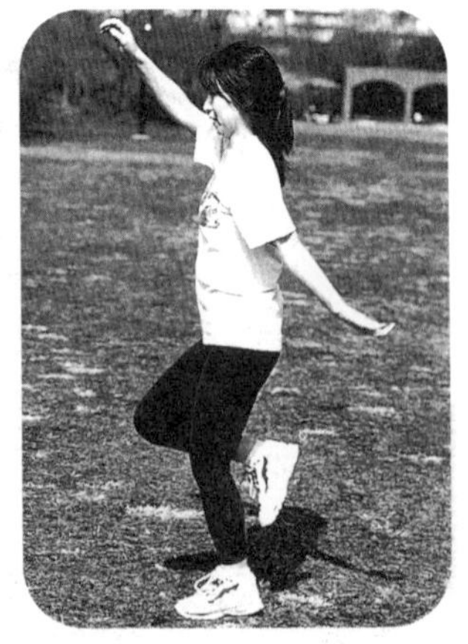

暖身運動

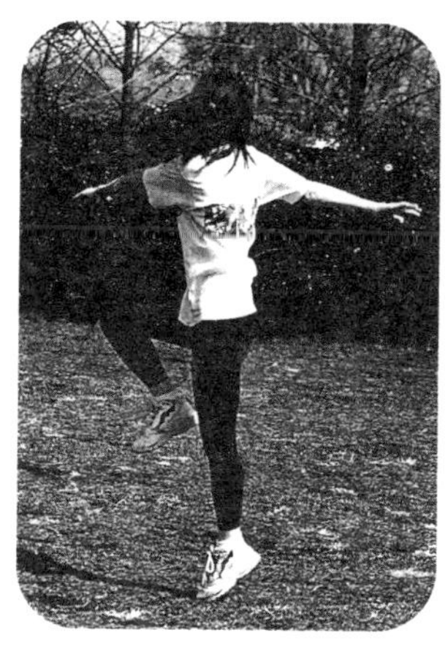
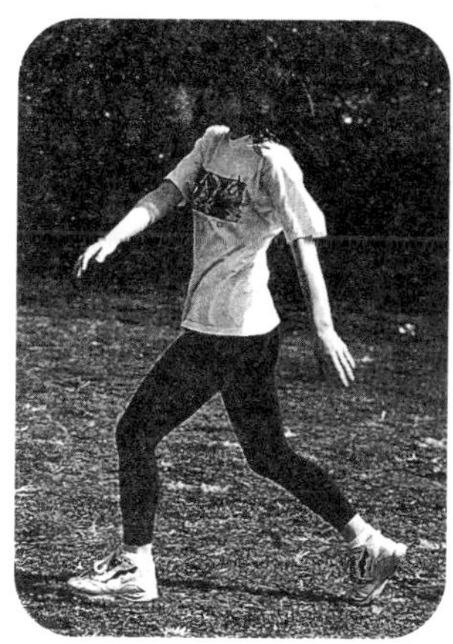
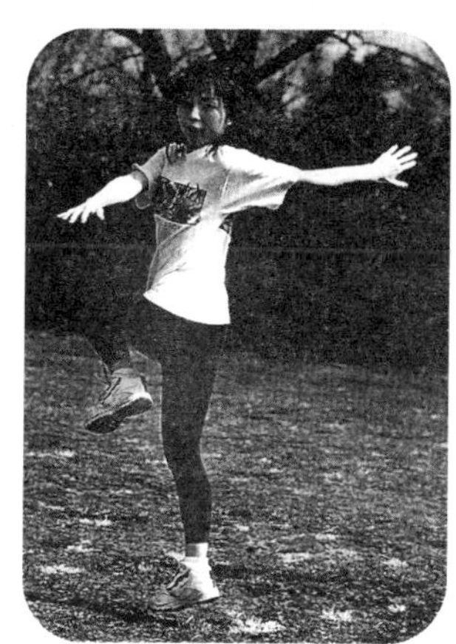

擺盪手臂跳躍

跳躍時手臂上下擺盪。手臂上下擺盪，能夠增加肩關節的可動性，給予上背部適當的刺激，同時緩和跑步時的疲勞。伸直背肌，上身不要晃動，左右保持平衡來跳躍。重點是要在不用力的狀態下進行擺盪手臂。

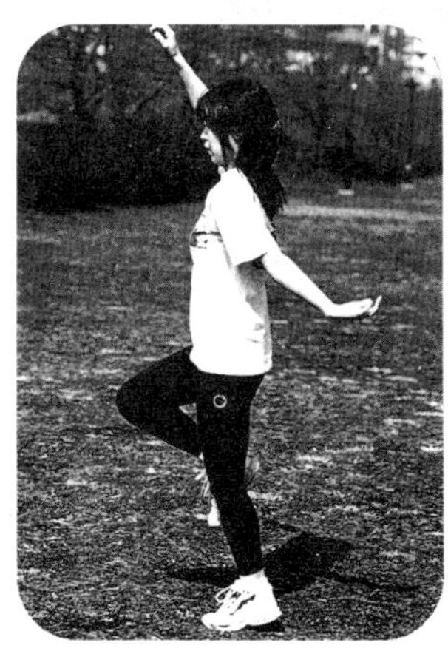
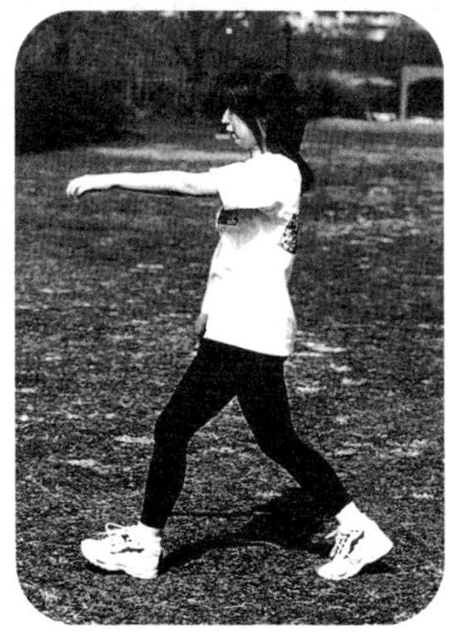
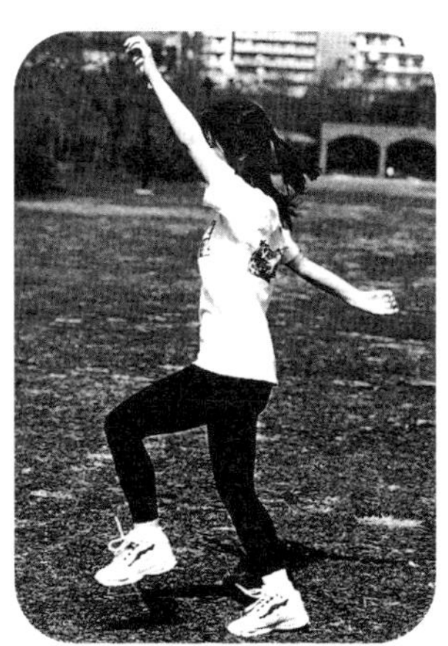

整理運動的重要性

暖身運動的目的，是要提高跑者或走路的人的身體狀況以適應主運動的狀態。整理運動則是要讓主運動引起的興奮回到安靜的狀態，同時迅速消除疲勞所進行的運動。

主運動結束後，突然停止原先的身體動作，會使過多的乳酸積存在體內，血壓急速下降，形成貧血狀態。

做整理運動時，要慢慢的降低運動量，而且可以加入較緩和的走路或暖身運動的動作，放鬆主運動的力量來進行。

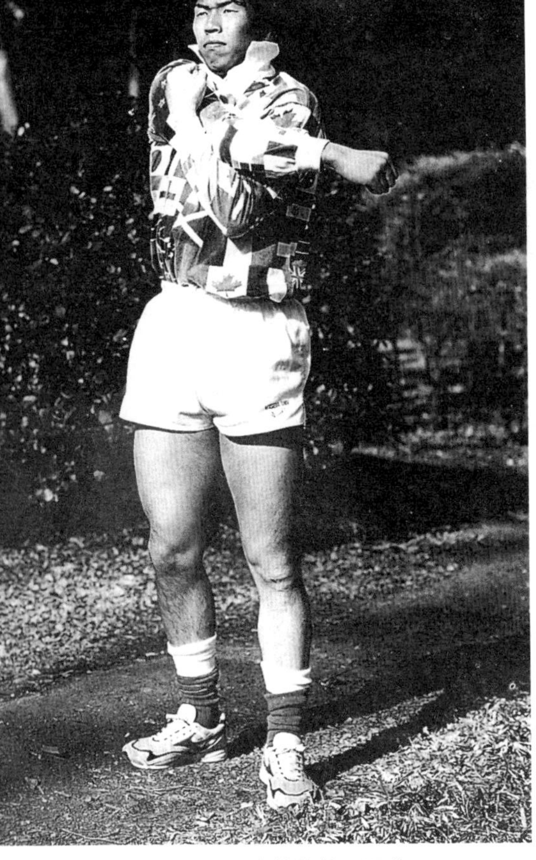

放輕鬆，進行消除疲勞的整理運動

主運動後的整理運動，是讓身體的反應和暖身運動時朝向相反的狀態，所以在走路時可以加入較大的動作。

整理運動必須仔細進行。不過，在肌肉和心肺功能更新時就要停止。暖身運動是提高精神狀態到達「好，開始做運動吧！」的地步，但整理運動卻是以「明天又可以再跑步、走路了」的心情做結束。

以下來介紹「消除疲勞」、「放鬆」的運動。在放鬆狀態下的屈伸或跳躍等，能夠使血壓慢慢的平靜下來，放鬆緊張的肌肉，具有按摩效果。

在草地上跑步的疲累，要在草地上去除。跑步和走路所產生的爽快感，會受到整理運動的極大影響。

整理運動

①消除疲勞

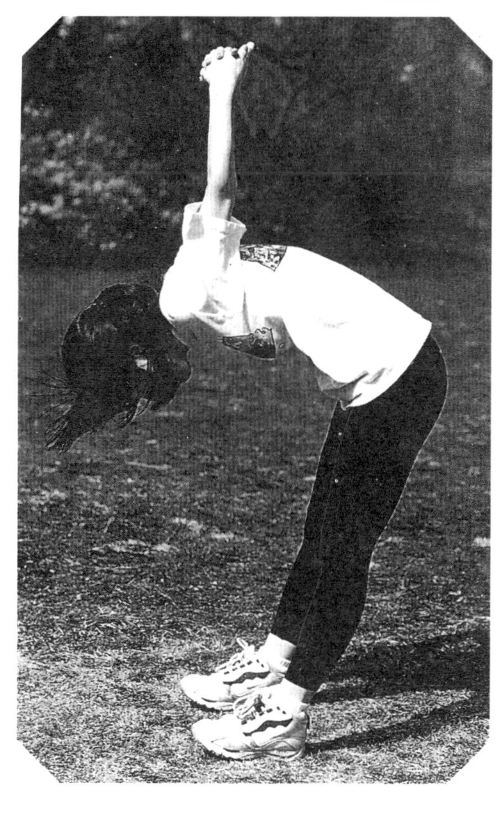

伸展背部

150頁所介紹的「伸展背部運動」，能夠有效的去除肩膀和背部的疲勞。在跑步之後，肩膀和背部容易積存疲勞感，所以是必須先進行的整理運動。

長時間跑步、走路之後，疲勞會蓄積下來，尤其股部和小腿肚，以及因為擺盪手臂而導致肩膀周圍的肌肉疼痛，這些部位都要仔細的進行整理運動。

首先，姿勢擺正，跑步、走路時上半身保持垂直，腹肌、背肌、體側肌肉容易使用過度，所以事後的整理運動很重要。

尤其是初學者，技巧生澀，卻往往勉強自己加快速度、拉長距離，使得小腿肚殘留沈重的疲勞感。

抓腳趾

下肢的疲勞，集中在跟腱、小腿肚及股二頭肌上，在伸展背部之後，坐在地上抓腳趾。單腿上抬，抓住腳趾，保持這個姿勢。最好用另一隻手支撐身體來進行。

整理運動

②放鬆

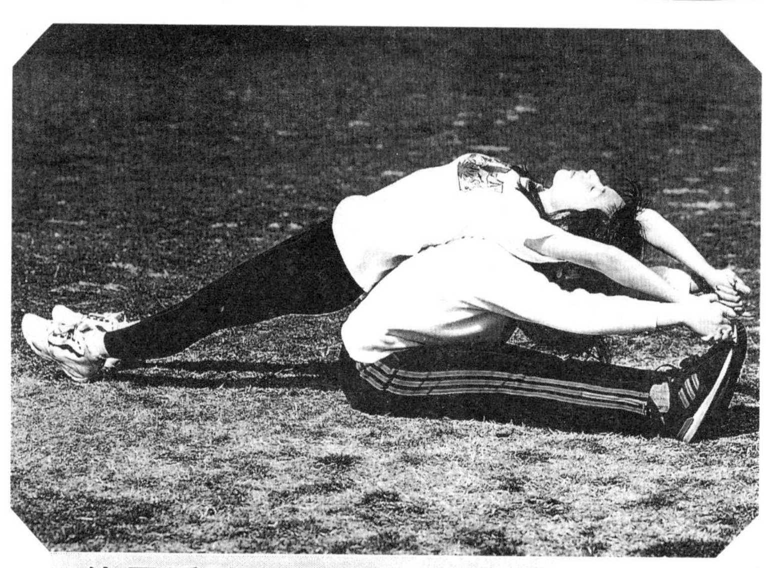

伸展肩膀與胸部

將同伴的背部當檯子，伸展肩膀和胸部的肌肉。跑步時擺盪手臂，使得這二處的肌肉非常僵硬、酸痛，一定要盡量伸展。

持續跑步或走路之後，全身的疲勞感及全身逐漸消退的興奮狀態，讓人覺得很舒服。然而，一味的沈溺在這種舒暢的感覺中並不好。

進行以下介紹簡單的甩腿、甩上半身的運動之後，能夠放鬆全身的緊張感。腳底反覆旋轉，（參照五十二頁）則腳會非常疲累。

最後做深呼吸，結束整個運動。大幅度挺胸，深深的吸氣，慢慢的吐氣，讓身體逐漸縮小。這樣不要停止呼吸，反覆進行數次，能夠將新鮮的氧送達毛細血管各處。

放鬆身體的緊張，抑制神經的興奮，身心都能獲得更新。在最佳狀態下結束動作，對於下一次的訓練，就能湧現新的力量。這就是整理運動的目的。

整理運動

甩上半身

站立，放鬆力量，雙手朝左右盡量的甩，指尖則下幅度的擺動。不要在意別人的眼光，隨意的甩動上半身。

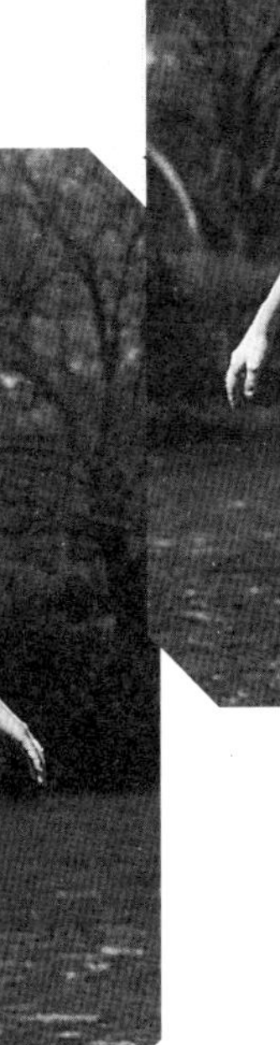

甩腳

坐在地上，大腿與小腿肚呈接近直角的狀態。將腳踝和小腿肚上下搖晃，藉此放鬆跟腱和腳背的僵硬及大腿。這樣就能保持舒適的狀態。上身容易向後倒，要利用雙手支撐。

避免身體受傷而進行的按摩

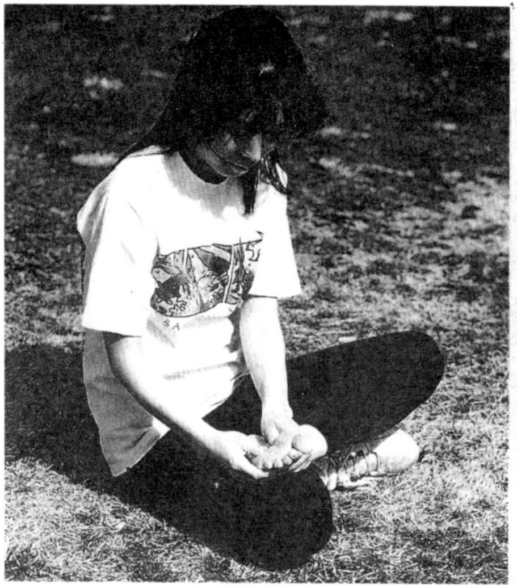

揉腳底

腳底集中全身各器官的穴道，用拇指按壓較好。尤其是腳跟和腳趾根部，因為著地和踢出的動作而會蓄積疲勞，所以要仔細的揉捏。

在肌肉殘留疲勞的狀態下進行訓練，不僅效果不佳，而且會成為受傷的原因，所以要藉著按摩來更新身體。

所謂按摩，是指活用從身體末端朝向心臟的向心性技巧，用以促進皮下的靜脈、淋巴的流通。按摩對肌肉疲勞有效，是因為能夠促進肌肉內的血液循環，迅速消除疲勞的緣故。同時也是使扭傷、肌肉拉傷等運動傷害能夠迅速復原的治療手段。

按摩的方法之一是「輕擦」，亦即輕微摩擦的方式。以手掌與皮膚緊密貼合，從末端朝心臟輕輕往上摩擦，就能夠刺激皮膚，促使知覺神經系統興奮，皮下的血管血液循環順暢。

此外，還有「揉捏法」。亦即以拇指根部和小指為主，捏住肌肉，從末端朝中樞揉捏。這樣能使肌肉內的淋巴循環順暢，有效的去除因為疲勞而在肌肉所形成的僵硬狀態。

為了去除慢跑引起的小腿肚的腓腸肌或比目魚肌的疲勞，可以俯臥，小幅度振動小腿肚。

按摩跟腱時，用拇指和食指抓住跟腱，反覆按摩數次。但是，力量不可太強。

按　摩

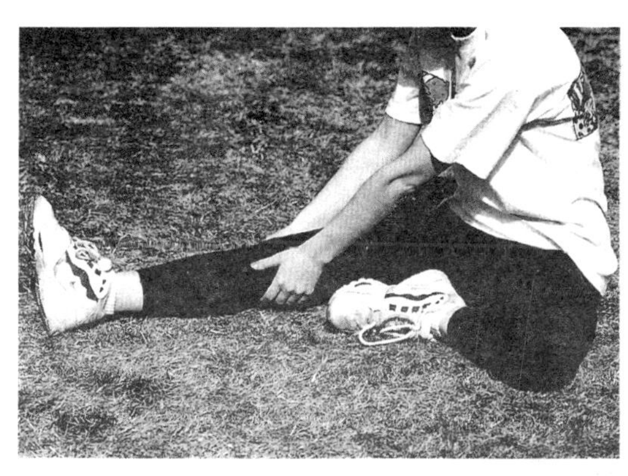

伸展膝

坐在地上，伸直單腿，另一隻腿彎曲。雙手握住伸直的腿膝部以下的部分，用手的力量將膝往上抬。膝往上抬，手掌包住膝似的按壓膝，再慢慢的放下來。單腿反覆做5～6次，能夠緩和膝周圍的疲勞，同時可以消除膝的傷害。

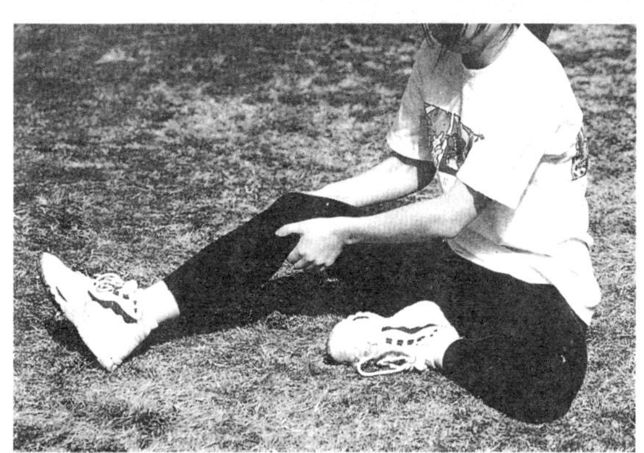

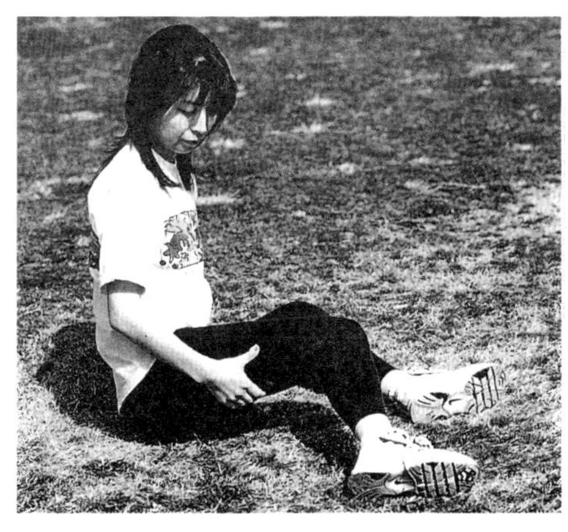

揉捏股二頭肌

踢腿的動作使股二頭肌相當的疲累，用拇指和其他4指的手指，好像包住腿部肌肉似的仔細揉捏。

按　摩

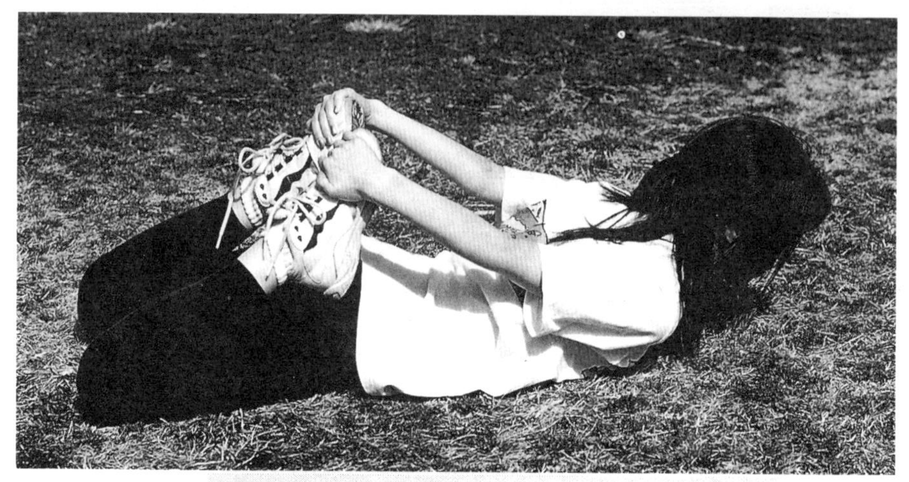

俯臥伸展大腿

好像彎曲的蝦子一樣，這個動作可以鍛鍊背肌。進行這個運動，主要是為了伸展大腿和腳背。

敲打大腿

雙手輕輕握拳或利用手刀，敲打大腿前面和側面。

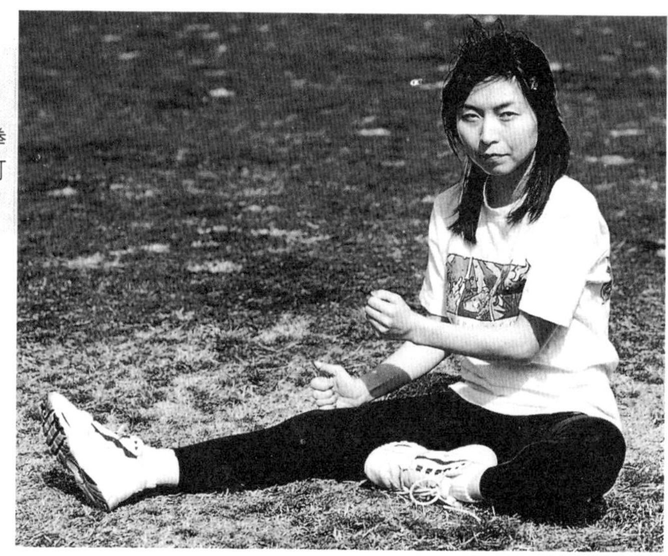

按　摩

專　欄

腿會變粗嗎？

社會上充斥許多誤解和偏見，其中之一是「走路會使腿變粗」的想法。

很多不喜歡走路的女性可能就會使用這個藉口。這些人也許以前有過走路的經驗，但是速度太快、走路方式錯誤或選錯鞋子等，結果疲勞堆積，引起血液停滯，腿腫脹，好像變粗似的。

養成走路習慣的女性的腿會變粗嗎？事實並非如此。沒有任何的例外，全都非常緊實，形成纖細的腿。

即使我這麼說，還是有人無法接受，那麼，我就以科學的觀點來說明。

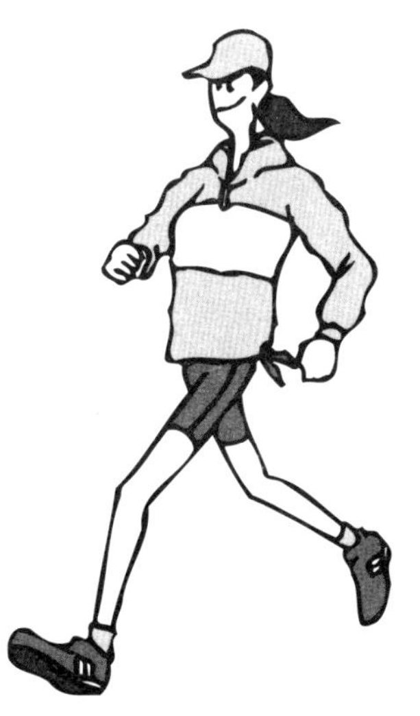

為什麼持續走路能夠讓腿變得修長美麗呢？因為走路可以伸縮腳的肌肉、促進血液循環，產生「擠奶動作」的作用。大家可能沒聽過擠奶動作吧！就像在「擠牛奶」的動作似的，指心臟或血管如幫浦般的作用。

人體會將含有二氧化碳的血液送回心臟，經由肺吐出二氧化碳，同時將新鮮的氧吸收到體內。每天不眠不休的進行這類工作。

持續走路屬於有氧運動，能夠使得擠奶動作旺盛的進行，使血液順利的送達心臟。藉著肌肉的伸縮，促使下半身停滯的血液順暢的往上流回心臟，避免下半身長時間積存老廢物，當然腿就會變得纖細。相信各位應該能夠接受這個說法。

按 摩

洗個鴛鴦澡

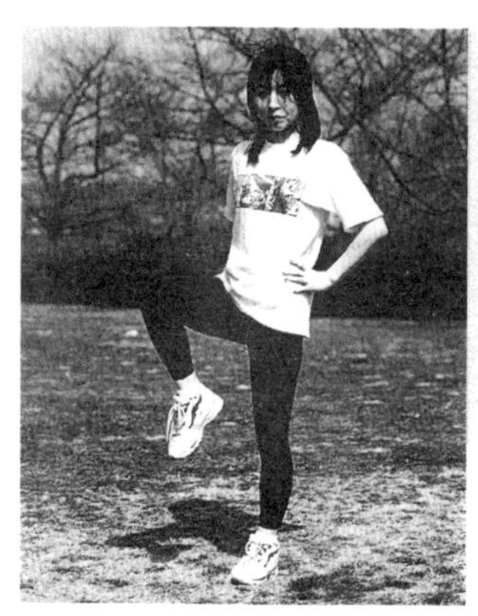

倒騎自行車

將噴出熱水的蓮蓬頭抵住大腿後方，按照倒踩自行車踏板的要領，單腳交互抬高膝，再將膝放下。進行時，手插腰，取得平衡。足放下時，腳跟貼於臀部。中樞足的腳跟上抬更有效。

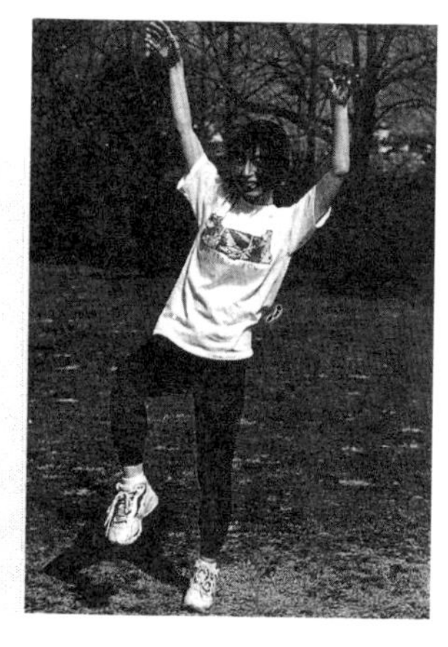

單腳鐘擺

放鬆抬起的腿的力量，朝前後輕輕的擺盪。淋浴的溫度感覺舒服就好。水抵住大腿部。腳大幅度擺盪、小幅度擺盪交互進行。雙臂上抬，放鬆手肘的力量，輕鬆的進行。中樞足的腳跟上抬，形成單腳鐘擺的動作更有效。

在此所謂的鴛鴦澡，是指結合淋浴和有氧運動的意思。因為走路或慢跑而疲勞的肌肉，可以藉此獲得伸展。利用淋浴的溫度變化，給予溫暖的刺激，更能達到伸展效果。尤其像大腿部、小腿肚、肩膀周圍、腹肌、背肌或體側肌肉等，可以藉此放鬆緊張。

有氧澡具有淋浴特有的自由自在性，即溫度和水壓可以自由變化，是整年都可以利用的方法。

冬天訓練結束後，在屋外長時間做伸展運動，寒冷容易使肌肉僵硬。夏天則因為汗及灰塵附著在身體上，進行伸展運動時會覺得不舒服。

建議冬天利用熱溫、夏天利用冷溫洗個有氧澡。有氧澡不只能夠清除汗水、皮脂和汙垢，同時能使血液循環順暢，排出體內老廢物，得到更新效果。

按　摩

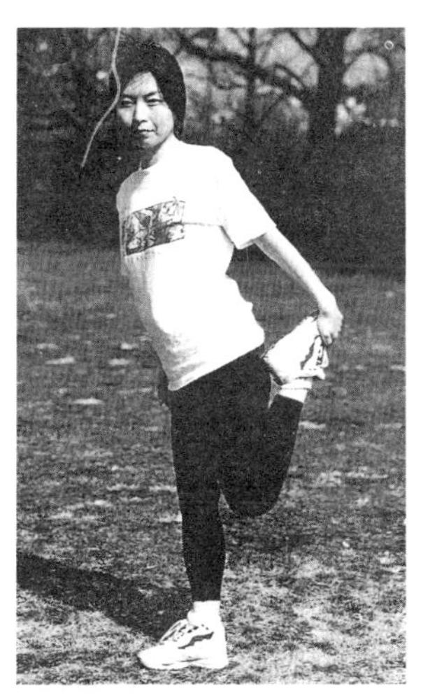

無力彈簧

手臂和單腳鐘擺的情況一樣。先放鬆手肘的力量，手往上舉，屈伸膝，全身緩慢的上下移動。想像自己是彈簧，配合膝的屈伸，全身上下擺動。膝伸直時，腳跟上抬。使用較熱的水淋浴，而且水要抵住腰部。

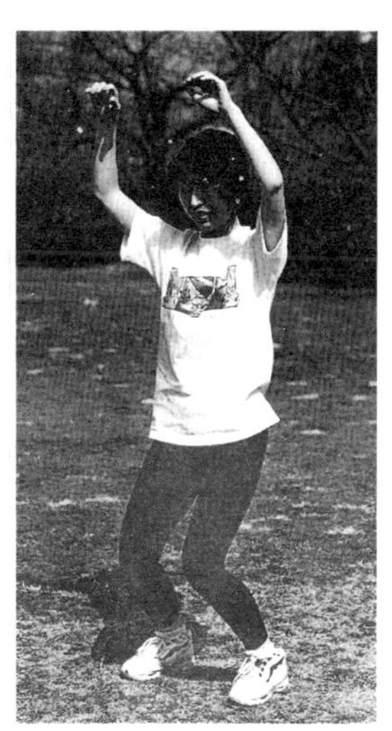

伸展大腿

股部的單腿站立伸展運動。單腿的腳跟要彎曲到緊貼於臀部的地步。用手抓住腳趾來做。中樞足的膝伸直，挺胸。為提高效果，可以彎曲中樞足的膝，靜止5秒以上的時間。淋浴的冷水抵住大腿部15秒。

旋轉腰

只要挺起上半身持續跑步，則支撐上半身的腹肌、背肌及體側會非常的緊繃。這時，必須進行跑步之外的動作來放鬆這些肌肉。首先，屈膝。腰緩慢而大幅度的旋轉，左右交互旋轉。重點是，上半身要朝與腰的動作相反的方向，腳跟不要離地。使用普通水溫的淋浴方式，讓水沖到腰部。

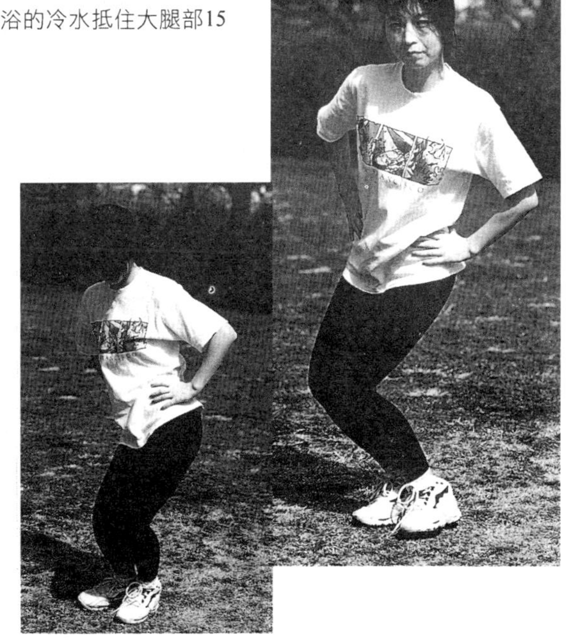

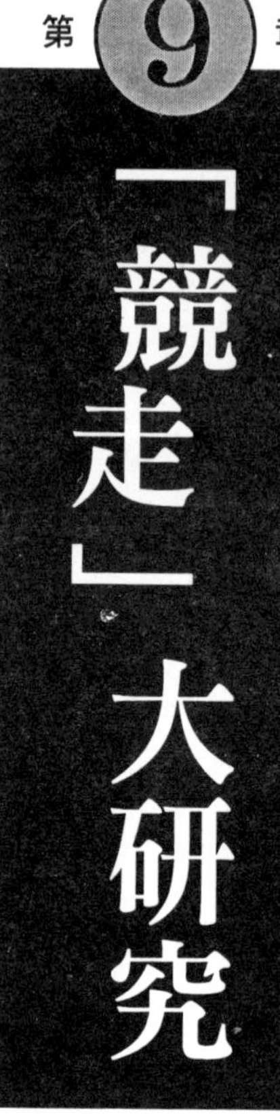

第9章 「競走」大研究

競走的姿勢十分獨特，所以我們會認為它和印象中的走路或跑步不同。

這是因為大家對於競走的認識不足所造成的。競走到底是什麼樣的運動呢？我們來探討一下。

1 自己也能夠競走！

有的人無法接受競走這種運動，因為競走的姿勢很怪異。事實上，從「步行」的觀點來看，競走這種獨特的姿勢卻是有效且合理的動作。

一般人認為競走是「不能跑步的競技」或「走路的延長」。競走的動作和跑步或走路都不同。怎麼樣才算是競走呢？以下就深入來探討。

簡單的說，競走的規則就是「任何一隻腳都必須貼於地面」、「前腳著地時腳跟先著地，膝伸直」這二項。

參加競走大賽的人，一定要確實遵守這二項規則。然而，一般人要模仿競走的動作非常困難。

競走和不需要別人教就能夠學會的走路或跑步不一樣，其誕生的背景本來就不同。競走並非生活所需的運動，而是一種真正的運動。

競走與為了健康而走路是完全不同的做法。所謂競走，就是盡量消耗熱量而不會覺得疲累的走法。競走可以消耗熱量，同時活動各種

主編／園原健宏（健康運動指導師）
插圖／森廣大介

肌肉。

如果你想走得更快，那麼，可以採取競走這種不會殘留疲勞又不會使體內產生乳酸，即不會產生疲勞的走路方式。

想要一邊運動一邊輕鬆瘦身的人，就可以學習競走的走路方式。

根據資料顯示，走路時速超過七公里，其消耗的熱量比跑步更高。實際上，一般人走路的時速很難達到七公里，跑步則可以辦到。不過，初學者一開始就跑步，容易損傷膝或腳，所以，可以納入對身體不勉強且能夠快步走的競走。

競走和走路或跑步都不同，一定要掌握競走的基本概念。因為不同，所以有趣；因為不同，所以能夠活用。

除了前述的二項規則之外，競走的活動構造和走路及跑步具有共通性。

由此意義來看，光是競走、跑步或走路並不好。跑累了就競走，競走累了就走路。

和只做一種動作相比，搭配不同的動作，更可以刺激甚少活動的肌肉，同時能夠提升運動效果，放鬆肌肉的緊張。

只要記住競走的二項規則，就能體驗到以往所不曾經歷過的走路世界，使走路更富趣味性。

覺得光是跑步很痛苦、光是走路也很無聊的人，第三種選擇就是藉著熟悉競走的動作，使跑步或走路變得更有趣，而且能提升水準。

首先，要學會競走的正確走路方式。相信任何人都可以做到。

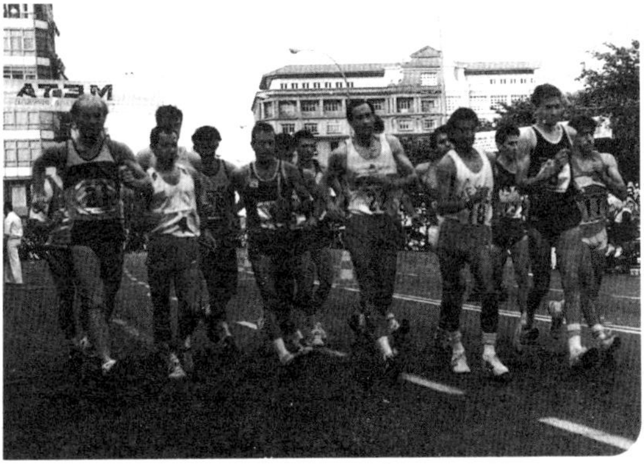

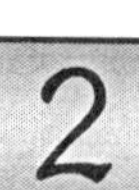
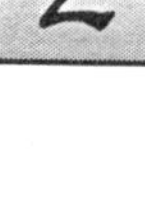

2 競走的走路方式

一般人認為，要快步走就必須用力踢地。為了長時間持續這個動作，最好學會納入慣性法則、毫不勉強的走路方式。

這時，最適合的即競走這種獨特的扭臀走路方式。腰好像在寫「8」字似的移動，即擺臀動作。

這種走路方式的優點就是扭腰，腰部以下的部分朝前方伸出，能夠輕鬆走較長的距離。

注意插圖中★的部分。關於著地方面，這三點是正確步型的重點。

正確走路方式的祕訣

競走的重點在於有效的消耗熱量，所以要下意識的用腰走路，亦即利用整個軀幹來走路。

一般人會使用足或小腿肚等身體的末端來產生推進力，但是末端肌肉較小，很快就會覺得疲累。

競走則是好像敲打鼓的正中央似的，使用腰部及下肢。

想像一下，身體往前擺盪出去，活動足，腰努力旋轉。只要遵循慣性法則，就不會增加腳部肌肉的負擔。

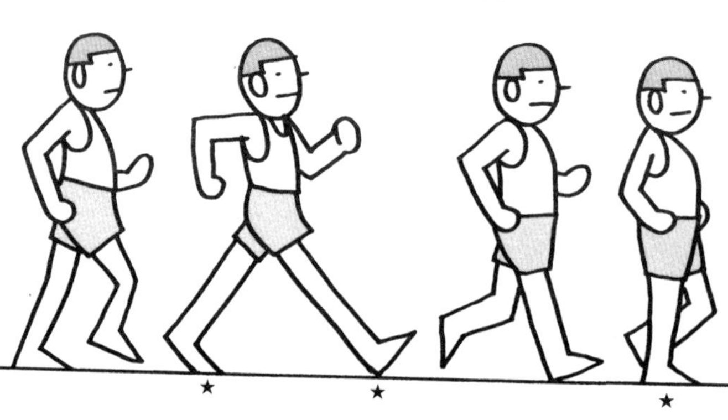

正確的步型

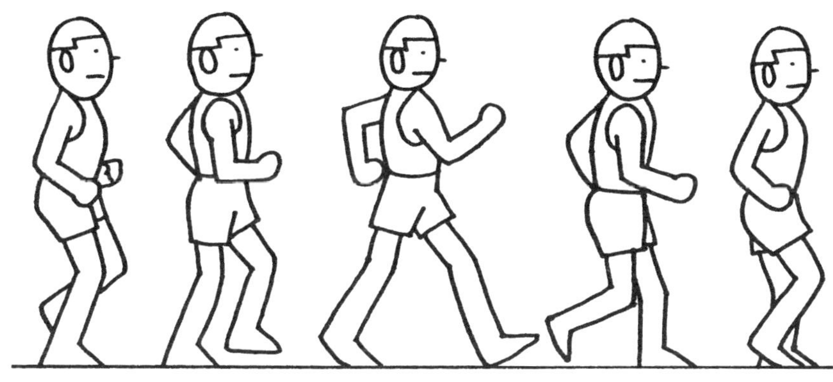
屈膝（初學者容易犯的錯誤，連續的屈膝動作）

錯誤的競走姿勢！

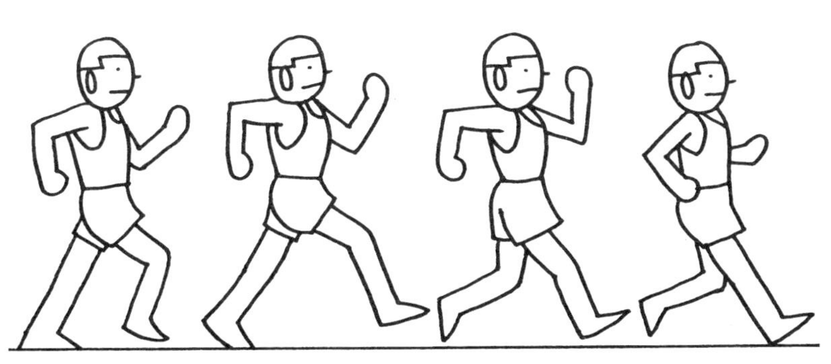
著地不良（雙腳離地走路）

如上面的插圖所示，「屈膝」、「著地不良」都是違反規則的走路方式。

屈膝，是初學者常見的錯誤動作，即彎曲膝來走路。所謂競走，就是支撐腳垂直，膝不能彎曲，才是正確的姿勢。換言之重心的移動必須靠伸直的腳來進行。

移動重心時若膝無法伸直，小腿肚會產生疲勞感，姿勢容易前傾，所以在練習時要特別注意膝的屈伸。

著地不良，是雙腳離開地面的違反規則動作。競走的定義是「任何一邊的腳都要碰到地面」。因此，不能像跑步時一樣，藉著後腳所產生的強大彈力來跑。避免將身體往上抬，要讓身體成為朝向前方前進的推進力。

按壓此處！競走的重點 3

腰與骨盆

競走是「用腰走路」，由此可知，腰和骨盆的動作很重要。骨盆進行朝左右移動的水平運動，才能推進競走時的全身運動。

步行時，必須藉著腰和骨盆來調節姿勢的高度，即保持穩定體位的作用。體位最高點是，伸出的腳離地上抬通過支撐腳的側面時。相反的，最低點則是雙腳打開著地的瞬間。體位高低差過大時，會形成步行時垂直運動的上下動作。

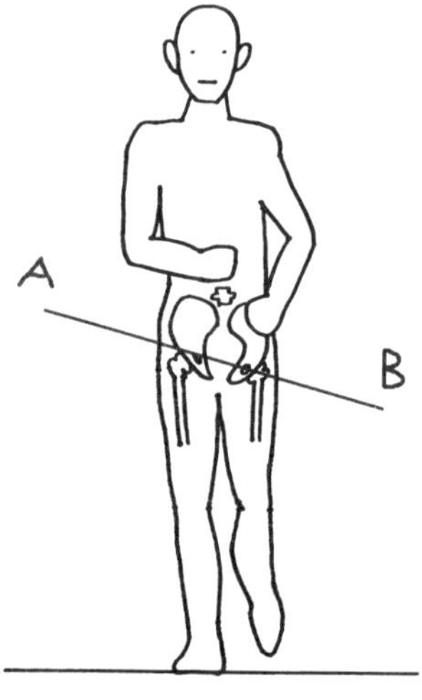

巧妙搭配組合腰與骨盆所形成的水平、垂直運動，可以成為有效率的步行運動。

初學者要特別注意，避免腰任意的朝左右擺盪。腰過度朝左右扭動，容易使步幅縮小，失去平衡，同時對腹部肌肉造成極大負擔。

A
B

A、B的傾斜過大時無法加快速度

腿與足

腿是指腰部以下的整個下肢，足則是指腳踝到前方的部分。是否正確使用腿和足，對於著地角度的效果會造成極大的影響。

競走時的前方推進力，

是前項敘述過的腰與骨盆所產生的水平、垂直運動。因此，藉著腿和足所產生的擺盪與踢出的動作，是非常重要的要素。

腿和足的動作中，有二點要特別注意。首先是，後腿在前足著地時不可屈膝。一旦彎曲，前足的著地點就會變得狹窄，無法得到較大的步幅。

其次是前項中提到的步行時的姿勢（體位），最高點是在伸出腿離地上抬通過支撐腿側面時。這時，膝要充分伸直。在伸出腿的動作結束前，保持伸直的狀態。

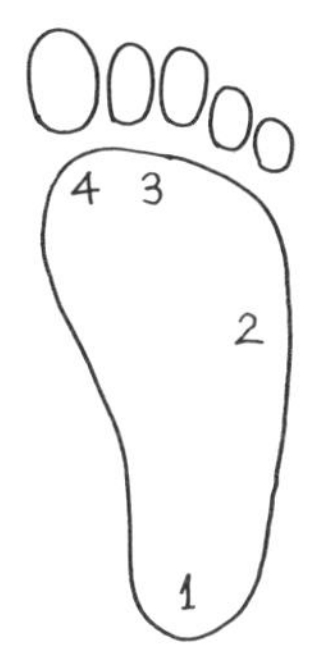

著地點的順序
（從腳跟到腳趾）

腳趾與步幅

腳底的著地是從腳跟開始，直到拇趾的根部結束，亦即「腳跟到腳趾（Heal & Toe）」的原則。

關於這一點，在跑步和走路的章節已經說明過，必須特別注意以下這二點。①腳趾下意識的上抬，②腳拇趾根部用力踢出地面。踢出時，很多人的重心不是擺在拇趾而是小趾。這樣會使腳趾過度外翻，導致全身失去平衡，無法拉大步幅。

步幅是指從支持腿的腳跟到伸出腿的著地點為止的距離。步幅因人而異，一般是指身高的七分之四。

手臂的擺盪

雙手的擺盪，能夠巧妙的取得平衡，同時促進推進力。因此，一定要學會正確擺盪手臂的姿勢。

首先，手指輕握，手肘輕微彎曲。手肘向後時，手指抵住腰部的位置。向前伸出時，則帶到相反側胸部附近。擺盪手臂時，最好感覺從後方的外側朝前方內側擺盪。

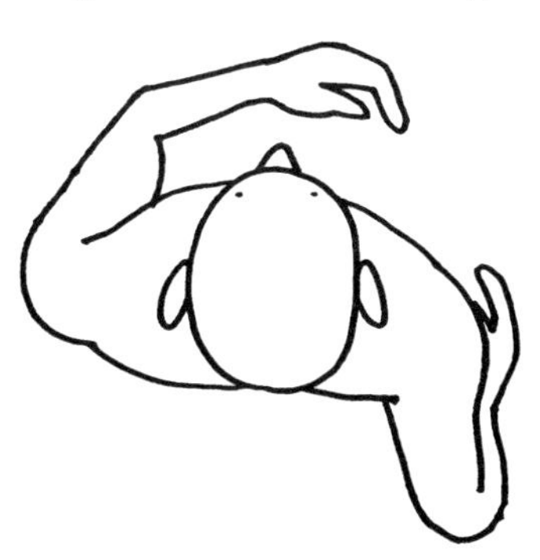
手肘後收時，手置於腰際。往前伸出時，手要帶到胸部附近

4 競走和跑步、走路有何不同？

經常可以聽到「競走很困難」、「與其挺直足脛走路，不如走路比較輕鬆」等的說法。

前者「競走很困難」，是因為無法順利的實踐競走的定義「任何一隻腳都要貼於地面」。

與跑步相比，競走時單腳著地時間較長，所以，要學會從一隻腳將重心移動到另一隻腳的技巧很困難。跑步則只要好好的踢地而獲得推進力即可，不必注意移動重心的問題。

換言之，競走不能像跑步一樣直接使用後足產生的強大彈力。必須特別注意，身體不能上抬，而要成為朝向前方的推進力。這是競走和跑步最大的不同點。

後者「不如走路比較輕鬆」，是因為活動以往從未使用過的足脛部分的脛骨前肌，覺得緊繃疼痛。穿鞋時間文化較短的東方人，很少使用脛骨前肌，所以和歐美人相比，這方面的肌肉比較弱。

走路的方式，本身就是腳跟先著地，用拇趾踢地走路。當然，也有人不習慣這一點。

那麼，在以中高年齡層為主所掀起的走路旋風中，能夠正確的上抬腳趾，從腳跟到腳底旋轉，將拇趾根部踢出，用正確的走路姿勢走路的人到底有多少呢？

走路姿勢正確時，也會使用到脛骨前肌，使這個部位產生疼痛。換言之，「走路比較輕鬆」的人，走路姿勢並不正確。

競走和跑步、競走和走路，看似不同，其實卻有很多相似點。

專　欄

利用競走鍛鍊抗重力肌吧！

很多人為了健康而進行走路和跑步，但是卻因此損傷足腰，而且有許多女性抱怨：「雖然走了一整年，但卻一直無法瘦下來。」

在整形外科或減肥門診治療時，醫師可能會說：「X 光片無異常，大概是肌力不足。」或是「也許是妳的走路方式和使用肌肉的方法有問題才瘦不下來。」

有人拚命練習而損傷足腰，有人肌力不足或走路方式錯誤，甚至還有人鍛鍊肌肉的方式有問題。總之，情況各不相同。
要解決這些問題，可以有效的納入競走選手的訓練技巧。

競走、跑步和走路，主要都是為了提升以背肌、腹肌、股二頭肌為代表的抗重力肌等粗肌肉群的力量。

有人説，競走的高腰姿勢很美。重心擺在高處的走路方式，確實很好看。這是在腳跟上抬的狀態下瞬間支撐身體。一般人則要腳跟著地才能踏出相反足。由於沒有肌力，所以必須靠整個腳底來支撐身體，姿勢當然不美。

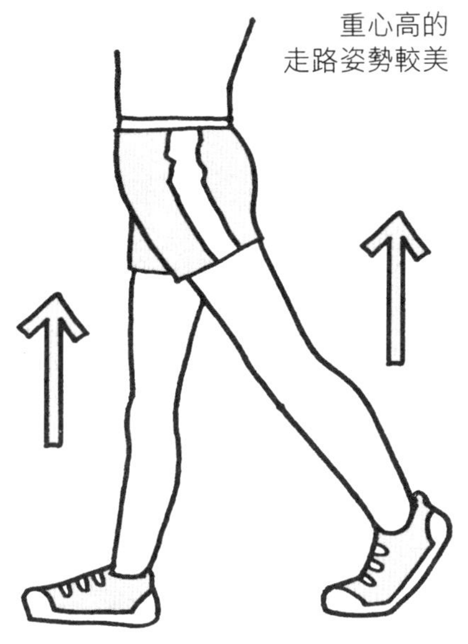

競走高腰的美麗姿勢，是得到以強韌抗重力肌為主的肌力的支撐。

5 參加比賽！

以競走方式參加全程、半程的馬拉松賽

通常，競走比走路的速度快，比跑步輕鬆，能夠長時間走路，有人因此想參加競走比賽。

然而，不可能立刻就能參加競走比賽，因為競走比賽之門並未為一般人打開。首先，不妨先享受、參加為廣大市民跑者所舉辦的馬拉松比賽吧！

不必執著於要跑完馬拉松全程。無論是五公里、十公里或半程馬拉松賽，都值得嘗試。藉此來檢查自己的身體狀況。

許多喜歡競走的人，就是利用競走的姿勢來參加這類的比賽，甚至是以十公里的時速來步行，約花五小時走完馬拉松全程。

事實上，有很多人以競走的方式參加每年十二月舉辦的夏威夷馬拉松賽。

另外，許多城市馬拉松賽也會搭配十公里走路等項目，可以選擇這類比賽。

最初就像做有氧運動一樣，可以當成提升有氧運動效果的走路的延長，輕鬆的進行挑戰。

這時，就能實際感受到競走有效率、合理的步行，亦即不易產生乳酸且不易殘留疲勞的走路的優點。

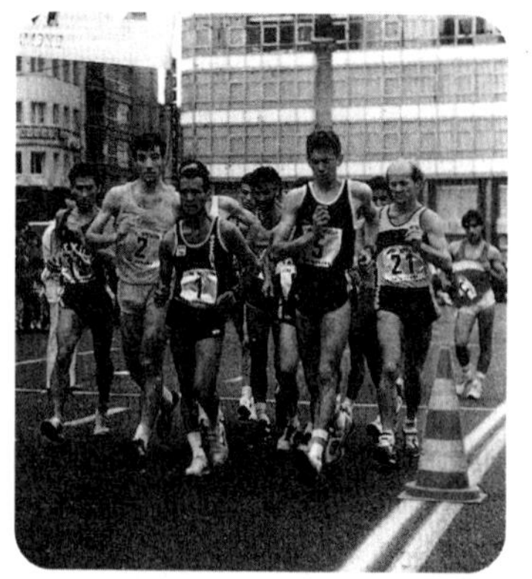

和同伴一起享受競走之樂

除了前項所說的參加馬拉松賽之外，也可以進行適應環境走路，將競走變成一種樂趣。

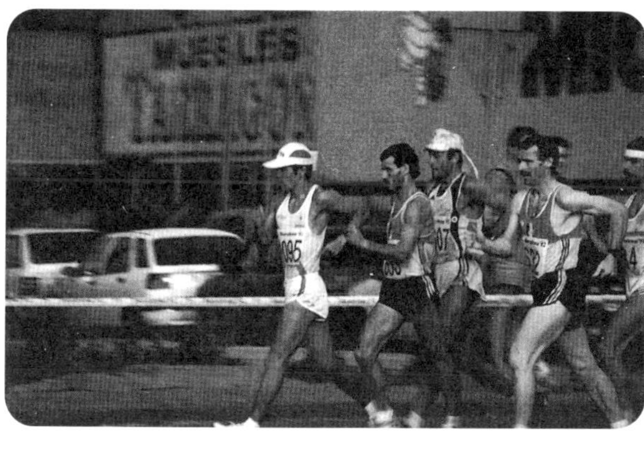

所謂適應環境走路，就是以健康或減肥等為目的，舒適而愉快的走路。一般人多半是以這方面的需求來進行。像紐約的中央公園，除了慢跑者之外，還有很多人是以競走的姿勢在走路。這就是一種適應環境走路。

利用競走的方式，參加萬人步行大會或長程走路的人，會覺得非常的有趣。週末假日，全國各地常常會舉辦這類的活動，逐漸掀起旋風。全家人或知心好友一起參加，可以一邊聊天一邊享受競走之樂。

如果是以適應環境為走路目的，那麼，不需只以競走的方式走完全程。嚴格說來，不必過於遵守競走的規定。配合自己的步調，輕鬆的走路，也可以加入輕鬆的慢跑。總之，好好的享受走路之樂。

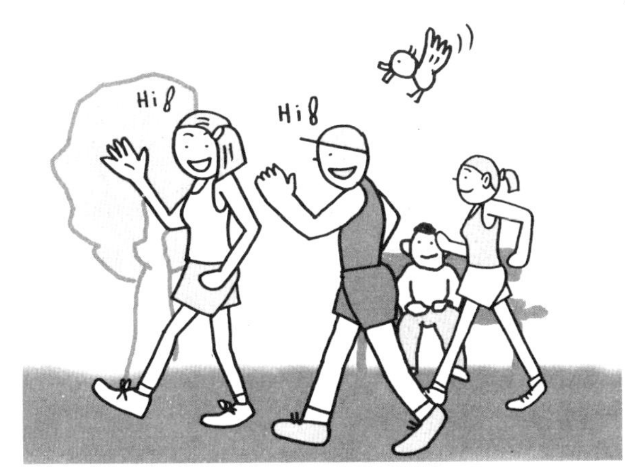

第10章

提升舒適度！機能性商品目錄

慢跑或走路都是不需要工具的運動，但就因為是簡單的運動，所以略嫌單調了些。與其沒有任何目標來做運動，不如活用萬步計等可以測量標準的工具。

關心健康的人，可以使用健康計來管理自己的心跳次數。運動之後進行按摩，不僅可以減少身體的傷害，心情也會比較放鬆。與以前不同的是，現在支持跑者和走路人士的商品相當的多。在此為各位介紹其中一部分。

步數計

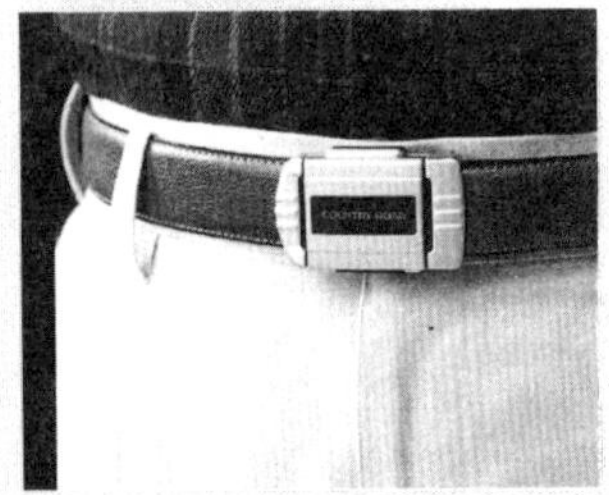

●山佐步數計　CR750
6800圓(日幣)／腰圍尺寸到97公分為止
可以計算到10萬步

很多人走路上班。如果想要找尋適合上班族的萬步計，那麼我建議各位使用這一種。這也可以當成皮帶的扣環。照片中的是表示步數和距離型的步數計。另外，還有表示步數與步行時間的CR760、表示步數與時刻而沒有時間的CR770。

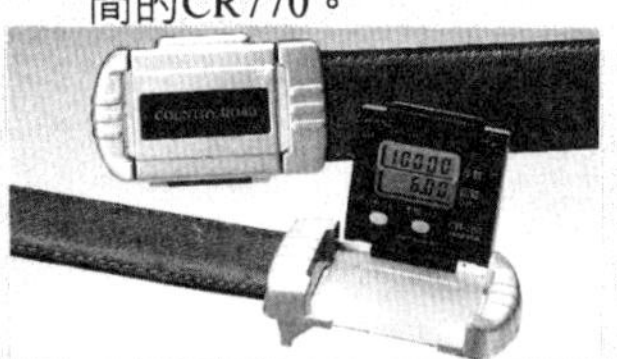

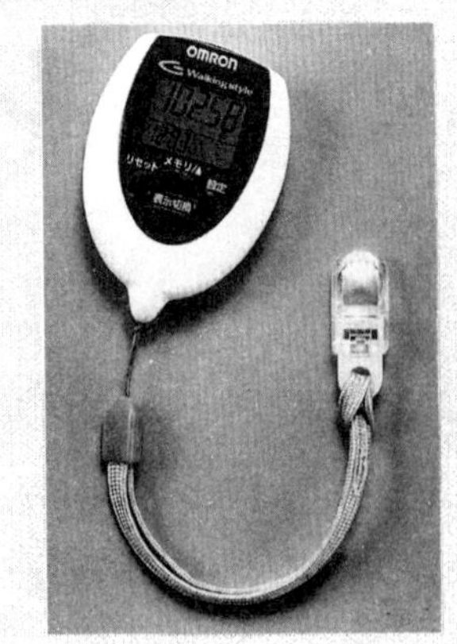

雖然走路時不能計算步數很困擾，但是只從椅子上站起來就算一步，根本就無法得知正確的步數……。這個工具則能夠解決步數計這種敏感的問題。新開發的商品附帶加速度偵測器，能夠區別步行、跑步或其他的動作。在進行成為有氧運動目標的「每分鐘走60步以上」的「連續10分鐘以上」的運動時，才會計算步數與時間，具有「正確步數機能」。另外，還有記錄1週資料的「記憶機能」。善加活用這些工具，就能進行真正的健康管理。因為使用感應器，所以放在口袋裡也可以計數。

●DMRON健康步數計　走路型－HJ-111
3800日圓／附有時鐘機能

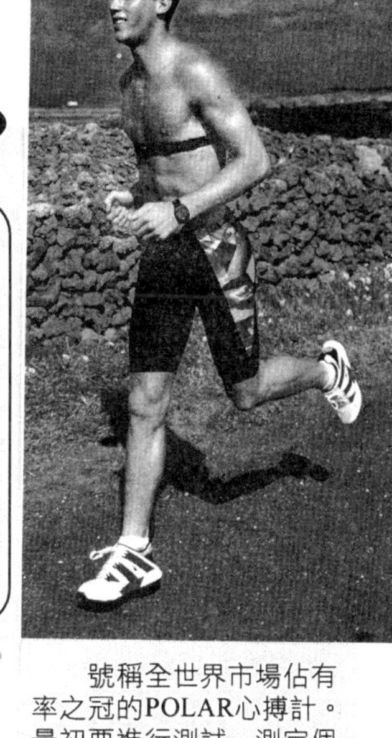

心搏計

【控制心跳次數的重要性】

運動理由因人而異各有不同。如果是以減肥為目的，那麼，應該是最大心搏數的60%；如果是為了提升心肺功能，則應達到70%（參照7頁）。

到底做多少運動才能夠達到要求的目標，每個人都不同。同樣的運動，對某些人而言可能負擔太大，對某些人而言卻可能不足。到達目標的最適當運動程度，掌握心搏數是最佳的判斷標準。

視自己的身體情況進行運動，既有效率又安全。初學者進行最大心搏數達到80%以上的運動，表示過度。參賽時，為使心搏數保持穩定，一定要適當的分配速度。

持續訓練一段時間之後，最大心搏數會提高。如果利用這項工具充分記錄心搏數的資料及運動量，就能了解心肺功能的變化。這款運動錶使用專業的軟體，能夠藉著個人電腦保存、解析心搏數資料。

●卡迪歐運動錶　ZW-16
21000日圓／心搏計與傳送器
●卡迪歐運動錶　ZH-T
18000日圓／軟體與界面

號稱全世界市場佔有率之冠的POLAR心搏計。最初要進行測試，測定個人心搏數的範圍，再由配戴在胸前的傳送器傳送出心搏資料，在手錶型的接收器感應到之後，就會自動計算出消耗的熱量。當心搏數脫離設定的上限與下限區之外時，警鈴會響起，藉此就能夠保持目標的心搏數。另外，還有可以估計最大氧攝取量的系列產品。

●POLAR心搏計　M22
15800日圓／附傳送器

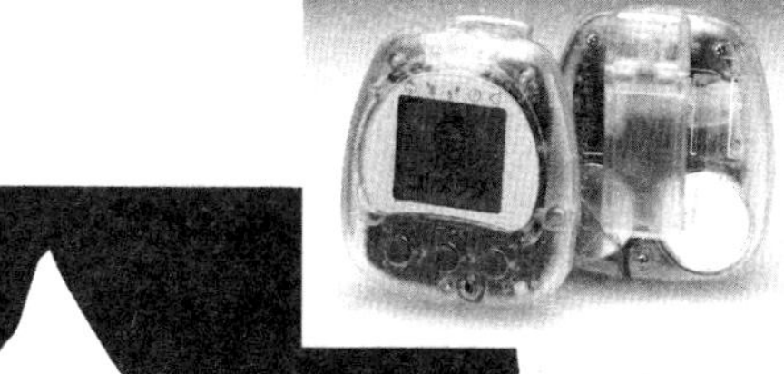

走路並不是為了比賽步數而要抱持遊戲的心態。這些是和走完全日本完成地圖的伊能忠敬遊戲一體型的工具。配合走路時的步數，為46個都道府縣塗上顏色。目標是完成日本地圖。照片是大致的構造。另外，還有白色、粉紅色、藍色的各種色彩，採夾子固定型的設計，容易配戴在不使用皮帶的女性裙子上。

●山佐．平安的伊能忠敬　GK500
4000日圓／附時間機能，能夠計數到10億步為止

外套

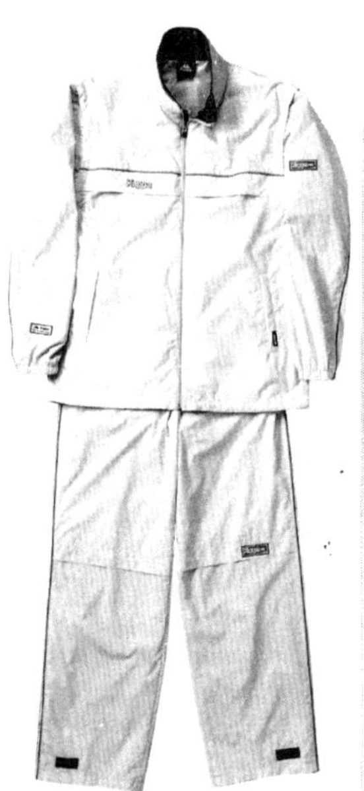

襯裡使用輕量、吸汗乾燥素材，表面則使用纖維防水加工製品，具有優良的排水效果。與以往只是在表面塗料的加工方式不同，能夠實踐輕量化的目標。夾克的袖子可以取下，當成背心來穿。考慮到夜間訓練，貼上反光條。

●夾克　KAWT0044
13500日圓／尺寸S-M-L-O-XO
●運動褲　KAWP0044
11500日圓／尺寸S-M-L-O-XO

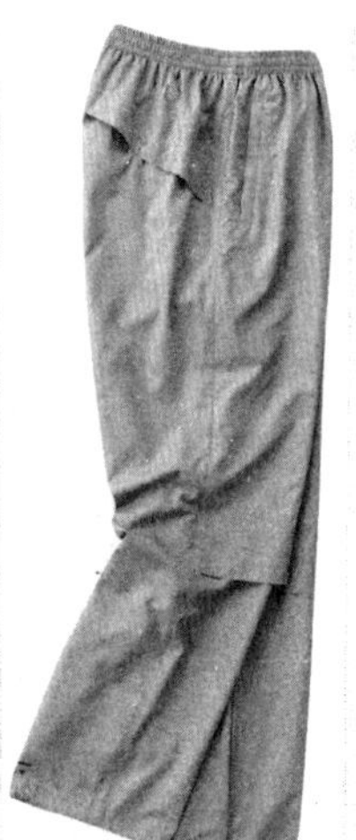

使用能夠迅速排汗的素材，消除悶熱和黏在身上的不快感。採用考慮到動作的立體設計，尤其膝蓋部分，採容易走路的剪裁設計。照片是男用型，也有女用型。

●運動夾克　A59JF-300
7900日圓／尺寸S-M-L-O
●運動褲　A59PF-300
6000日圓／尺寸S-M-L-O

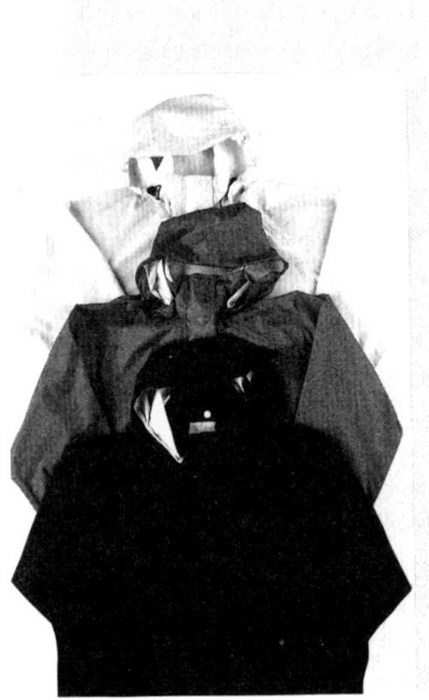

日本走路協會與東レ共同開發的「世界進行曲系列」，基於步行時的人體工學，反映在配合人體皮膚動態的剪裁上。摺疊後極小。上下總計一套。

●世界進行曲雨衣（男性）WM-200
14800日圓／尺寸S-M-L
●世界進行曲雨衣（女性）WM-200L
14800日圓／尺寸M-L

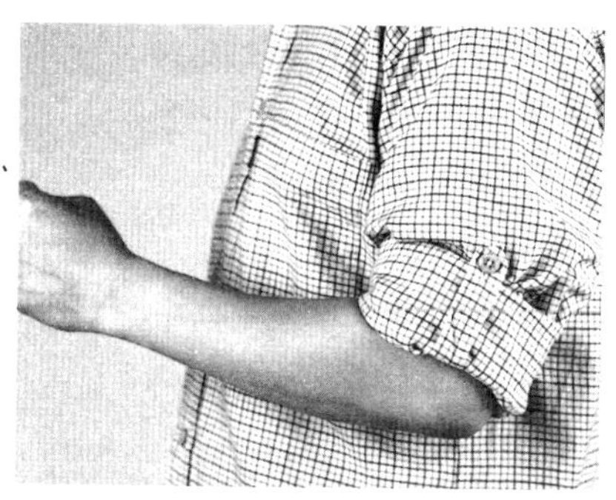

襯　衫

雖然走路流汗很舒服，但是穿著溼衣服會覺得很冷。這種襯衫具有極佳的快乾性，附帶捲袖釦，可以固定捲起來的袖子，不會造成妨礙。

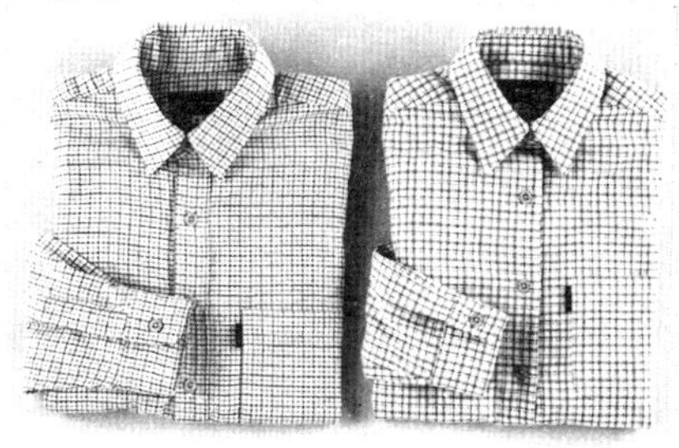

(左)●世界進行曲　走路襯衫(男性)　MN-207
9800日圓／尺寸S-M-L
(右)●世界進行曲　走路襯衫(女性)　MN-207L
9800日圓／尺寸M-L

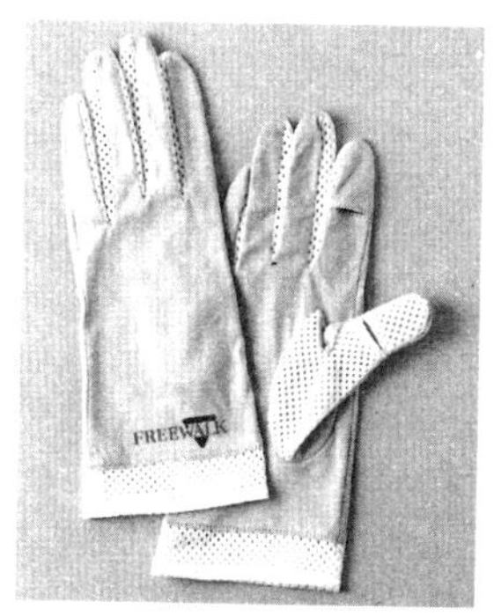

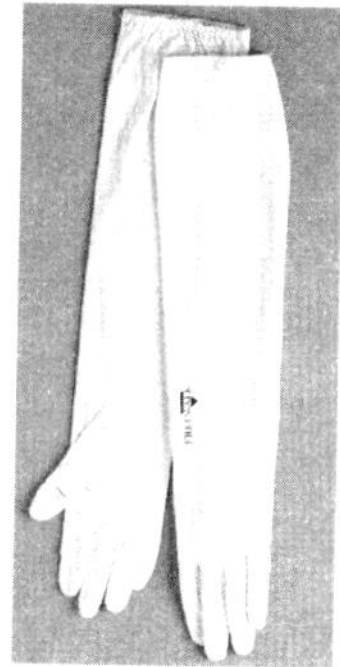

手　套

走路、跑步等戶外運動容易曬太陽。紫外線不僅對人體有害，而且曝曬過度會奪走體力。這種手套可以露出拇指、食指，即使戴著也可以工作。

(右)●走路專用防UV長型手套　A59GL－301
1900日圓／FREE SIZE
(左)●走路專用防UV手套　A59GL－300
1500日圓／FREE SIZE

帽　子

和手套同樣的，具有防曬作用。冬天最好戴具有保溫效果的帽子。這款帽子能夠利用繩子調節，遇到強風時也可以戴。

●走路專用帽子　A59BF301
3800日圓／尺寸M-L

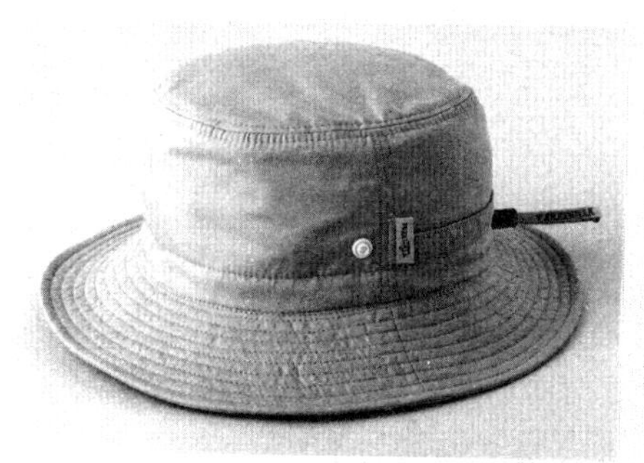

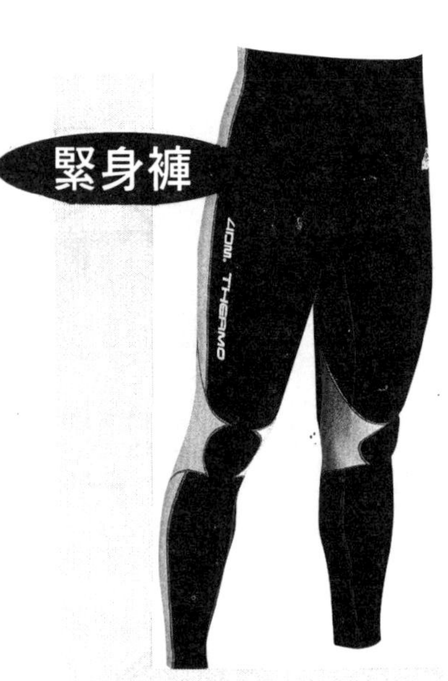

緊身褲

跑步緊身褲不只具有保溫的效果，同時還能夠保護跑者的膝。4DM系列使用特殊的配件，可以保護膝並支撐韌帶部分。穿著時可以調整體型，提高運動力，預防傷害。

●4DM緊身褲　KK0360
尺寸S-M-L-LL

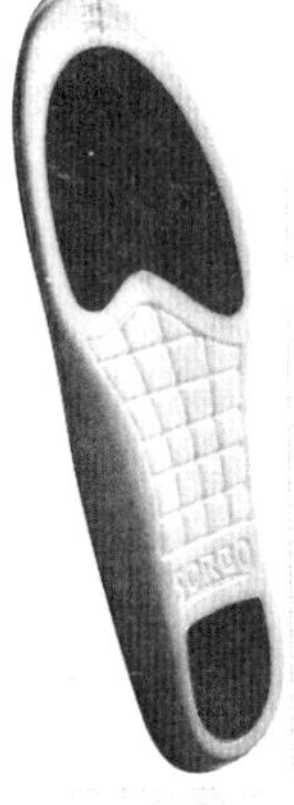

鞋　墊

即使很注意正確的走路或跑步方式，對於腳的撞擊力還是很強。這個鞋墊是利用在醫療上也使用的人工肌肉製造出來的，具有極高的分散壓力性及吸收衝擊性。只有腳跟的部分採防止疲勞設計。可以搭配任何鞋子。

●鞋墊
適用於任何運動
緩和加諸於腳趾上的扭轉力

●鞋墊疲勞對策系列

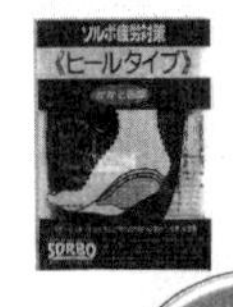

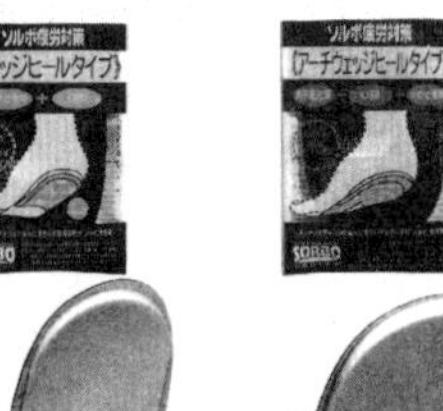

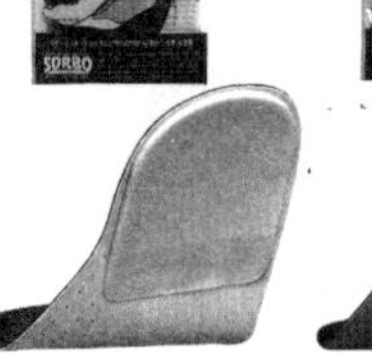

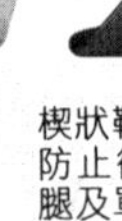

腳跟型　減輕對腳跟的傷害
900日圓
尺寸S-M-L(1雙)

楔狀鞋跟型
防止衝擊、O型腿及單側鞋子的耗損
1000日圓
尺寸S-M-L(1雙)

腳底拱型楔型鞋跟型　防止衝擊、O型腿及扁平足
1300日圓
尺寸S-M-L(1雙)

皮膚保護劑

在運動服飾中扮演配角的角色。許多男性在骨頭摩擦時覺得十分疼痛。DICTON SPORTS是屬於慕斯狀。摩擦在皮膚上，微粉子成分對於角質層的細胞能夠形成保護膜，減輕摩擦。塗摩在腳上不會磨破腳，也可以防止雞眼。具有防水性，不會被汗沖掉。

●DICTON SPORTS
170g　3500日圓／56ｇ　1600日圓

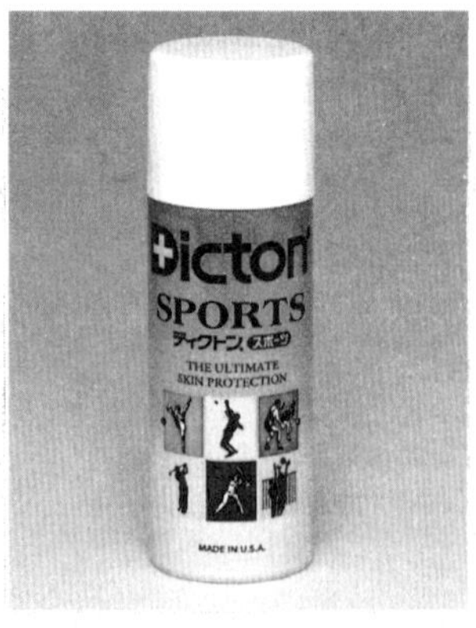

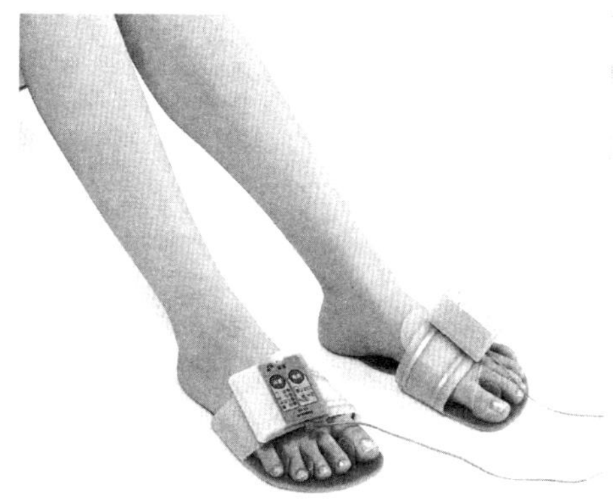

按摩器

肩膀酸痛用的低周波治療器非常普遍，但屬於腳和小腿肚用的按摩器。利用低周波電流使肌肉收縮、放鬆，促使肌肉發揮幫浦作用，促進血液循環，消除疲勞。將墊子貼在想要按摩的部位，選擇「腳底」、「小腿肚」、「揉捏」等3種模式。

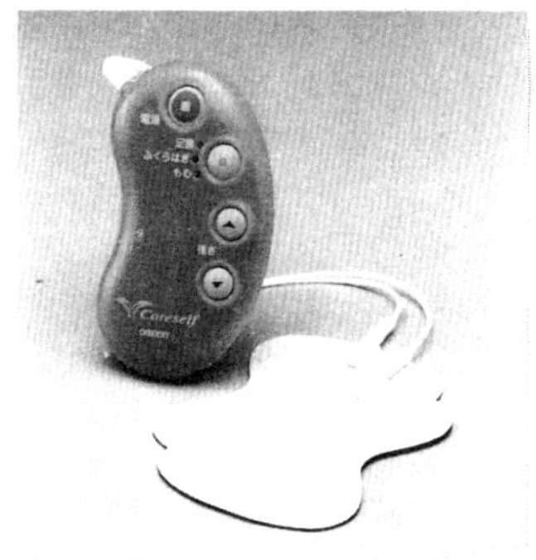

涼鞋型墊子。設計相當獨特的按摩器。抵住腳底酷使的拇指球及腳底心等2側部位的導子，可以讓電流通過。打開腳趾，更能緩和肌肉的疲勞。另外，可以配合疼痛、疲勞的狀態，選擇「腳趾」、「腳底心」、「揉捏」、「按壓」或「敲打」即可。

●腳部按摩器　EW450P
11700日圓

●OMRON
腳足好舒服啊　HV-F012
3200日圓

配合氣溫與狀況，分別使用可以幫助或調整身體狀況的按摩油。人體肌肉在38～39度的狀態下最容易活動，摩擦這種油，就能使肌肉溫度迅速保持在最適當的狀態中。寒冷時，塗抹在膝或腰部等血液循環不良的部位，能夠提高代謝。疲勞時能夠產生爽快感，迅速消除疲勞。另外，有適合競賽者使用的12種專用油。

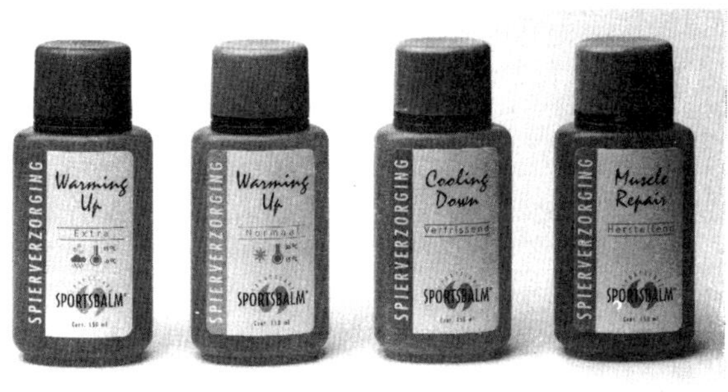

●運動油　基本系列
（由左開始）
紅色系列
2400圓／適合寒冷時的暖身運動
黃色系列
2400圓／適合一般的暖身運動
藍色系列
2600圓／適合酷暑時肌肉冷卻或運動後的更新
綠色系列
2800圓／適合用來護理，迅速消除疲勞

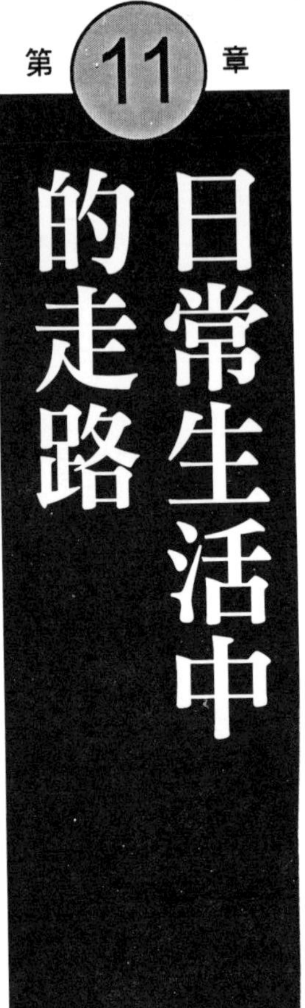

第11章 日常生活中的走路

走路是一種運動，而且和生活有密切的關係。在各種生活狀況中都脫離不了走路。平常積極走路，可以同時享受到生活與運動。

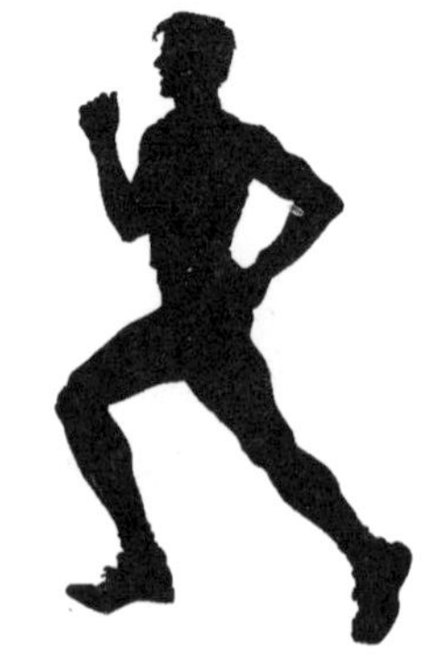

巧妙活用較短的時間

各位爸爸、媽媽們，你們平常是否積極的走路呢？若在平常的生活中加上走路這個要素，那麼，也許就會產生很大的改變。

以某種意義來說，我們的生活應該是由零碎的時間集合而成的。那麼，不妨將日常生活各種狀況中的「走路方式」，當成零碎時間的有效利用法。

如果不走二十分鐘以上的時間，就無法提高脂肪燃燒效率。最近則發現，即使是巧妙的持續活用零碎的十分鐘、二十分鐘，也能夠得到極佳的燃燒脂肪效率。因此，對於無法挪出時間來「走路」的人而言，確實是一個好消息。

時間表

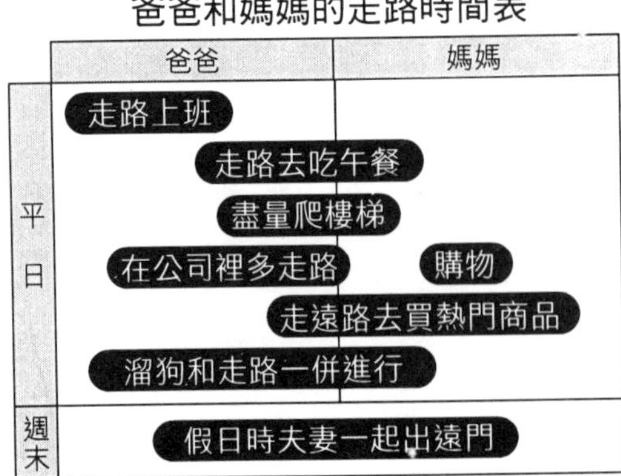

爸爸和媽媽的走路時間表

	爸爸	媽媽
平日	走路上班	
	走路去吃午餐	
	盡量爬樓梯	
	在公司裡多走路	購物
	走遠路去買熱門商品	
	溜狗和走路一併進行	
週末	假日時夫妻一起出遠門	

主編／下田由佳(走路教練)
插圖／中村恒雄

①走路上班

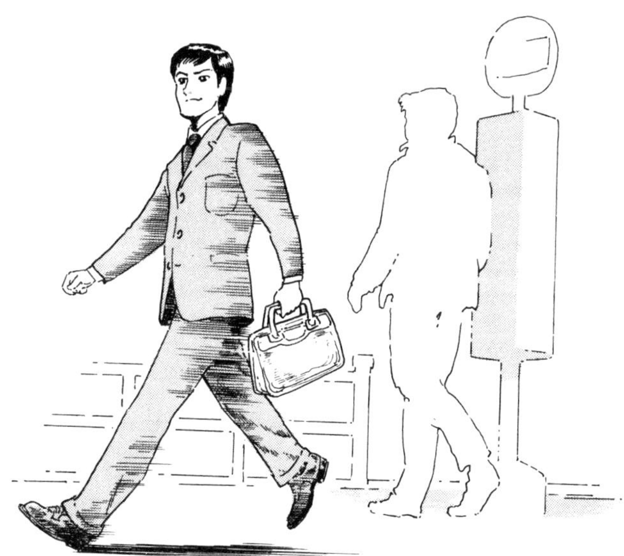

以前會搭乘公車或騎自行車到最近的車站去，現在早上則是走路上班，步幅愈大愈好。因為加大步幅能夠刺激背部到足後方的肌肉。走路的速度，則以輕微流汗的速度較佳。不要走得太快，要抱持輕鬆的心情。當然也不能像在散步一樣，最好是以好像要超越前面的人的速度似的來走路。

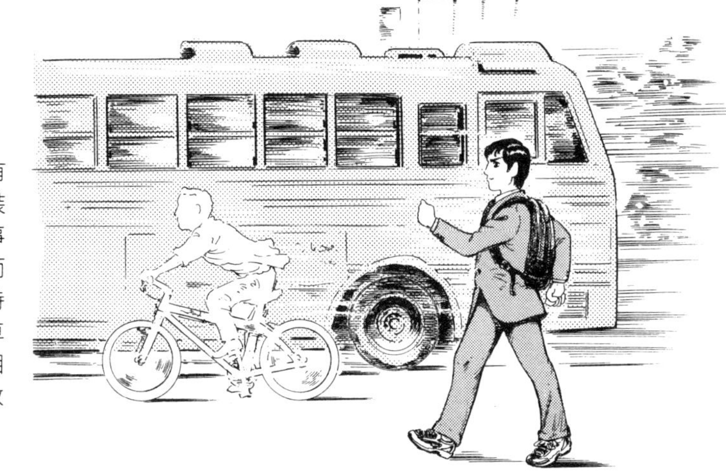

因工作的不同，有時可以採取「走路武裝」。利用背包代替公事包，或是不要穿皮鞋而改穿走路鞋走路，費時約20分鐘走到附近的車站。只要每天持續，相信你的體型一定能夠改變。

②走路去吃午餐

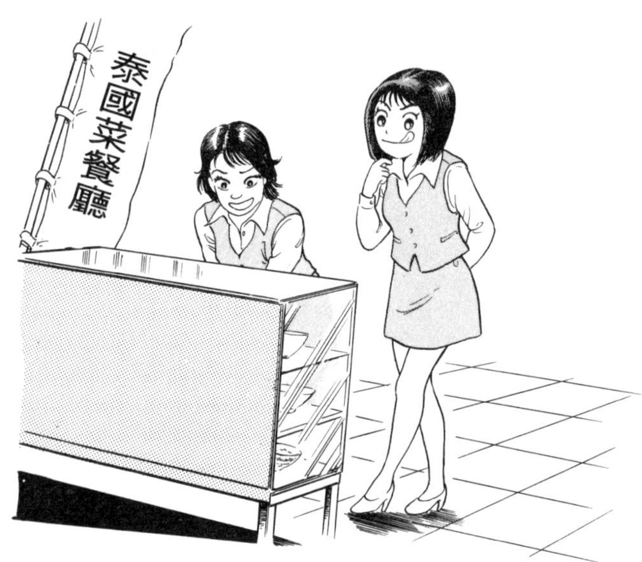

在電腦時代的風潮中，工作形態幾乎都是以辦公桌為主，許多上班族都是一整天坐在桌前。持續維持坐姿，身體僵硬，腿部肌肉容易逐漸衰弱。站立時很難伸直膝或感覺疼痛，就必須特別注意。每週最好進行數次單程需要花10分鐘才能夠走完的外出吃午餐的走路運動，這樣就能夠得到往返20分鐘的走路機會。

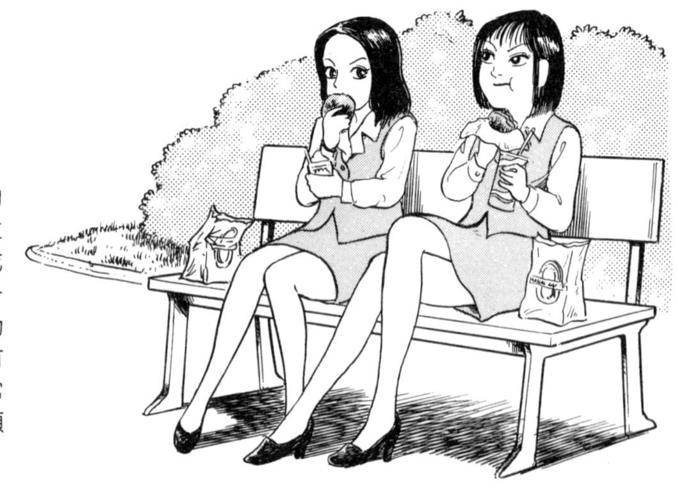

走路到自己想去的店，可以轉換心情。並以不會為路過行人造成麻煩的程度，一邊走一邊進行繞肩或聳肩的動作，效果更好。為了有效使用午休時間，平常就要注意用餐地點。願意在外食上花錢的人，就要多走路囉！

③盡量爬樓梯

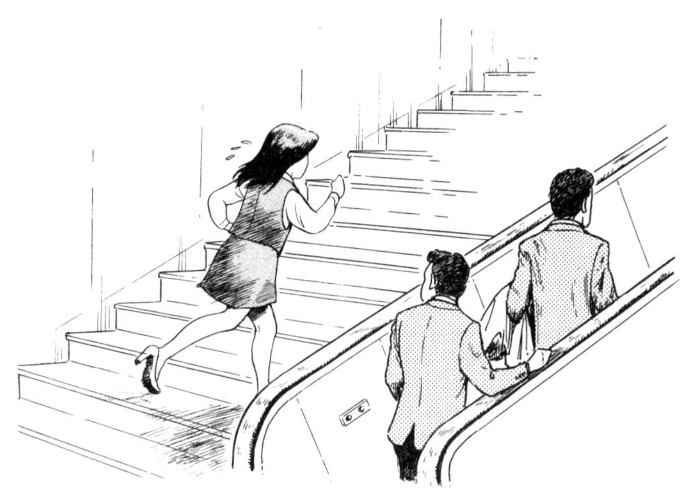

走路的人最好避免利用升降梯。如果是5、6樓，那麼與其等待升降梯，不如早點爬上去。如果是更高的樓層，不妨將其當成鍛鍊足、腰的絕佳機會。當然，在車站也要減少利用手扶梯。

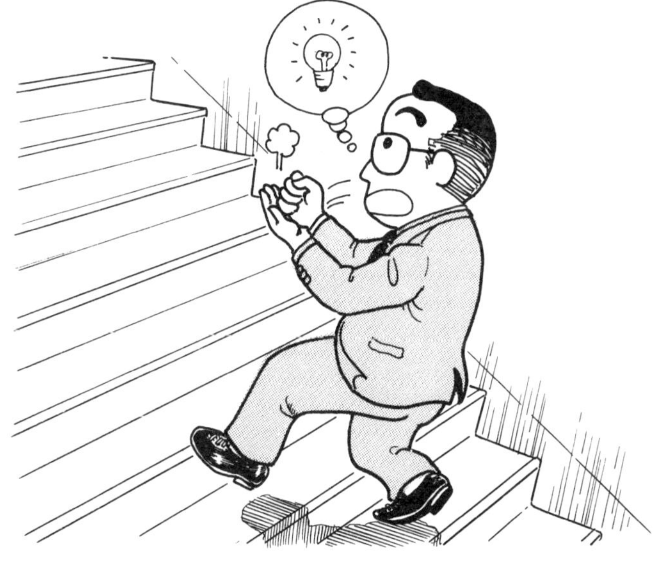

與其坐在辦公桌動腦筋，不如在爬樓梯時思考，也許能夠浮現更好的靈感。不過，爬樓梯時，整個腳都要踩在樓梯上。下樓梯時，則要一步一步謹慎的下樓。

④在公司裡多走路

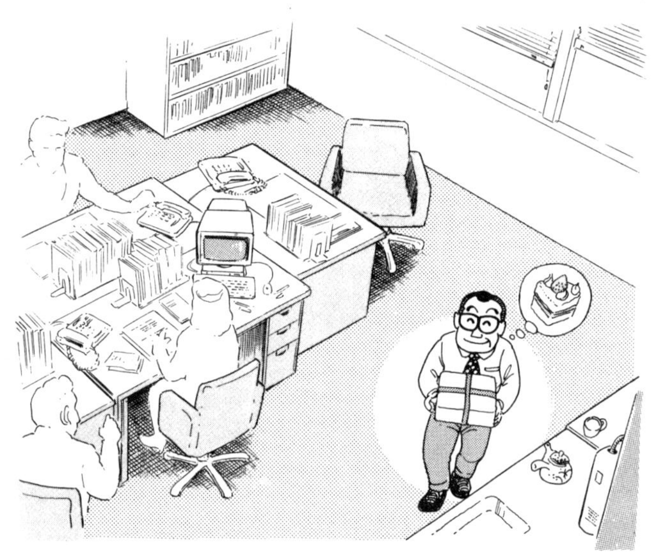

平常都會將影印或泡茶等瑣碎的事交給部下去做，但是空閒時，不妨盡量自己動手做，這樣可以鍛鍊腳力。

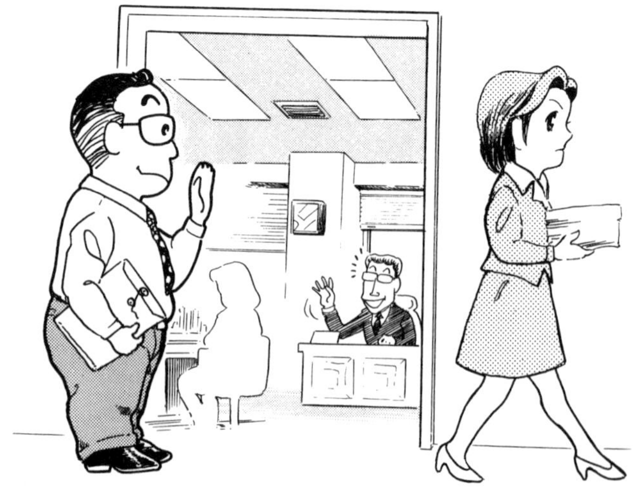

雖然現在拚命呼籲全球化，但還是有很多公司採取上下分明的組織關係。不要只在所屬部門的同事桌前打轉，也可以拜訪隔壁或樓上的部門，關心現在到底在進行什麼計畫，也許能夠擴大你的人脈喔！

⑤媽媽走遠路去買熱門商品

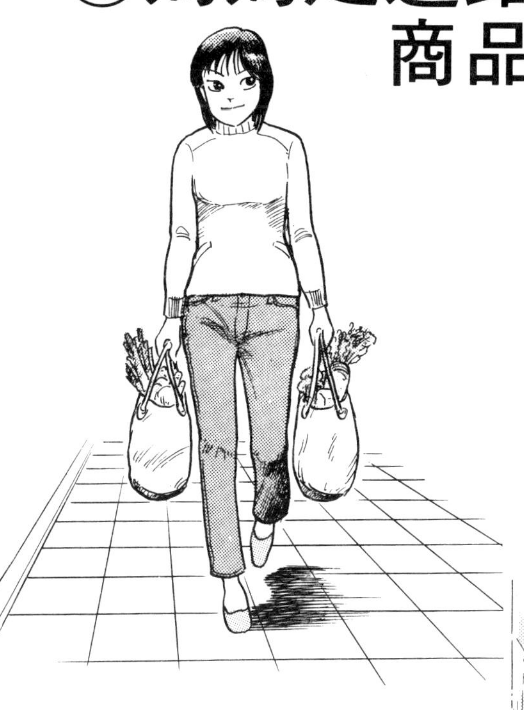

經常瀏覽報紙上的廣告欄，試著到各菜市場走一圈。外出時只拎著一個購物袋，所以要多擺盪手臂。返家時，購買的物品會成為負擔，所以腳步踏穩，採取旋轉腳的方式來走路（參照52頁）。

可以背著背包到商店街購物。當然，要選擇適合走路的季節去。兼顧生活的必要性，同時又可以達到減肥效果，具有一石二鳥的功效。

專欄

對**媽媽**而言，在家中煮飯佔了相當大的比重。可以活用這段時間來鍛鍊腿部的肌肉。介紹各位四種動作，但是進行時，為避免身體搖晃，腹部要緊貼流理台。

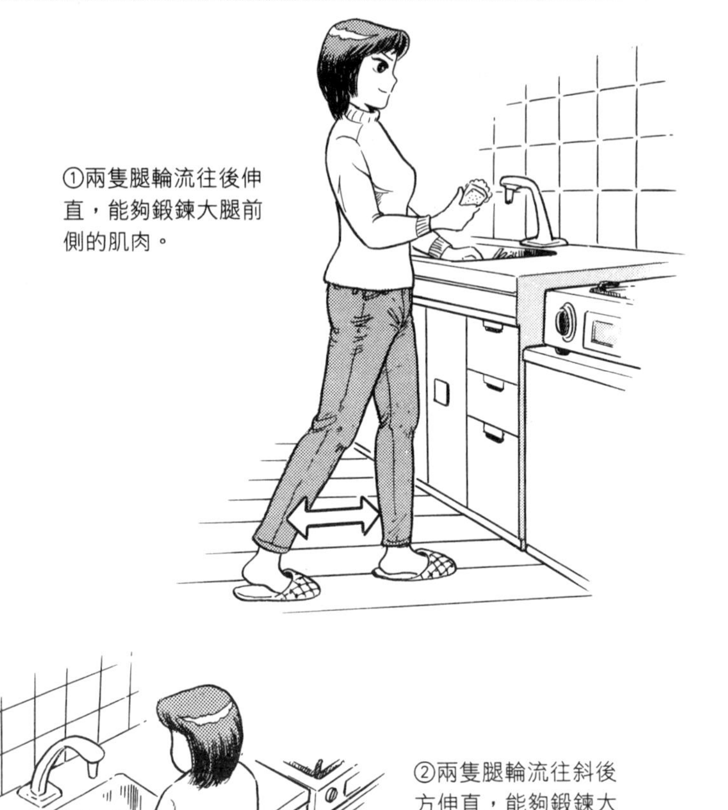

①兩隻腿輪流往後伸直，能夠鍛鍊大腿前側的肌肉。

②兩隻腿輪流往斜後方伸直，能夠鍛鍊大腿內側的肌肉。

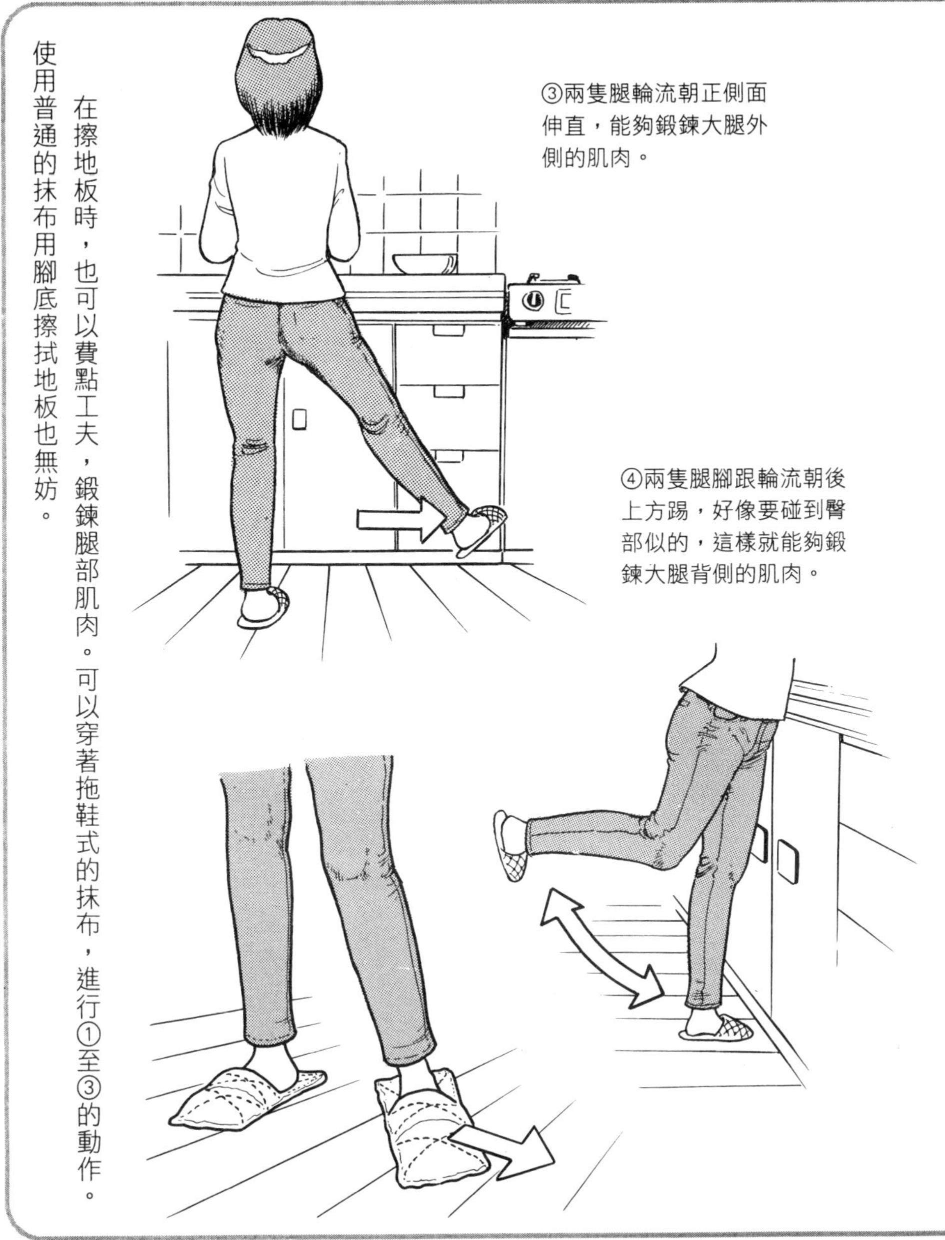
在擦地板時，也可以費點工夫，鍛鍊腿部肌肉。可以穿著拖鞋式的抹布，進行①至③的動作。
使用普通的抹布用腳底擦拭地板也無妨。
③兩隻腿輪流朝正側面伸直，能夠鍛鍊大腿外側的肌肉。
④兩隻腿腳跟輪流朝後上方踢，好像要碰到臀部似的，這樣就能夠鍛鍊大腿背側的肌肉。

⑥假日時夫妻一起出遠門

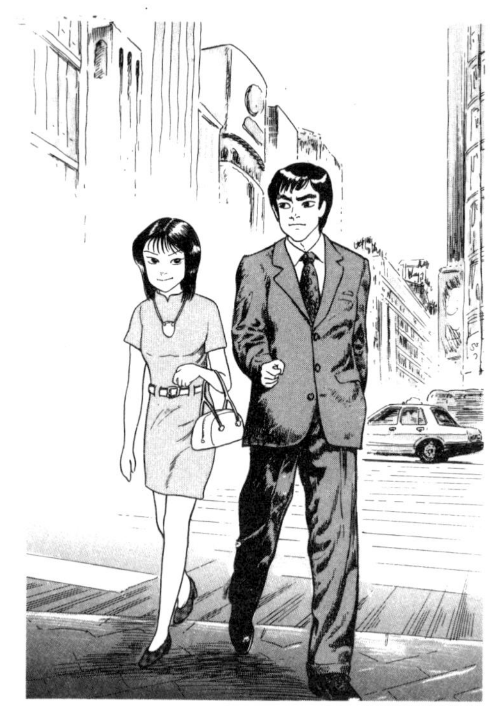

夫妻一邊閒聊一邊走路。聊天能夠提高有氧運動的效果。1 週 1 次，嘗試 1 小時至 1 個半小時的路途，就能提高持久力。

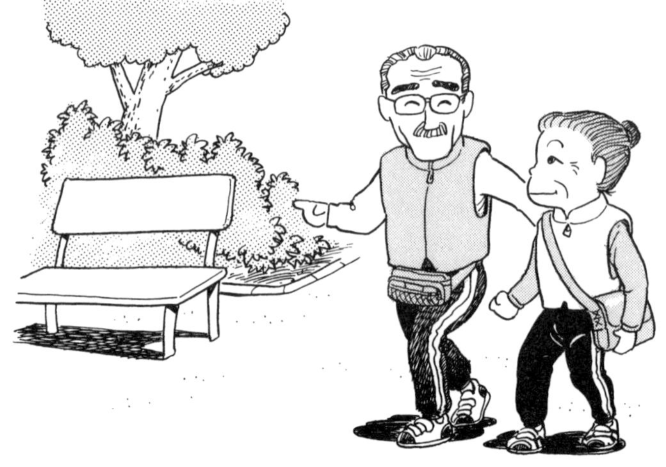

二個人一起走，可以互相檢查姿勢。可能很多人是在聽到對方說：「老伴，你的右肩下垂了喔！」才發現自己的姿勢有錯誤。

⑦下雨天的走路方式

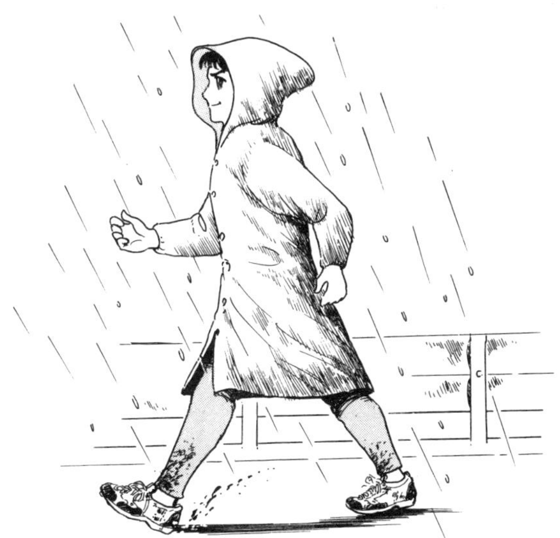

下雨時，地上泥濘不堪，正可以藉此了解自己的走路方式是否正確。從腳跟先著地，使用整個腳底。利用拇趾的根部穩健的踩在地面上。腳尖朝外時，沾在腳跟上的泥容易濺到另一隻腳。腳尖朝正前方時，腳上則較不易沾到泥濘。

⑧遛狗和走路一併進行

即使知道走路的樂趣，還是很難養成走路的習慣。初期時，可以在早晚遛狗時，一併納入自己的走路運動。這樣就能早一點毫不勉強的開始走路。這時，沒有牽狗的手臂擺盪和步幅要稍微加大。

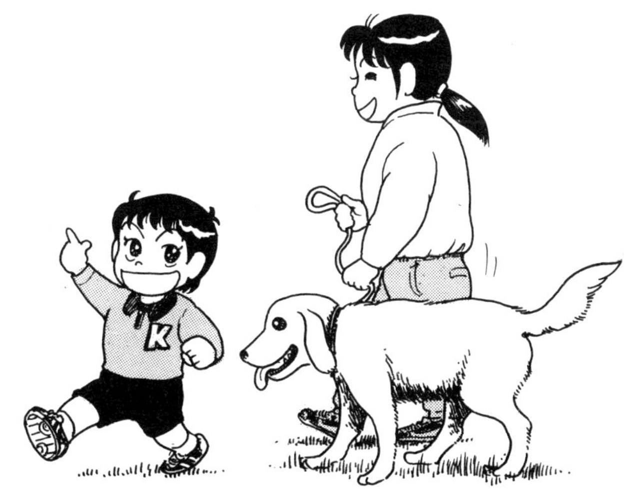

⑨在泥土和草地上的走路方式

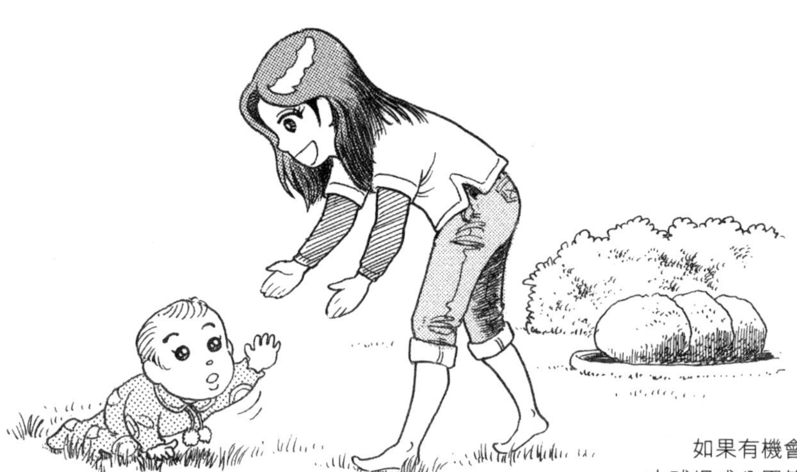

如果有機會到高爾夫球場或公園等有人照顧的草地上走路，一定要赤腳走路。在不穿鞋的狀態下，可以實際感受到腳底的旋轉。

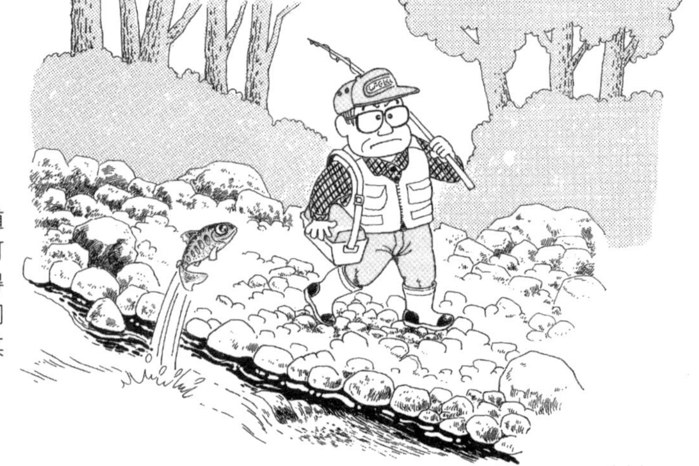

雖然佈滿砂石的道路很難走，但是反而可以藉此訓練平衡感，得到腳底的按摩效果。同時可以鍛鍊腳踝，使其不易扭傷。

~草鞋店的專業知識~

告訴跑者和走路者的祕傳知識

在全世界三十五個國家開了八間店的草鞋系列專門店ATHLETE FOOT在日本國內有二十間店舖，標榜「正確合腳的草鞋」、「豐富的商品資訊」，同時有測量腳的狀態的量身訂做系列。

雙腳踩在黑板狀的掃描儀器上，電腦畫面會顯示出加諸於腳的壓力與重心的位置，藉此就可以知道體重是否均勻的置於左右腳或是「扁平足」。壓力的強弱以不同的顏色來表示，在色彩方面富於變化，十分有趣。

接著，走在掃描儀器上，利用動畫的方式顯示從著地開始到踢出為止的重心移動方式。

從腳跟著地，再用拇趾根部踢出。是否能夠做出一連串的旋轉動作，能夠藉著這個儀器加以確認。店員的建議也相當精確。

事實上，三年前，筆者的右腳韌帶斷裂受傷，結果店員指出：「右邊腳踝朝內側傾斜。」讓我感到驚訝不已。因為腳背外側的韌帶斷裂，所以，會盡量避免將體重傾斜該側，不料竟然養成這種壞習慣。

最後則是利用3D顯示兩腳的壓力區，同時列印出測定結果。基於這個結果，由店員選擇適合個人的腳和目的的鞋子或鞋墊。可以說做好完整的腳的診斷病歷。

同時還能測量腳的正確尺寸。不只是腳跟到趾尖的長度，連寬度、腳掌與腳趾的比例及拱形的長度等都可以計算出來。

另外，也可以知道是否適合穿較深的鞋子。不過，不可盲目相信在這裡所測量的尺寸來選鞋。

店長野崎先生說：「由於腳型的不同，剛剛好的尺寸也會有1公分的變動，尺寸只是一個大致的判斷標準，舒適感才是最重要的。」

如果你要求店員，則他會免費為你測定。聽完店員仔細的診斷與解說，應該就能安心。一年一次保存測定的結果，就可以建立「腳的履歷表」。

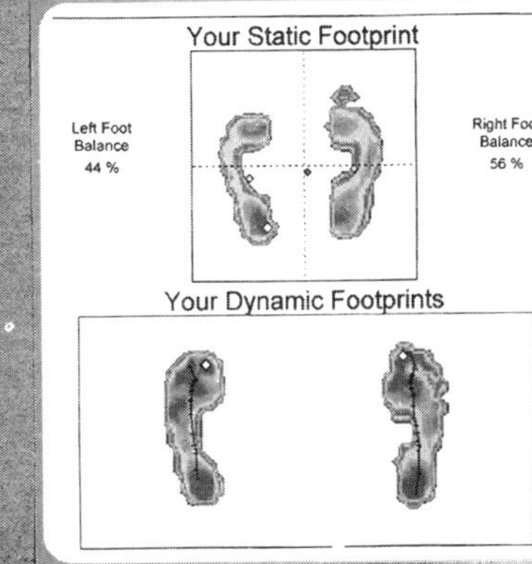

這是測定結果的列印記錄

手中拿著腳的模型並親自說明的野崎店長

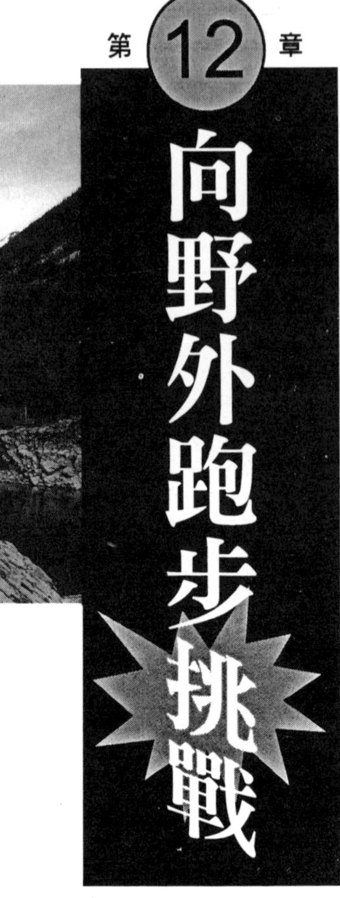

第12章 向野外跑步挑戰

馳騁在山野的野外跑步，備受跑者們矚目。在住家附近或平常的道路上跑步，已經變得枯燥乏味。有時到風景優美的野外去跑步，可以提高持久力和心肺功能，更能轉換心情。

野外跑步的效能

1 培養具有動力的姿勢

由於要奔馳在富於變化的起伏道路上，所以要求不會浪費任何氣力的跑步姿勢。可以在坡道上反覆上坡、下坡的跑，能夠自然的培養正確的姿勢。

2 對於長跑產生自信

能夠讓你跑更長的距離。不過，遇到上下坡時，不要拚命的跑，必須以緩慢的步調來跑。跑完之後，發現自己竟然跑了這麼長的距離，一定會感到很驚訝。這樣就能讓你擁有自信。

3 提高心肺功能

奔馳在崎嶇的道路上，奔跑的步調也會產生變化，而且能夠調節對身體造成的負荷，提高心肺功能。

主編／平野厚（國立競技場慢跑教室講師）
攝影／皋月　插圖／小宮裕子

準備

因為不是在平常熟悉的街道上，而是在自然的山野中奔跑，所以，事先檢查路線非常重要。距離有多遠、有多少上下坡、有無廁所可以補充水分、電話的位置等，這些和跑步力、健康及安全都有關，一定要慎重檢查。

雖然距離具有個人差，但是，初學者最好以十～十五公里為標準。如果是起伏較大的路面，就要縮短距離。此外，與其選擇單向的道路，不如選擇能夠往返的道路。若是途中狀況不佳，可以立即折返。

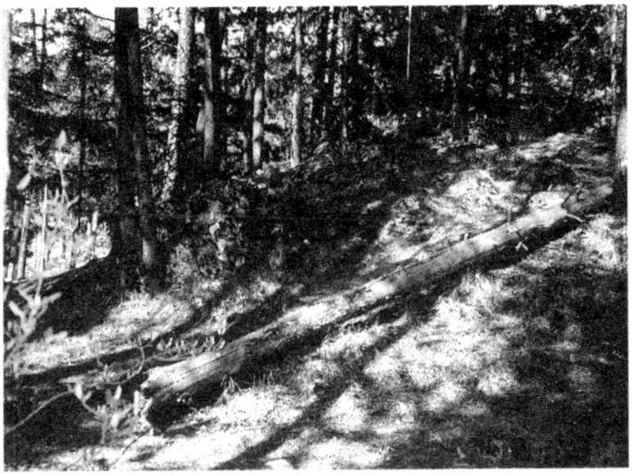

如果是跑山路，那麼，為了預防萬一，必須事先檢查能夠立刻下山的安全道路。山上天氣多變，切記確認氣象預報等。

攜帶的物品

穿著平常穿慣的鞋子。最近，市面上有販售跑山路專用的鞋子，可以配合道路的狀況加以利用。

襯衫要選擇容易發汗的聚酯素材，避免選擇不容易乾而會奪走體溫的棉製品。

冬天不要忘了戴手套，一雙手套就具有一件內衣的保溫效果。

夏天為避免枕部直接曬到陽光，可以將帽子反過來戴，利用帽簷遮擋陽光。

此外，運動飲料、運動果凍或香蕉等食物，以及重量較輕的物品如急救用品、防風外套等，都可以放在背包裡面。

禮貌

如果是走遠足路線，那麼，要避免妨礙別人通行。最近，中高年齡層的遠足掀起旋風，在郊外的道路上可能會遇到很多人。

尤其和同伴一起跑時，在狹窄的道路上，要儘量避免佔據路面。經常發現有許多跑者任意穿越人群，這是很無禮的行為。

一定要遵守禮貌，否則可能會招致別人的抱怨。

上坡

就像在第2章「跑之前檢查姿勢」中曾經提及的，好像繞過刺在腳踝上的竹籤似的將腳抬起。

當然，在跑上坡時要超過已經提高的竹籤位置，腳必須要抬高，也就是膝要抬起來。

跑上坡時，因為上身往前送出，所以手臂的動作一定要變得更積極。如此一來，就能強化腹肌或背肌等上半身。尤其女性跑者，在跑步時多半無法有效的運用身體的扭轉力，但是藉著手臂大幅度擺盪，就能夠自然的改良姿勢。

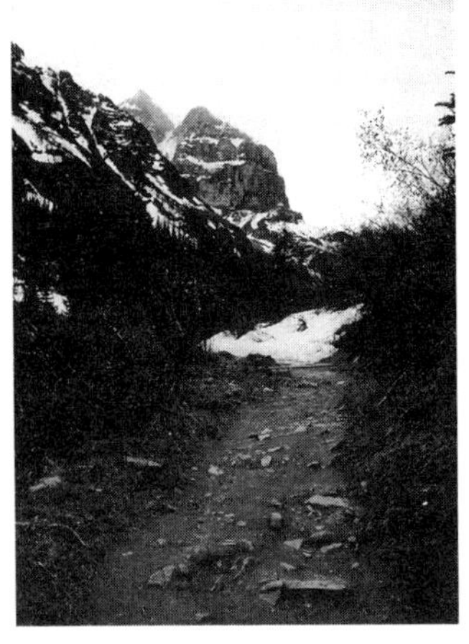

此外，平常在平坦的道路上慢跑時，像股二頭肌（大腿後側）等很少使用到的肌肉，在跑上坡時充分使用，就能提高肌肉的持久性，同時預防其他問題。換言之，即使不利用跑步機、啞鈴或槓鈴等，跑步本身就能夠強化肌肉。

下坡

有趣的是宣稱「利用上下坡來訓練比較好」的人，十人中有八、九人都是進行上坡的訓練，並未將下坡納入訓練的範疇中。事實上，這就表示對下坡的認識不足。

很多人不跑下坡或不知道跑下坡方法。這些人可以先學會以快步走的方式走下坡，再開始跑步。亦即從腳跟開始著地，自然就能使足、腰的使用方式變得更順暢。在跑下坡時，腳的使用方式可以當成走路的延長。

下坡時，步伐容易拉大，所以必須比平常更為縮小步幅。習慣縮小步幅的跑步方式之後，可以慢慢的增大步幅。

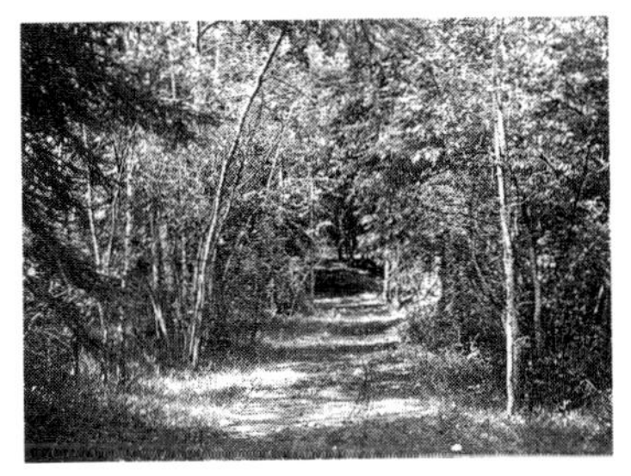

林間

春天到夏天，林間路上覆蓋綠葉，跑起來非常愉快。秋天時，在楓紅層層的樹林中奔跑，也別有一番樂趣。不過，容易被地上的樹幹絆倒，必須特別注意。

落葉季節則是測量跑步技巧進步與否的絕佳時機，因為落葉的彈跳方式可以當成跑步好壞與否的指標。

奔馳在落葉上，葉子會隨風飛起。如落葉飄動得十分劇烈，就表示是用腳尖先著地。腳跟先著地，則會踩踏在落葉的正上方，葉子當然不會四處飄散。

注意濕的落葉！

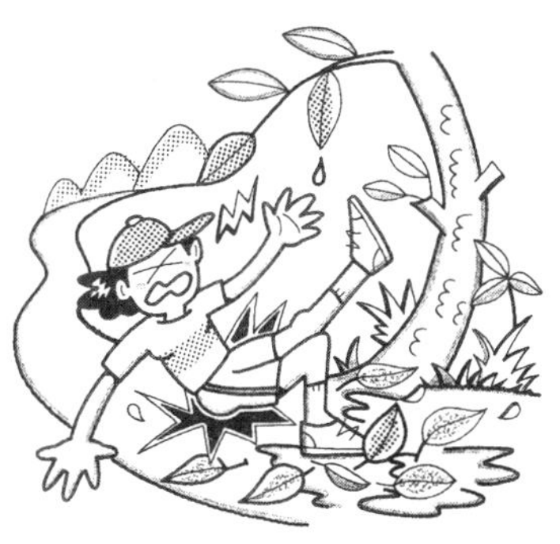

雨後初晴，空氣清新，再加上陽光照耀，相當適合跑步。然而，這時的人孔蓋及斑馬線附近非常危險。就像許多機車騎士會在轉彎處滑倒一樣，跑者也容易發生意外。路上的溼滑，可能會使腳打滑而跌倒。出乎意料之外的是，原本用來判斷跑步好壞標準的落葉，也會因為被雨水打溼而使人滑倒。

雖然和在彎道上碰到人孔蓋使輪胎打滑而跌倒的機車騎士不同，但是跑者也會跌倒。一定要確實從腳跟先著地，做好腳底的旋轉動作。如果用腳尖或外側等著地，則即使是一片濕的落葉，都可能會使腳打滑。

因此，正確的姿勢才能保護你免於受傷的危險。

不同場所的跑法

下坡

腳跟先著地，保持腳底平坦的狀態落腰。只要做到這一點，就能輕鬆的拉大步伐，加快下坡的速度。初學者一開始要縮小步伐，從腳跟著地的動作做起。縮小步伐時，手臂擺盪的速度會增加，所以必須視情況小幅度快速的擺盪。

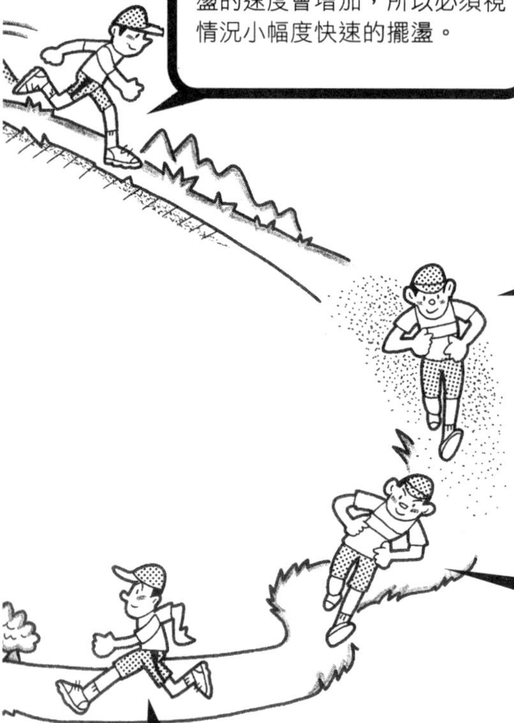

沙地

在深的沙地中跑步，可以鍛鍊平常很少活動的跟腱或腳背。跑起來很舒服，但是跑太久會異常疲累。這時，可以改成走路的方式。海邊等水邊的沙既密又硬，可以赤腳在上面奔跑。如果穿著運動鞋跑步，則不妨回頭檢視自己的足跡，這樣就可以知道腳底是否筆直的著地。

彎道

即使一流的馬拉松選手，彎道時的跑法有時也會做得不好。右彎時，上身稍微往右側傾斜。右手臂不要過度擺盪，右腳尖朝轉彎的方向。維持筆直的方向轉彎，很容易扭傷腳踝，必須注意。

柏油路面

在硬的道路上跑步，中高年齡的跑者容易損傷關節、肌腱和肌肉，所以要穿具有優良緩衝性的慢跑鞋。過度強調從腳跟先著地，容易損傷腳跟，而且會頭痛。必須利用腳踝，用整個腳底著地。

階梯

階梯數較少，用腳尖快速跑。階梯數較多，則用腳底著地，慢慢的進行消耗熱量跑法。下樓梯時，縮小步伐，採取速度跑法。不過，滑跤時容易跌倒，所以最好還是採用走路的方式，等走到其他地方時再加快速度。

草地

在草地上奔跑，腳底非常舒服，可以穿較薄的鞋子，進行速度富於變化的跑步或姿勢練習。

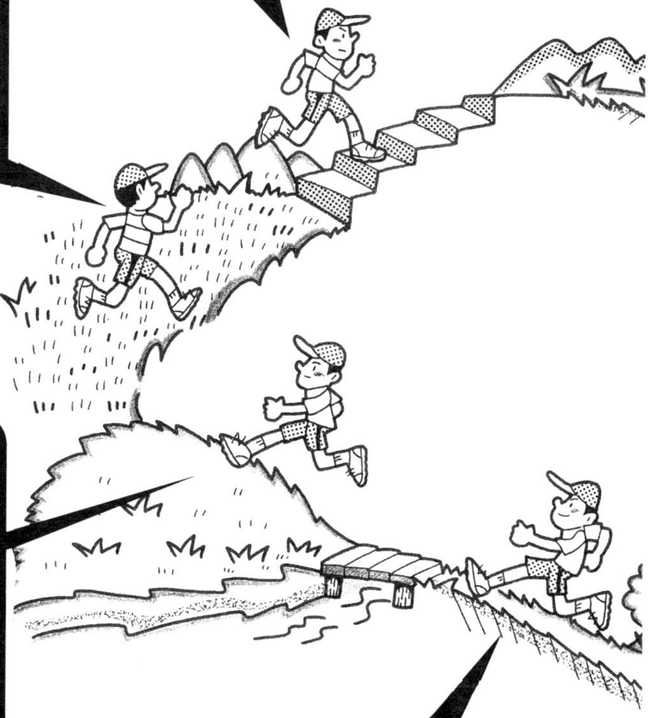

河堤

雖然地面柔軟，但有時會被凹洞絆到，必須隨時注意腳邊。有些跑者迎風跑步時會用力跑，但是這樣會導致姿勢不良或消耗大量的體力。逆風時要隨機應變，選擇順風的路線來跑。

上坡

大幅度擺盪手臂，抬高膝。如此一來，與其說是跑步，不如說能夠得到肌力訓練效果。跑上坡的優點是，可以進行這種訓練。

第13章

55歲開始的安全走路與跑步

五十五歲開始的走路及跑步，要切記避免與他人競爭。首要目的是健康。事先確認如何才能安全走路及跑步。

大型的走路及跑步的市民活動風潮令人驚訝。

例如，每逢週末，全國各地都會舉行「萬人步行大會」。五公里、十公里或全程馬拉松等，有各種走路或跑步的活動。

其中有不少的高齡者參加，他們甚至想刷新記錄。有這種想法固然很好，但還是要三思而後行。

你認為自己可以走到一百歲嗎？或是可以想像自己在一百歲時走路的樣子嗎？為了實踐這樣的快樂人生理想，現在就要充分做好準備，進行訓練。

以下就來探討對於高齡者而言，到底走路、跑步是什麼？

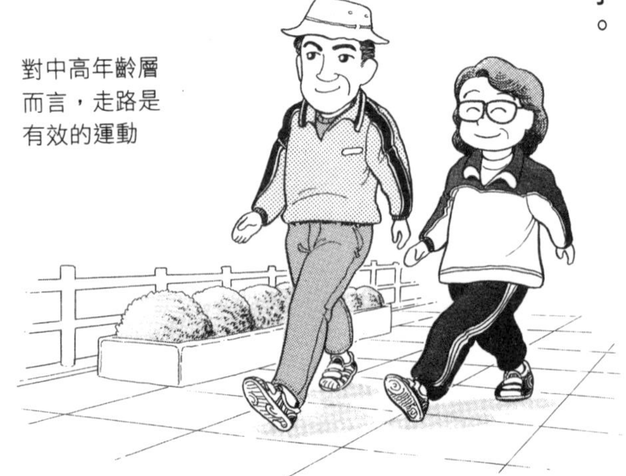

對中高年齡層而言，走路是有效的運動

從五十五歲開始的走路及跑步新常識

走路和跑步能夠增進五十五歲以上年長者的健康，但是必須特別注意某些事項。平常就要向負責中高年齡層健康的醫師請教處方箋及新常識。

藉著走路提高年老的品質

五十五歲開始的走路或慢跑，最重要的是必須捨棄以往有關運動的想法。例如每天運動，或如果一次不走二十分鐘以上就無法得到有氧運動的效果等，不要在意這些想法。

五十五歲以上的人要運動，最好選擇走路。中高年齡層光是走路，就能夠使用下肢最大肌肉的三十%，年輕人則只能使用十%。年輕人只使用最大肌肉十%的走路不能算是運動。對於中高年齡層而言，走路會成為有效的運動，原因就在於這個比例的差距。

在日常生活中，中高年齡層很少走路，當然不常活動下肢肌肉。事實上，他們即使只步行十分鐘，也需要下肢最大力量的三十%。

為什麼一定要使用下肢肌肉的三十%呢？最主要的原因是肌力減退。

隨著年齡的增長，走路方式的變化有二種。一種是走路速度減慢，第二種則是姿勢稍微前傾。姿勢前傾，是因為維持姿勢的腹直肌（縱行於腹部中央的肌肉）衰退的緣故。

年紀增長，走路速度減慢及姿勢前傾，都是肌力減退造成的。因此，最好持續走路，加以鍛鍊。

不常走路便會使肌力衰退，中高年齡層能夠藉著走路充分鍛鍊肌力。假如放任不管，則身體的各種機能都會衰退，即老化。走路不需要挑選時間或場所，可以利用走路這種持續的運動來提升年老的品質。

主編／久保明（高輪醫學中心院長）　**黑田惠美子**（健康運動指導師、氣功太極拳教師）
攝影／遠藤潤、市川裕子　插圖／中村恆雄、皐月

從運動十分鐘開始做起即可

運動不持續二十分鐘，脂肪無法燃燒。這是經常聽到的說法。有人提出「有氧運動二十分鐘說」，這種想法是否正確呢？答案是否定的。

運動時所使用的熱量，在運動結束十分鐘至二十分鐘之後，脂肪才能比碳水化合物更有效的被利用掉。如果不進行二十分鐘，脂肪無法被燃燒。這些都是以前的說法，但現在卻依然存在著這種錯誤的觀念。你可能也認為只做二十分鐘以下的運動無法產生效果吧！

事實上，沒有運動習慣的高齡者，只要做十分鐘的運動即可。因為能夠總動員全身的肌肉。勉強自己運動二十分鐘、三十分鐘，反而有害健康。

一九九九年，發表關於冠狀動脈的疾病，即減少心臟病的國際建議案。在身體運動項目中，有句話是「10 minutes of walking daily」。亦即運動從十分鐘開始。

美國的運動醫學界也提出了研究結果，認為三十分鐘×一次的運動和十分鐘×三次的運動相比，脂肪消耗量相同。總之，不必在意二十分鐘這個數值。

以前總認為要大量流汗、氣喘如牛才算是做運動。但這真的是運動嗎？現在美國等國已經開始重視輕鬆的運動，甚至有的研究論文提出物理運動、休閒運動的字眼，取代以往的運動。

所謂物理運動，是指設定個人目標的身體活動。身體活動並非運動，例如，爬樓梯、走路購物等，在生活中，重點在於如何提升身體活動度。

建議各位先做十分鐘的身體活動。

反覆「三天打魚兩天曬網」！

由死亡率就可以知道養成走路習慣和沒有走路習慣的人之間的差異。

一九九八年美國發表的論文談及一天走路距離和死亡率的關係。一天走一哩（約一・六公里）和走二哩（約三・二公里）的人相比，

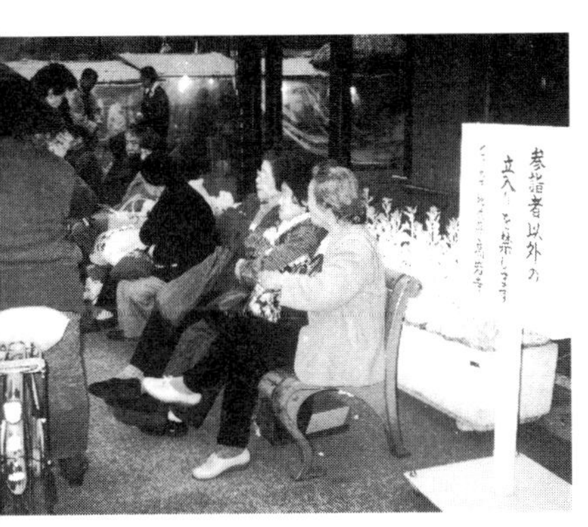
外出也是一件樂事

後者的死亡率較低。此外，持續走路，死亡率更低。在開始走路的第二年，這種關係變得明顯，五年之後則更為顯著。

有一份關於夏威夷心臟課程的研究，提出走路和心臟病相關的調查報告。以七十一歲至九十三歲的二六七八名高齡者為對象，調查走路和心臟疾病的減少是否有關。結果發現兩者有密切的關係。

世人都喜歡追逐潮流，聽說走路對身體很好，就爭相仿效。然而，常常只要連續下了兩天雨之後就半途而廢了。

其實，反覆三天打魚兩天曬網的做法也不錯。

連續進行三天之後，想休息就休息，從第五天再開始也無妨。只是走路，不必太嚴肅。與其連續走一、二個月就停止，不如採取三天打魚兩天曬網的方式，這樣反而有益健康。

一些探討時間管理的書籍認為，要將今天該做的事情按照先後順序整理出來。

不妨將這個方法應用在鍛鍊身體上。既然知道花十分鐘走路有益健康，那麼就來排個優先順序。

看看今天的自己，再想像一年後的自己。五十五歲以上的人，健康非常重要，所以走路一定要優先考量。

想走路時就走路

服務於某大醫院門診部時，曾經調查過通勤時為了健康而提早下車走路的人日後的情況。結果正如我原先所預料的，八成的人都半途而廢。因此，任何事勉強去做，一定無法持之以恆。

很多人因為公司有應酬要加班，無法每天提早下車走路。事實上，一週內走路二、三次就夠了。和什麼都不做相比，即使只走二次也很好，三次當然更好。

以前總認為最好能夠每

天持續走路，但是，到底有多少人能夠實踐呢？還是抱持輕鬆的態度來走路吧！

上班族平均一天走五〇〇〇步，家庭主婦若不離開家門，則平均一天只走二五〇〇步。和一天一萬步的理想相去甚遠，能夠付諸行動的人並不多。

一天走路步數愈多，好膽固醇確實會增加。

不過，最重要的是不要在意一萬步這個數值，而是了解自己一週內能夠活動身體到何種程度。

在清爽的早晨走路或飯後散步一小時等，都是不錯的選擇。走路並沒有特殊的時間帶。生活形態也因人而異，走路的時間帶自然各有不同。想走路時就走路，不必太拘束。

另外，心律不整、狹心症、因為糖尿病而服藥或注射胰島素等的人，要避免空腹時走路。注意上午六點至九點，血壓容易變動，也要避免走路。

以往認為高齡者不需要「運動」，而且沒有將伸展視為運動的一部分，疏忽呼吸法。然而，五十五歲以上的人，在選擇身體活動時，伸展、呼吸法、走路及慢跑等，都應該納入其中。

五十五歲以上的人，不必向更新身體的「運動」挑戰。與其如此，不如提高每天能夠進行的身體活動。

邁開大步走和大幅擺盪手臂都不好

很多老人喜歡邁開大步走，而且走路速度相當快，根本感覺不出他們的年齡。可能是因為他們的腳沒有問題吧！當然，這是特例。國內大部分的老人都有膝痛的毛病。

雖然邁開大步走是很有效的步行法，但是容易損傷膝，所以，老人最好避免這麼做。高齡者走路時，往往會變成蟹形般的走路姿勢，如果大步走，則可能會增加

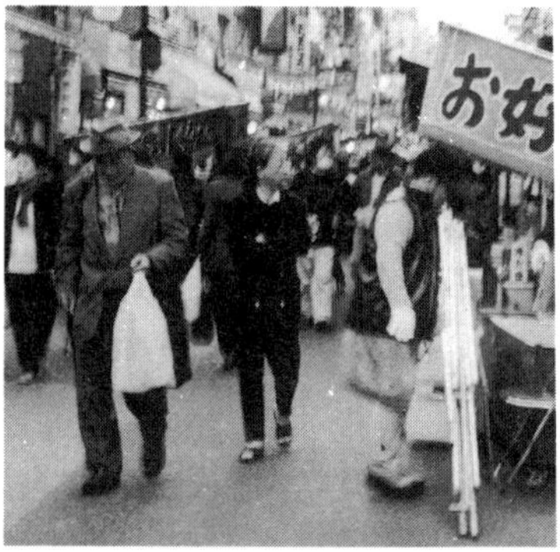

想走路時就走路

膝內側的負擔。

大幅擺盪手臂的老人也很常見。大幅擺盪手臂，能夠使步行更有節奏，但是高齡者勉強大幅擺盪手臂，則容易損傷肩，成為肩膀酸痛的原因。

此外，大幅擺盪手臂，也可能會出現邁開大步走的走路方式。

走路是為了擴大行動範圍

對於走路有自信之後，偶爾到郊外、山上走走、做森林浴，相信城市中所沒有的豐富自然，能夠治療你的身心。

森林浴有益身體健康，是因為樹木會散發芬多精的緣故。經由心理學、生理學證明，進行森林浴能夠得到很好的結果。

進行這項實驗的是農林水產省森林綜合研究所生物活性物質研究所。讓五名男學生在溫度、濕度都和鹿兒島縣的屋久島相同的人工氣候室中走路，以及實際在屋久島走路。

比較之後發現，在屋久島進行森林浴，較能抑制緊張或不安的情緒，而且壓力激素的濃度會減少。

接觸樹木時，舒張壓下降，生物體感覺安詳。聽到森林的聲音，腦的血液循環減少，就能使生物體放鬆。

很多人都喜歡大自然中的聲音和香氣，尤其來到山野或風景優美的地方，更是令人身心舒暢。這是藉著聽覺、嗅覺、視覺所得到的訊息，使腦獲得放鬆。

以上是經由寵物效用而證明的事實。曾經出現心肌梗塞的人的復發率，只要飼養寵物就會下降。壓力使血壓上升的人，飼養寵物與沒有飼養寵物相比，前者上升的機率為後者的一半。

森林浴能夠讓我們接觸豐富的大自然，培養感性。平常大家沒有注意到的行道樹或鄰居庭院中的樹木等，具有四季不同的表情，讓人感動。

走路的延長是森林浴。就算是老人，不，應該說因為是老人，所以要從一天進行十分鐘的走路運動開始，鍛鍊步行的肌力。

老人的走路、跑步課程

老人的走路、跑步方式相當獨特。且無論你是否喜歡，隨著年齡的增長，一定會出現這種走路姿勢。

老人獨特的走路方式是肌力衰退造成的。因此，只要鍛鍊衰退的肌力和肌肉，就能夠恢復老人正確的走路方式。有的老人背部挺直，走起路來虎虎生風，令人羨慕不已。只要花點工夫，任何人都可以正確的走路。這一點和年齡無關。

我們先觀察老人獨特的走法，了解缺點所在。有人抱怨：「愈努力愈會造成反效果。」在此，就從對於衰弱的身體較溫和的「只要願意去做，就會產生對身體有效的走路．跑步方式」課程開始。不只是老人，對年輕人而言也是很好的訓練。

姿勢 OK

從側面看就一目瞭然。檢查肩膀與腰之間的線條是否筆直。可以照鏡子或請別人為你檢查。

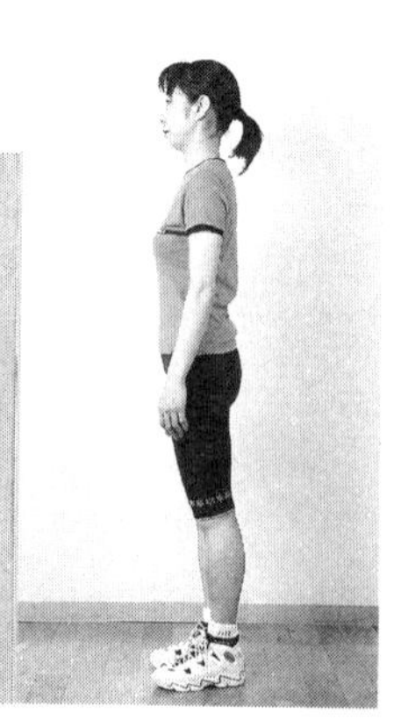

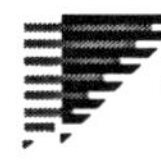

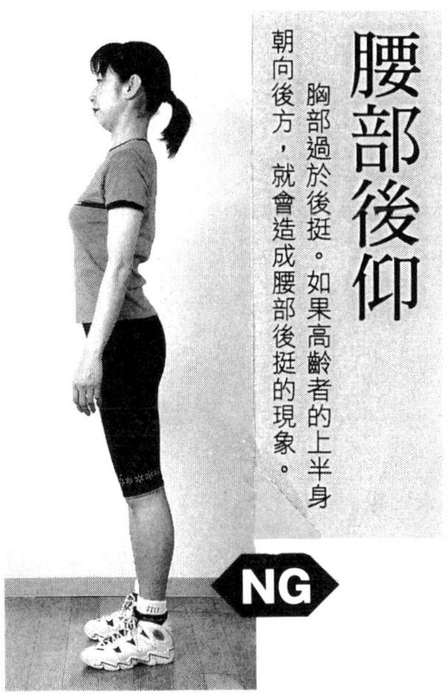

腰部後仰

胸部過於後挺。如果高齡者的上半身朝向後方，就會造成腰部後挺的現象。

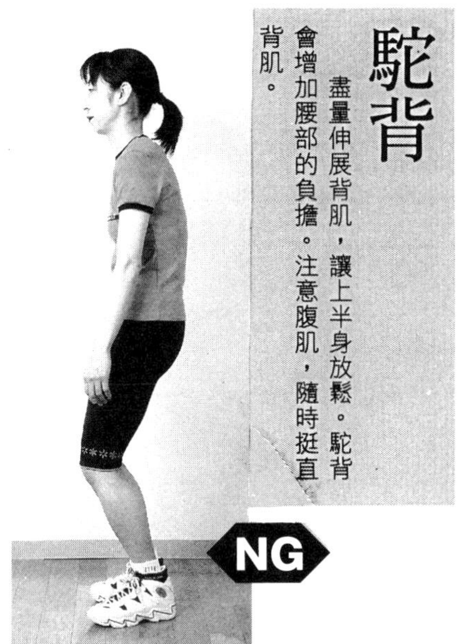

駝背

盡量伸展背肌，讓上半身放鬆。駝背會增加腰部的負擔。注意腹肌，隨時挺直背肌。

想要走到 100 歲的肌力訓練

提高肌關節的彎曲

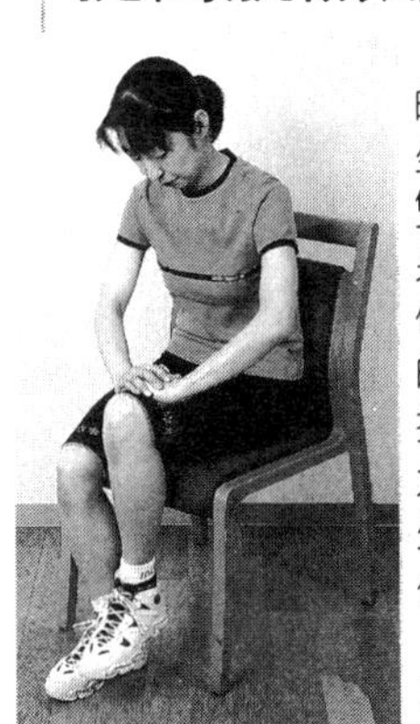

股關節不能柔軟的彎曲就容易跌倒。坐在椅子或沙發上，雙手從上方按壓膝。另方面，大腿部則好像要抵抗來自於上方的力量似的往上推。換言之，手往下壓，大腿往上推，交互產生拮抗作用，藉此強化股關節的彎曲運動。單腳各進行10次為1套。

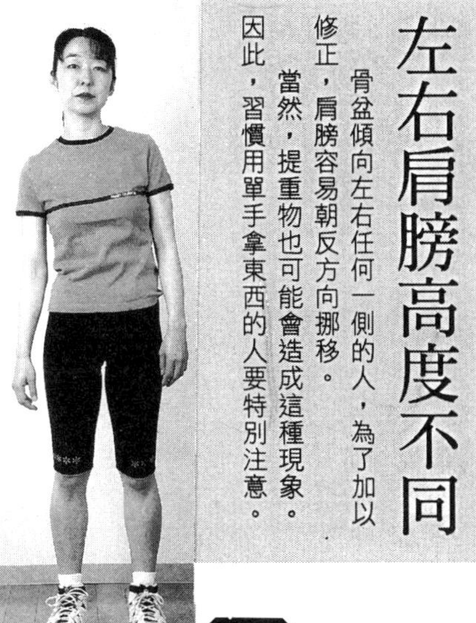

左右肩膀高度不同

骨盆傾向左右任何一側的人，為了加以修正，肩膀容易朝反方向挪移。當然，提重物也可能會造成這種現象。因此，習慣用單手拿東西的人要特別注意。

走路方式

腳跟先著地，重心移動到腳尖。移動重心的比例是右腳：左腳＝10:0→9:1→8:2→……→1:9→0:10。意識到身體的軸心來轉移重心。以軸為中心，進行手臂後拉擺盪、抬腿、踢出等動作。只要想像一下打大鼓的光景就夠了。身體的軸就是大鼓的軸。巧妙的利用離心力來擺盪手腳吧！

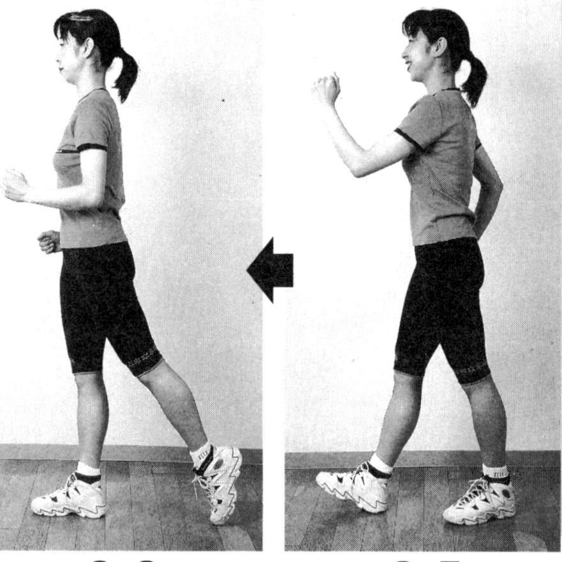

8:2

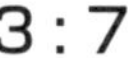

3:7

腰的扭轉

如果腰不能順利的扭轉，則步幅會變窄。走路時充分扭轉腰，則骨骼能夠舒適的活動，自然就能消除背骨的歪斜現象。

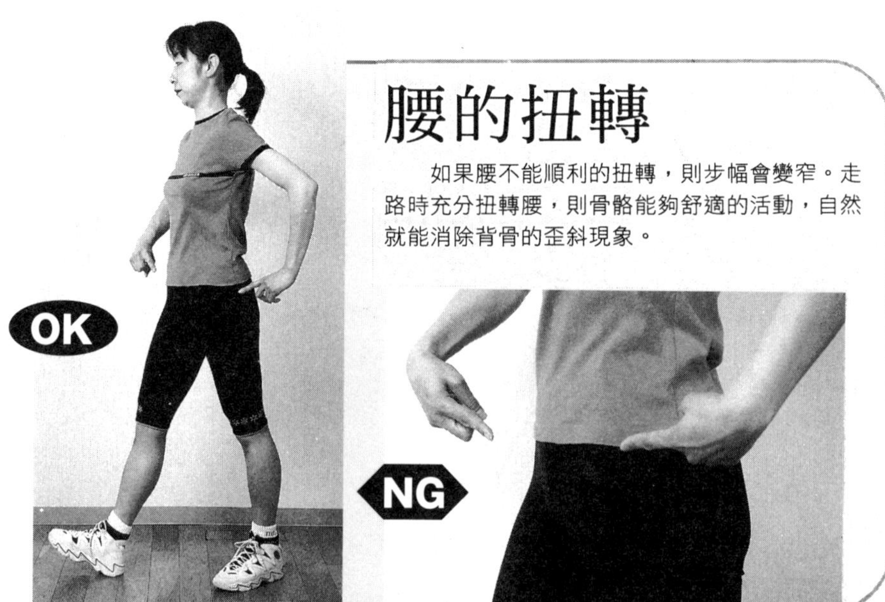

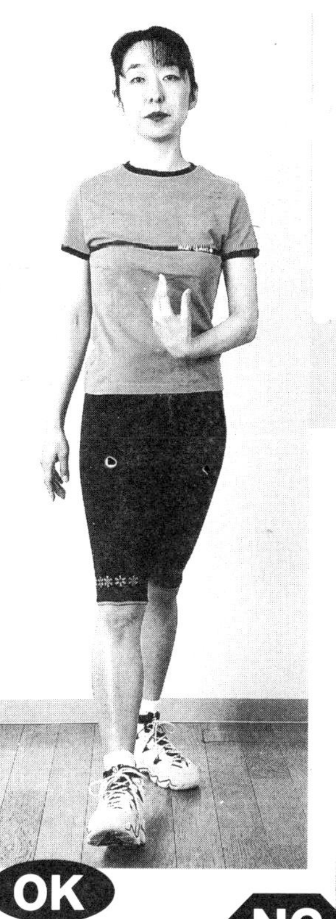

軸的意識

走路時身體的軸應該只有一個，但是，高齡者的股關節及腰失去柔軟性，所以，很容易變成二直線步行。右腳和左腳分別為軸的走路方式，會使身體朝左右搖晃。

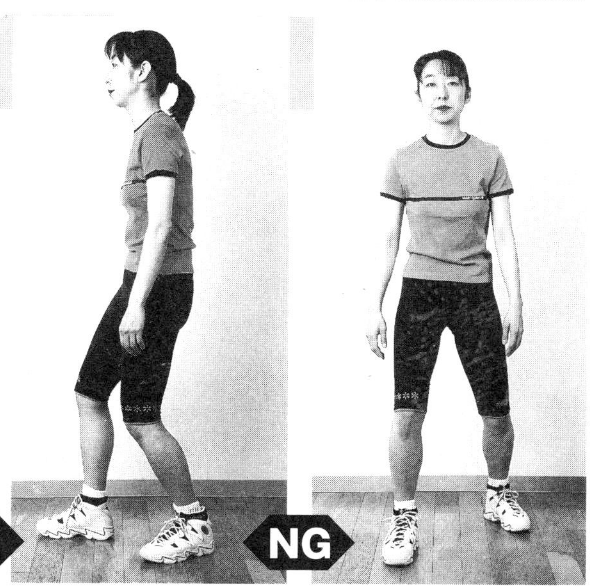

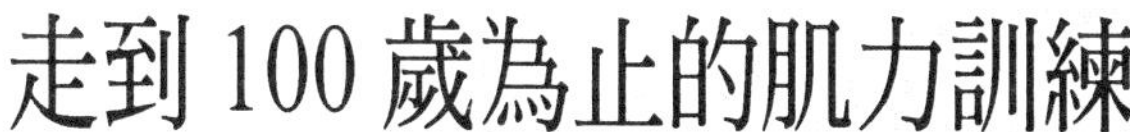

走到 100 歲為止的肌力訓練

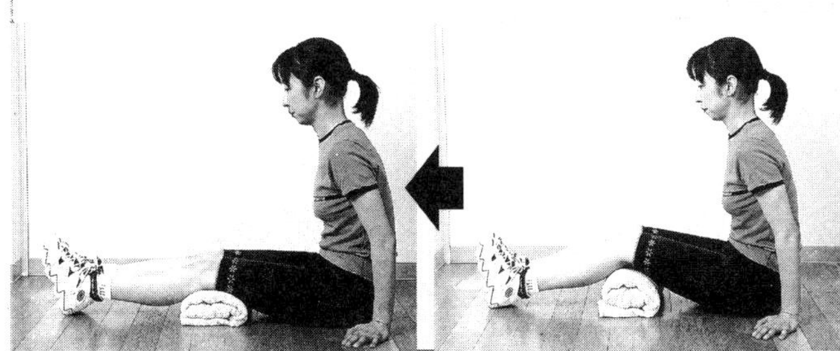

坐在地上，雙腿伸直。兩膝和地板之間夾著裹著的大浴巾。用力壓大浴巾。置於膝下的浴巾十分柔軟，不會損傷膝，能夠改善膝的疼痛，鍛鍊膝周圍的肌肉，同時矯正蟹形走法。

正確的落腰

正確的走路姿勢是伴隨著重心的移動。是否能夠順利的移動重心，就看腰是否能夠正確的落在腳的正上方。總之，最好想像腰落在腳上方的樣子來走路。

感覺臀部好像往前伸出似的

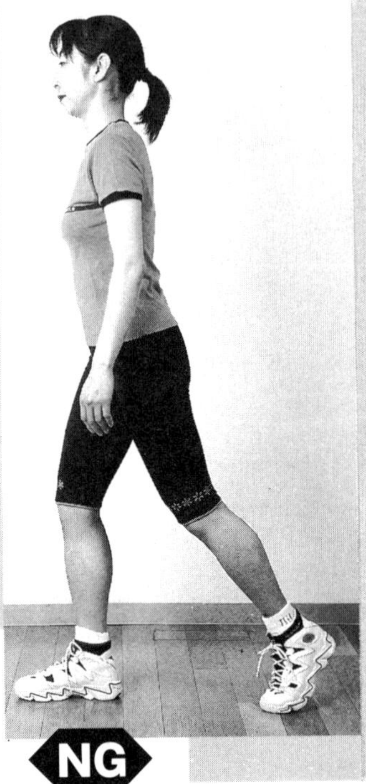

NG

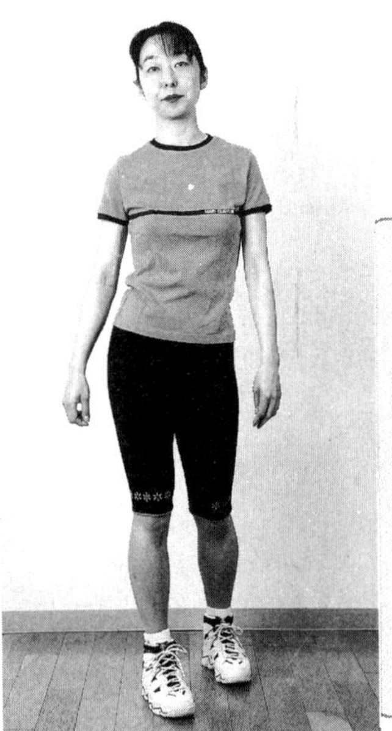

瑪莉蓮夢露般的走路姿勢會使臀部變大

以前瑪莉蓮夢露在電影中經常出現象徵性感的扭腰走路方式，吸引許多男人的目光。這種以臀部為中心點來走路的方式，會使臀部變得愈來愈大。

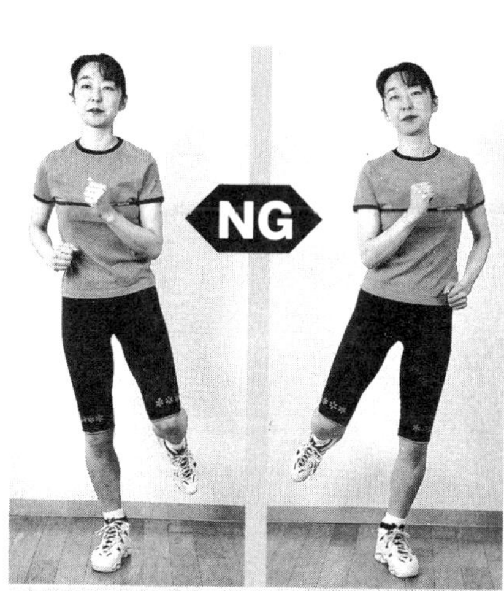

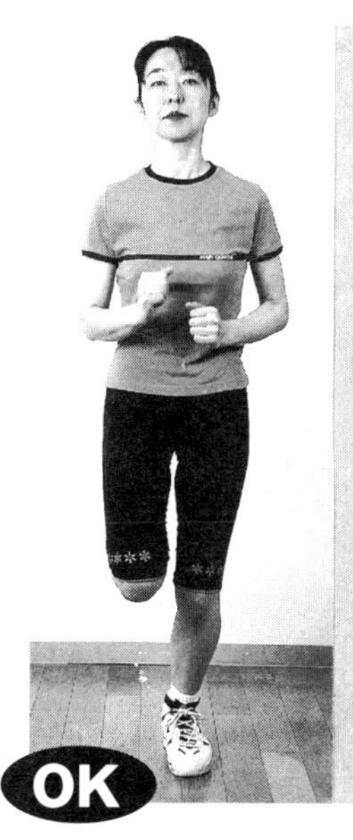

跑步方式

老人跑步時特別要避免過度用力，最好能夠放輕鬆。如照片所示，放輕鬆來跑步。上下活動的跑步會損傷膝，要特別注意。

朝左右擺盪的人

朝左右擺盪的跑步方式，每跑一步就會增加腰的負擔，成為腰痛的原因。

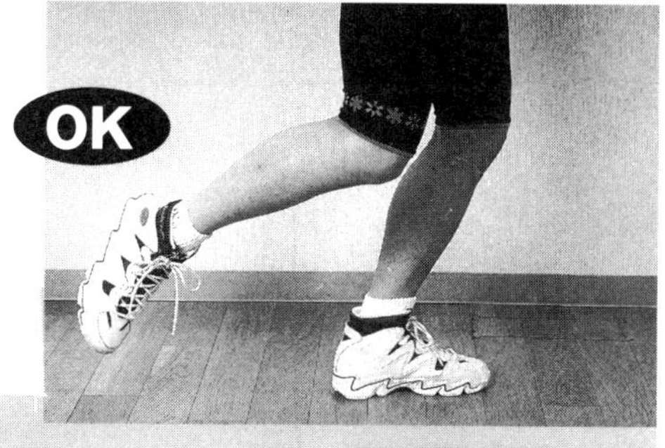

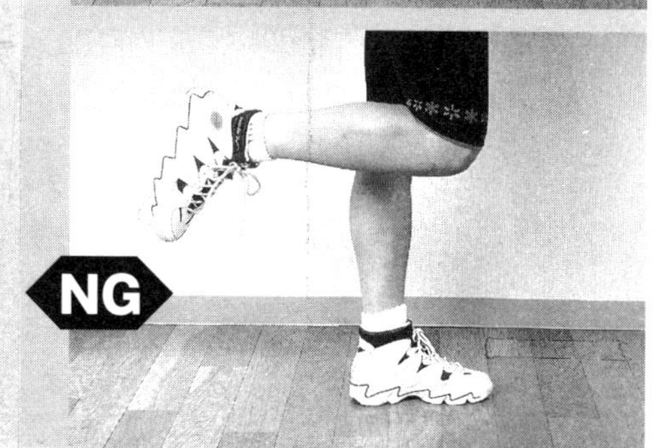

使用膝的緩衝方式

(OK)順利的使用膝的緩衝方式，就能夠柔軟的著地。

(NG)腿打直著地，無法使用膝的緩衝作用，容易損傷膝。

膝的使用方式

走路時，膝朝外或朝內都不好。老人往往不轉動腰而轉動膝來走路，結果造成膝過度的負擔。尤其大腿部的肌肉衰弱時，每走一步，膝關節的半月板就會搖晃，逐漸耗損。可以到健身房利用跑步機來做訓練。因為是自動式的，所以可以專心練習。

膝朝外

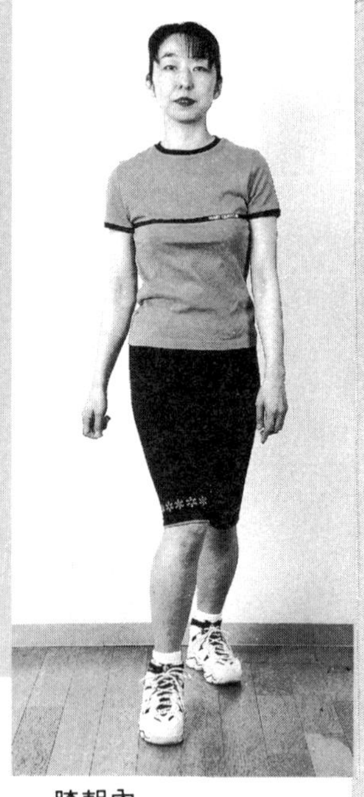

膝朝內

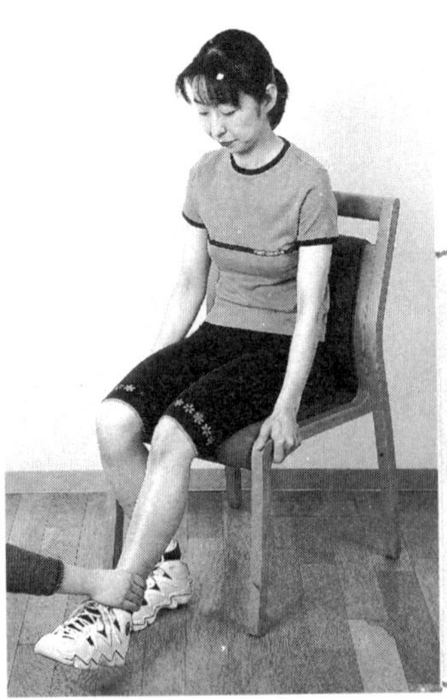

走到 100 歲為止的肌力訓練

鍛鍊膝的肌力

坐在椅子上，同伴從前方輕輕的按壓你的腳踝。在腳踝被按壓的狀態下，花10秒讓腳往前伸。接著，請同伴為你按壓跟腱，花10秒向後彎曲。前後彎曲結束後，換另一隻腳做相同的動作。各做10次，總計 1 套。

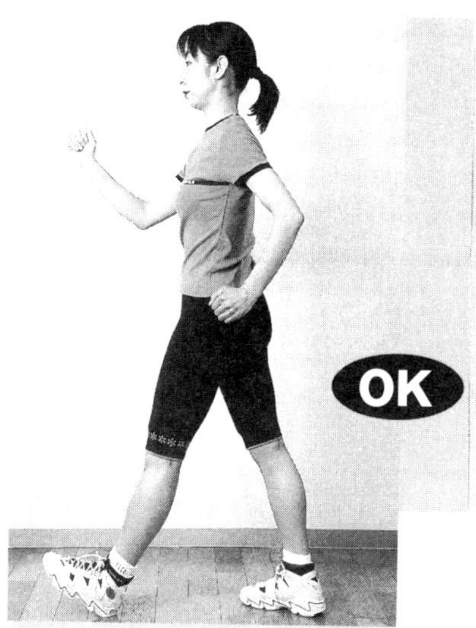

擺盪手臂

有的老人不是利用腳當成往前的推進力，而是大幅擺盪手臂，藉此得到推進力。擺盪手臂很有效，但是卻有很多人用力過度。肩膀上抬時擺盪手臂是錯誤的，要讓肩膀落下，放鬆力量，好像鐘擺一樣的擺盪。如此一來，走路時就不會感到疲累，而且可以防止肩膀酸痛的問題。進行走路之前，請站在鏡子前好好的檢查一下自己的走路姿勢吧！

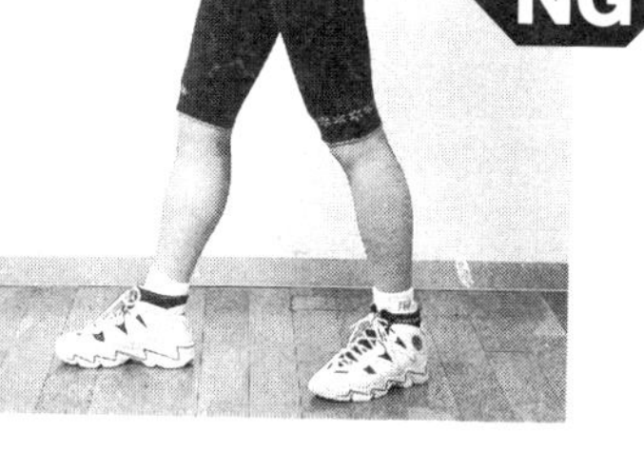

走到一百歲為止的肌力訓練

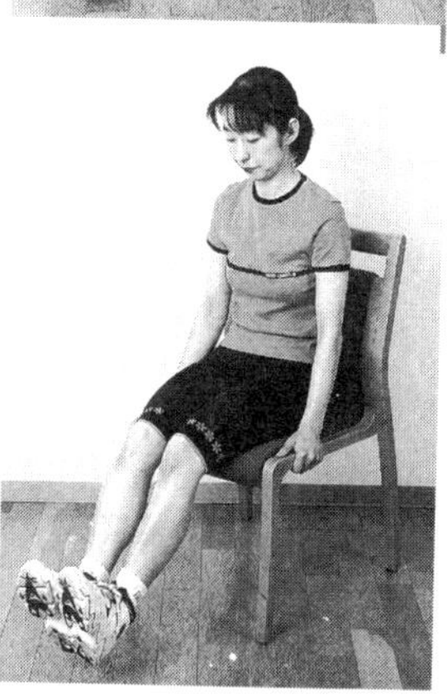

強化腳踝

坐在椅子或沙發上，腳尖上下移動。腳尖朝上，脛骨前肌朝下，能夠鍛鍊小腿肚的腓腸肌。

照顧衰弱的身體

1. 伸展運動

「今天的伸展不是在今天，而是明天以後才會發揮效果」。這是亞康索大學的運動生理學專家所說的伸展運動效果。

早上起床時，躺在被子裡伸懶腰、坐在椅子上時，手往上抬伸懶腰等，都是屬於伸展運動。在伸懶腰的瞬間會覺得很舒服，就是因為能夠伸展原先持續相同姿勢時處於緊張狀態下的肌肉，使得全身血液循環順暢的緣故。肌肉柔軟的訊息傳遞到腦，腦也會得到放鬆，同時去除身體和腦的疲勞，具有一石二鳥的作用。從今天開始，盡量伸展吧！

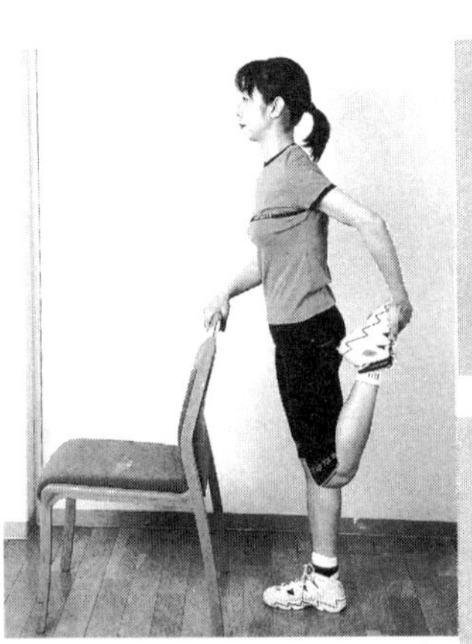

伸展大腿

膝蓋以下的小腿部分往後折，抓住腳踝。挺胸，伸直大腿。這個運動能夠有效的伸展股四頭肌（大腿前面）。

伸展大腿柔軟動作

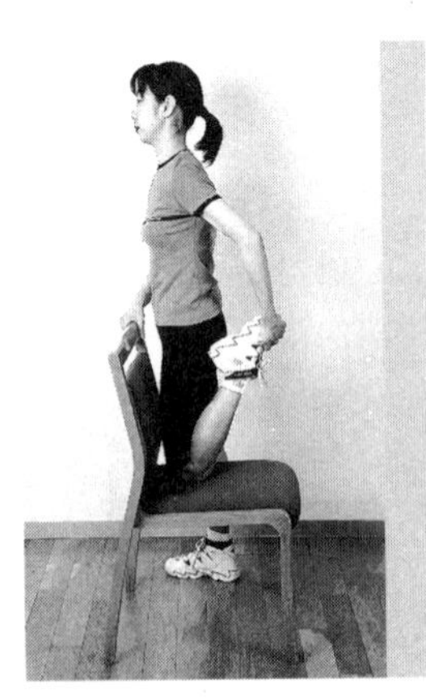

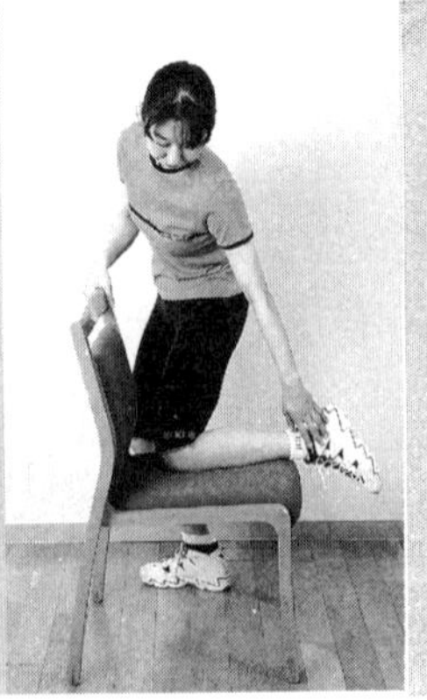

屈膝，抓住腳踝。做不到的人利用椅子輔助，就能輕鬆的伸展大腿。膝置於椅子上，然後上抬腳踝即可。

伸展臀部

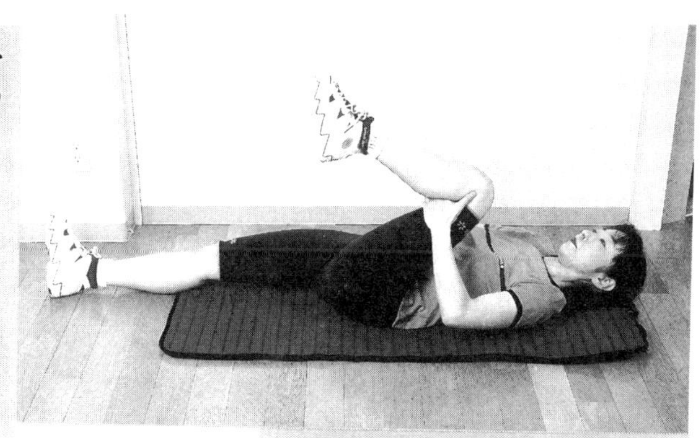

雙手抵住膝的後方，將膝帶到胸前，能夠伸展臀大肌。用正確姿勢走路時，臀部容易疲累，一定要充分伸展。此外，如照片（左）所示，繞腳踝和膝也是伸展運動。

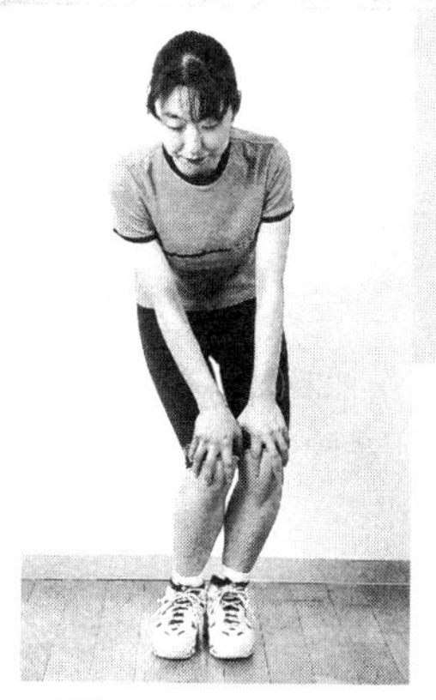

繞膝

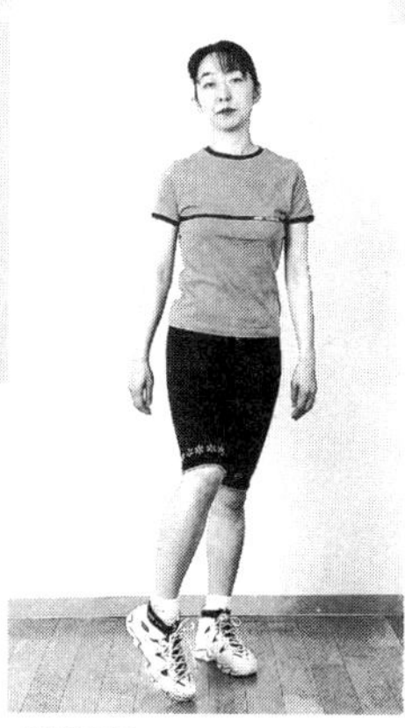

繞腳踝

甩　腿

膝上抬，甩下肢，能夠提高膝關節的柔軟性。

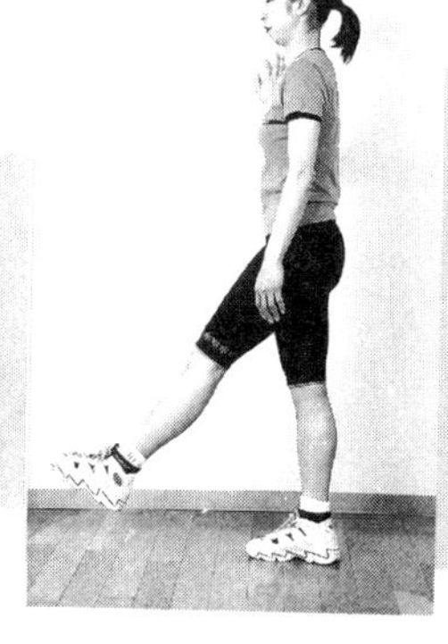

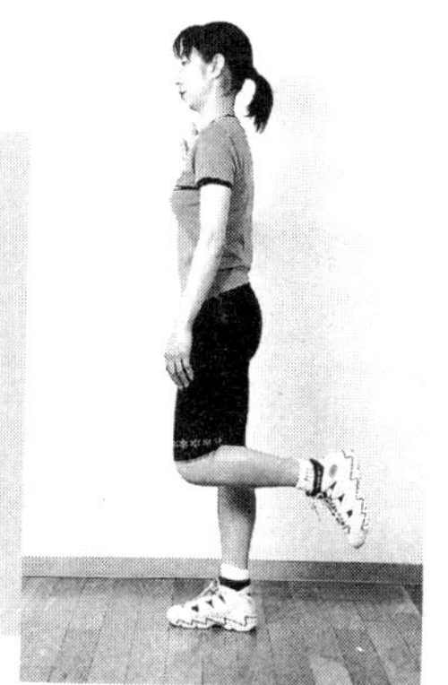

2. 按摩

按摩並不麻煩，基本上就是繞腳踝、捏腳趾、揉捏腳底、按壓並敲打腳底。可以利用高爾夫球進行輔助。

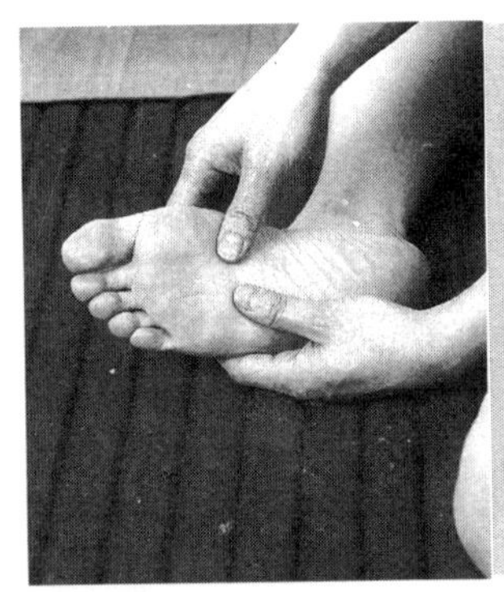

腳　底

「今天辛苦你了」，抱持著這種心情來按摩腳底。以拇指的指腹用力按壓，或是用整個手掌輕柔的按壓。這樣就能消除疲勞。

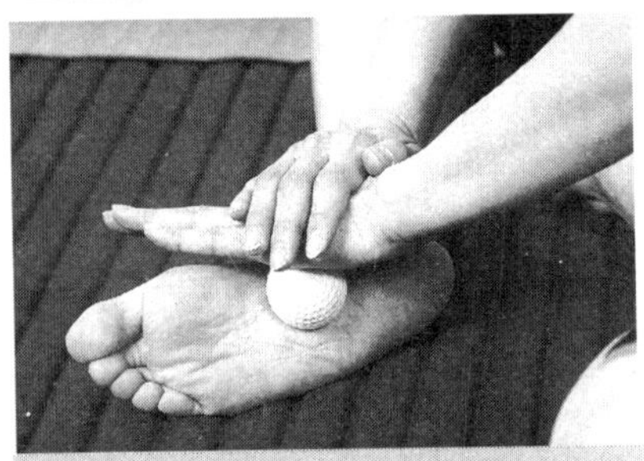

高爾夫球①

用手掌轉動高爾夫球，仔細刺激整個腳底的穴道更有效。

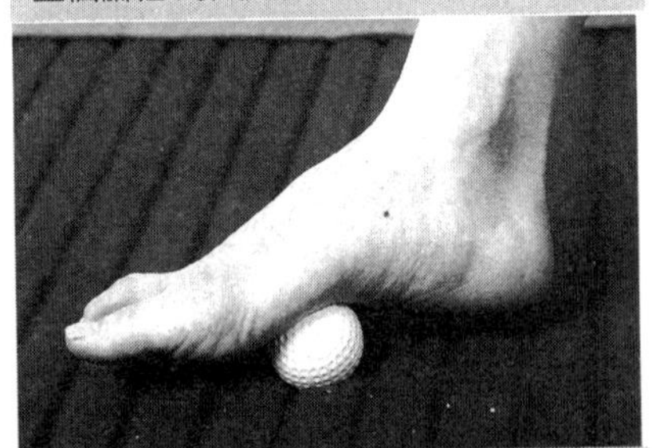

高爾夫球②

想要更用力的刺激腳底時，可以將高爾夫球擺在地上，直接用腳底滾動高爾夫球。

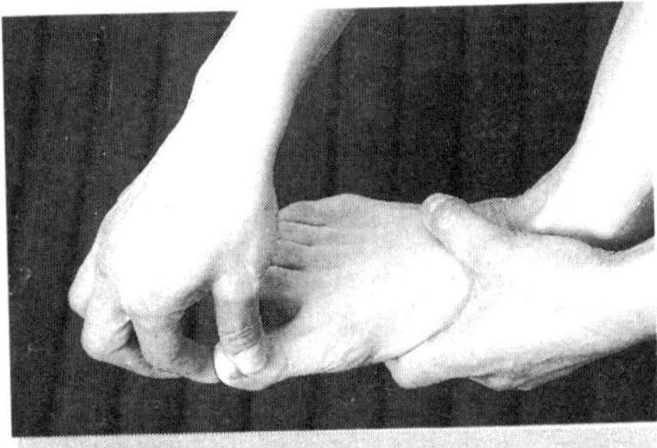

拉扯腳趾

輕輕的拉扯每一根腳趾。趾骨像牙根一樣的延長，其根部則一直延長到腳背。你也可以輕輕的揉捏根部附近。

3. 泡澡溫暖身體

泡澡不只能清洗掉身體的汙垢及汗水，同時能夠從體內溫暖，促進全身的血液循環，使新陳代謝順暢，消除疲勞或失眠，緩和手腳冰冷症或腰痛。

若要消除壓力、放鬆身心，就要多花點時間去泡溫水澡。三十八～四十度的溫水，會促使副交感神經功能旺盛，分泌能夠抑制神經興奮的神經傳遞質乙酰膽鹼，降低血壓，使心情舒暢。

相反的，如果要使頭腦保持清醒，最好泡熱水澡。四十二度以上的熱水，能夠使交感神經功能旺盛，分泌會讓神經緊張的腎上腺素，使得身體形成準備活動的狀態。早上沖熱水澡較有效的理由就在於此。

不過，老人和高血壓患者要特別注意。

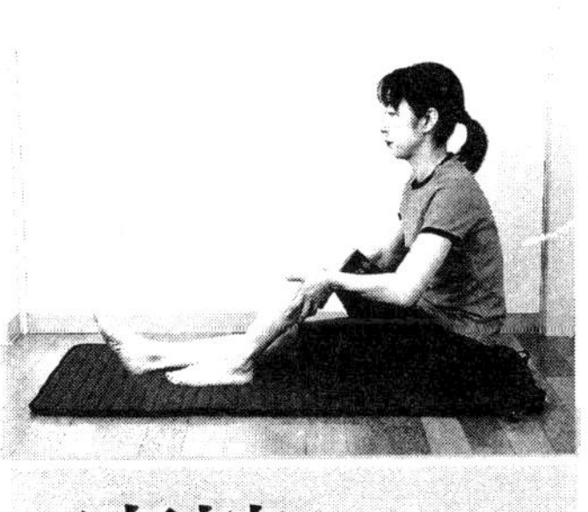

摩擦小腿肚

泡澡時，腿輕輕彎曲後摩擦小腿肚。從腳的前端朝心臟的方向摩擦，能夠促進停滯血液的流通。

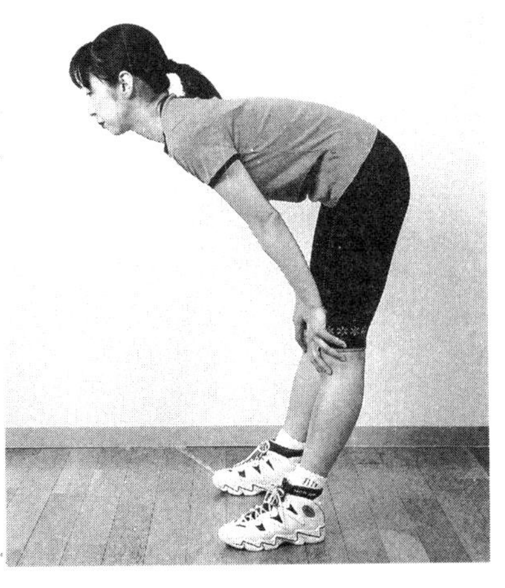

不可屈伸！

老人要少做屈伸運動。大幅屈膝，將體重置於膝上的屈伸運動，會對膝的肌肉造成傷害。

藉腳底療法使得腳變得舒適

跑步、走路之後，一定要充分照顧嚴重蓄積疲勞的腳。這時，採取最近備受矚目的腳底療法較有效。刺激集中穴道的腳底，會得到超乎想像的效果。

何謂腳底療法?

刺激腳底以得到健康的方法，包括英國式、台灣式的腳底療法，以及日本自古流傳的穴道、經絡療法。各有其優缺點。

以上的腳底療法可以搭配組合。融合運動生理學和印象療法的操法，稱為足操法。充分的進行刺激，能夠得到健康，不會疼痛，放鬆身體，同時改善身體失調。

包括肌膚乾燥及肥胖等美容方面的問題在內，許多疾病都和血液循環不良或自律神經、荷爾蒙系統紊亂有關。在進行腳底療法時，刺激穴道或肌肉，能夠改善血液循環不良的症狀，使得全身肌肉柔軟，打通間腦，調整荷爾蒙的分泌或調整自律神經。

關心腳底療法的人，可以參考寒河江秀行所著的『利用腳底療法得到美麗』。

腳部穴道

穴道的正式名稱是「經穴」。人體擁有一千多個穴道。連接穴道的，則是稱為經路的氣（生物體能量）的流通道路。以鐵路比喻，穴道就是車站，經路就是連接車站的鐵路線。

肉眼看不到穴道或是經路，但與內臟有直接關聯。循環全身的十四條經路，分別與所有的臟器相連。腳則集中了能夠調節內臟異常的穴道。重視氣流通的東方醫學，基於長年的體驗，確認腳底對健康的影響極大。

按壓穴道，刺激相關的經路，就能使停滯的氣的流通恢復正常，促使血液和淋巴液順暢的流動，且改善疾病。

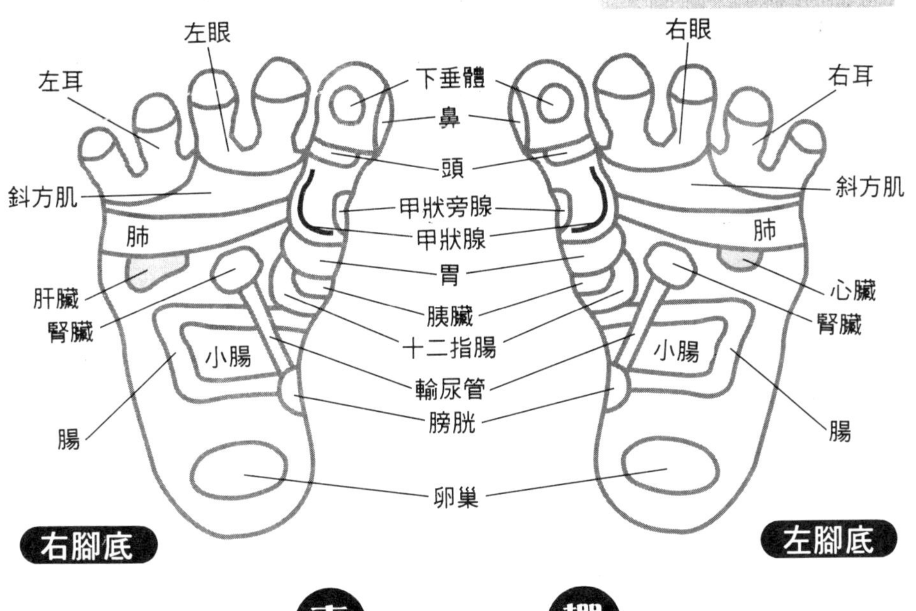

專　欄

以軟接觸為主的反射區療法

反射區療法於歐美確立，普及於一般大眾，是一種按摩法。由意味著「反射」和「學問」的字結合，形成理論學問。

其理論是「人類的身體，像腳底、手掌或耳部等，具有能夠反射投影全身各部位的反射區。只要刺激這些反射區，就能治療各部位」。

許多歐美國家已經將這種反射區療法當成輔助療法，甚至允許將其納入醫療保險中。

以腳底為例，擁有和身體各部位對應的將近40個區域。例如，腳拇趾上方與腦對應，稍微往下的外側與食道、支氣管對應，腳拇趾內側根部則與甲狀旁腺對應。

和強力刺激穴道的東方醫學療法不同，反射區療法基於「疼痛＝壓力」的想法，利用軟接觸的方式進行按摩。使用整個手掌接觸的機會較多。不僅能夠產生安心感，還能得到放鬆作用。

觀察自己的腳

拇趾

1.右腳拇趾無力、突起處有皺紋、趾甲縱裂、趾甲薄而後翹。出現這些現象，表示肝功能開始衰退。

2.拇趾（尤其是左腳拇趾）明顯失去彈性，嚴重時甚至變形成蛇頭狀（像蛇頭一樣）。出現這種現象，表示胰臟功能衰弱。

拇趾有與胰臟及肝臟相關的經路通過，同時具有隱白及太敦二個特效穴。只要刺激此處，就能使相關臟器的功能恢復。

食趾

1.食趾衰弱、趾縫過大、趾頭膨脹處有皺紋。出現這些現象，表示胃的功能衰弱。食趾膨突的人，表示屬於胃較強的體質。

2.食趾的關節較高、腳趾呈葫蘆形。出現此現象，表示屬於胃較弱的體質。

3.左腳拇趾、食趾或中趾失去彈性，則可能是胃痙攣、胃下垂體質，要注意。

4.食趾特別沒有彈性且中趾疼痛，則是心臟病體質。

中趾

中趾較細且柔軟無力，表示屬於腸功能減退、歇斯底里、神經質、視力減退、便秘等體質。雖然中趾並沒有特效穴，但還是要充分揉捏，尤其反覆出現下痢、便秘的人，一定要注意中趾。

無名趾

1.無名趾後翹、趾甲較硬的人，容易罹患膽結石症、蕁麻疹、卵巢疾病、坐骨神經症等。

2.無名趾較細且柔軟無力，表示屬於腸弱、歇斯底里、視力減退、神經質體質。

3.拇趾無力、無名趾僵硬的人，可能是膽囊炎、黃疸體質。

4.無名趾朝內側彎曲的人，可能會出現膽結石的症狀。

小趾

小趾歪斜，證明腎臟．泌尿系統、婦科方面系統衰弱。

1.小趾彎曲而且較細的人，可能會出現耳疾、眼睛疲勞、白內障、尿毒症、氣喘、失禁、無尿症、血尿、腎結石等。

2.小趾彎曲的人，男性容易罹患性病，女性則子宮容易有毛病。

3.小趾僵硬的人，尿意多，同時是容易引起腰痛、背痛、頭痛、脊椎骨瘍、耳朵疾病的體質。

小趾有膀胱和腎臟經路通過，所以小趾異常，會影響腎臟的排泄能力。腎臟完全無法發揮機能，導致汙濁的血液循環全身而運送到其他臟器，就會使得肝臟或脾臟疲勞、衰弱。

自己嘗試一下

為提高效果，可以先利用足浴的方式溫熱腳之後再進行。花十～十五分鐘，將腳浸泡在四十二度的溫熱水中。

如果有精油，也可以嘗試使用。精油是從植物中萃取的油，依種類不同，有些對於代謝不良造成的浮腫有效，能夠消除肥胖。將精油摩擦在腳之後再按摩，可以得到更好的效果。

首先，繞腳踝。從腳踝往上，單手按壓另一隻手的手指，插入腳趾中，握住腳趾。不斷轉動腳踝，能夠使腳部所有的組織放鬆，並且促進血液循環，矯正腳的變形，消除浮腫或肩膀、頸部酸痛。

其次，單手手指抓住腳趾，同時用另一隻手充分揉捏跟腱，能夠增加腳踝的柔軟性，提高運動力，而且可以調整自律神經，改善內臟異常，促進血液循環。

接著按壓腳拇趾。用手的拇指和食指抓住腳拇趾，旋轉並按壓、揉捏，能夠提高新陳代謝或排泄機能。

慢慢的按壓腳底的代表穴湧泉、失眠、足心。這三個穴道分別位於腳底根部、腳底心、腳跟部位及中央。另外，也要按壓周邊部位的穴道。用拳頭輕輕敲打腳底也有效，尤其敲打腳底心更好。

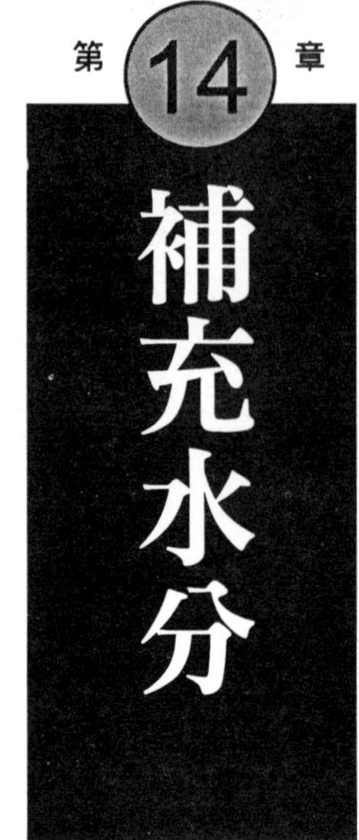

人體進行新陳代謝時，使體內老廢物及乳酸順利排出的重要物質是水。尤其在進行走路或跑步等運動時，發汗作用會使體內水分大量流失，所以「積極喝水」＝water drink 相當重要。

補充水分的必要性

以前認為運動中攝取水分會增加發汗量，因而引起疲勞，所以，練習時必須忍耐口渴。由於這種根深蒂固的觀念，使得打破這種習慣的選手被視為是沒有毅力的人。直到現在，許多運動社團仍堅持這種愚蠢的做法，導致很多選手中暑倒下。

現在已經知道運動和補充水分，具有密不可分的關係。在豔陽天下跑馬拉松，若是不補充水分，則可能會危及生命。

人體體重的六五％（成人）～七十％（兒童）是由水分構成的。水分減少時，血液濃度增加，血液循環不順暢。這時，就算心臟拚命的進行幫浦作用，但是，重要的血液循環停滯，對於體內的各種供給機能減弱，氧和營養無法送達身體各處。

運動時，身體會配合氣溫、濕度及運動強度的情況而流汗，當發汗作用變遲鈍時，上升的體溫無法發散，就會出現中暑等症狀。因為流汗而口渴、想喝水，就是身體為避免發生危險而提出的警訊。因此，運動時，一定要補充發汗所流失的水分和少量的鹽分。

跑步的發汗量

（ℓ／時間）

發汗量

3.0
2.5
2.0
1.5
1.0
0.5
0

160 200 240 280 320

跑步的速度

根據Sawka、M.N.(1990年)

主編／平野厚（國立競技場慢跑教室講師）

尤其是暑熱或運動前補充三十分鐘以上時，在運動前補充水分，就能夠抑制心搏數和體溫的上升，提高運動力。為避免在運動中口渴，必須事先積極補充水分。

危及生命的脫水症狀

運動時熱量源（糖原）轉化為運動熱量而會發熱，體溫不斷的上升，再這樣下去，就無法繼續運動。身體為了讓熱飛散，維持正常的體溫，而會大量流汗。這是因為汗從皮膚上蒸發時奪走體熱的緣故。

反之，發汗量過多時，體內缺乏水分，不會排汗，就會引起「脫水狀態」。一般而言，流失體重三％的水分時，就會出現脫水現象。以體重六十公斤的人為例，三％相當於一．八公升。如果藉著流汗和呼氣排出這麼多的水量，就會口渴，體溫急速上升，嚴重時甚至會出現意識障礙或中暑等症狀。

最初嘴唇乾渴、口水發黏，持續出現輕微的症狀。惡化時，隨著運動力減退，腳抽筋。一旦水分流失超過七％，則會產生幻覺，相當的危險。

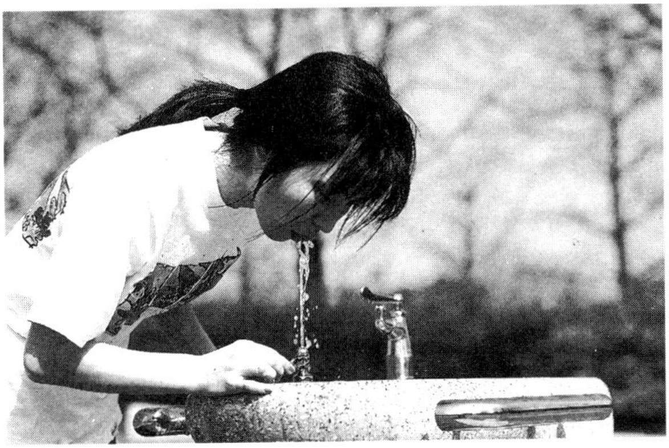

最近，經常提到「經濟艙症候群」，即一種脫水症狀。坐在飛機經濟艙狹窄的座位上，為了不上廁所而少喝水，則體內的血液濃縮、血液循環停滯，就會引起這種症狀。

坐在位子上，出現脫水症狀時，血液循環不良，肌肉內產生的老廢物或乳酸等代謝物質無法運送到體外。這種狀態發生於肌肉，就會引起腳抽筋等痙攣現象；發生於腦內，則會造成意識昏迷，有時則會引起中暑症。

為了防範脫水症狀於未然，必須將水分的流失控制在二％以內的程度。跑步前三十分鐘要喝一、二杯水，而且攜帶水壺，以隨時補充水分。

跑步及走路時攝取水分的方式

跑步或走路時，需要補充水分，是為了藉著適度發汗調節體溫，使身體保持正常機能。因此，補充水分相當的重要。

事先補充水分很重要。人體主要是由腸吸收水分，但是睡覺時會發汗而流失水分。一杯水通過胃，被腸吸收，約需四十～九十分鐘。在夏天早晨練習時，至少事先要喝一杯水。

在豔陽天或梅雨季等悶熱的季節之外，以緩慢的步調跑步或走路時，不需要補充太多水分。這是因為以較慢的步調走路或慢跑，所以不需要特別補充水分。

一般而言，跑步時要補充水分。補充總發汗量的七十％較為理想。發汗量受天候、氣溫、濕度的影響，因人而異。想要掌握適當的水量，則可以測量跑步前後的體重差，以了解自己的發汗量，例如，體重相差二公斤時，將其視為發汗量二×〇·七＝一·四，那麼所需的水量就是一·四公升。

補充的水分會迅速通過胃，由腸吸收。不過，除了水分之外，運動時維持身體機能不可或缺的維他命和礦物質也會流失。

一公升的汗中，含有五十mg的鈣，則流四公升的汗時，就會失去一瓶牛奶中所含的鈣量。因此，如果要補充水分，則最好攝取添加維他命及鈣、鈉、鐵等礦物質和糖分的運動飲料。

喝　水

體內的水分減少時，血液濃度增加，老廢物積存在體內，使血液循環不良。這時，體溫上升，疲勞蓄積，運動力降低。水能夠使身體進行正常的新陳代謝作用，促使老廢物順暢排出。

積極喝水是調整身體機能的方法。要體貼內臟，慢慢的喝水。

比賽時的補充水分

馬拉松比賽時，在感覺口渴之前就要喝水，至少每三十分鐘要補充一次水分。在豔陽天下更要增加次數。飲用量每次一杯，約一五〇～二五〇毫升。馬拉松賽每五公里會設置給水站，若是不想喝，就不要勉強。

比賽時補充水分，原則上要利用比體液濃度更低（低滲透壓）的飲料，用二倍的純水稀釋運動飲料。

馬拉松賽持續五小時以上時，還要補充糖原，當成熱量使用。不只是單純的補充水分，跑到三十五公里之後，就要飲用特殊調製的飲料來補充熱量。

亦即紅茶加蜂蜜，或是去除氣體的可樂。在此，建議各位飲用能夠被身體迅速吸收、以糊精為主要成分的飲料。

在比賽中，經常可以看到選手抵達終點後大口大口的喝著水，但是，突然大量飲水，會對胃腸或腎臟造成負擔，必須注意。

應該先沖個冷水澡，使肌肉冷卻後再喝水，如此一來，只要補充少量的水就能得到滿足感。如果沒有淋浴設備，則手腳澆淋水之後再補充水分。

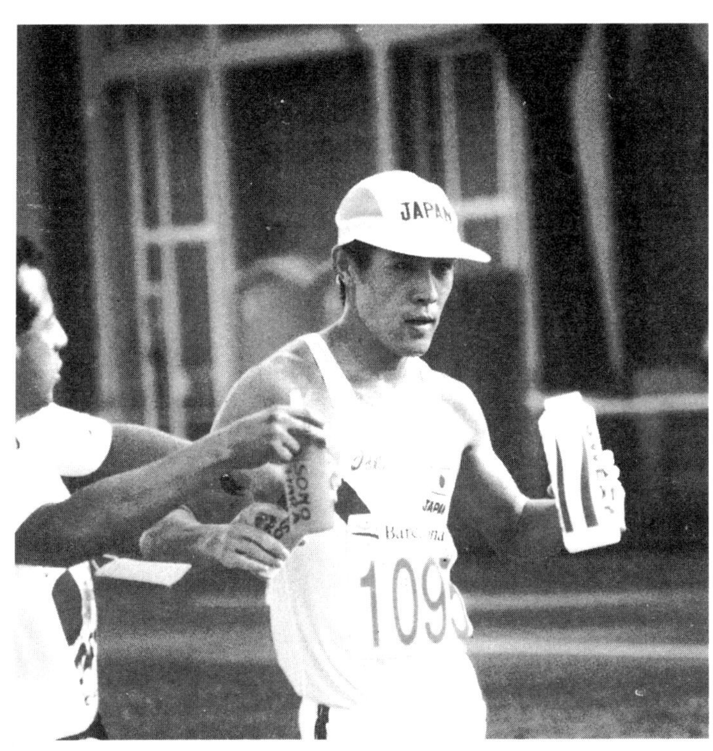

馬拉松賽等長程比賽
不只是水分，補充熱量也很重要

建議的飲料

●AMINO VITAL WATER CHARG

4 種氨基酸含量共為 1000 mg（500 毫升中）。為低滲透壓食品，能夠迅速吸收。攜帶也方便。水果口味。

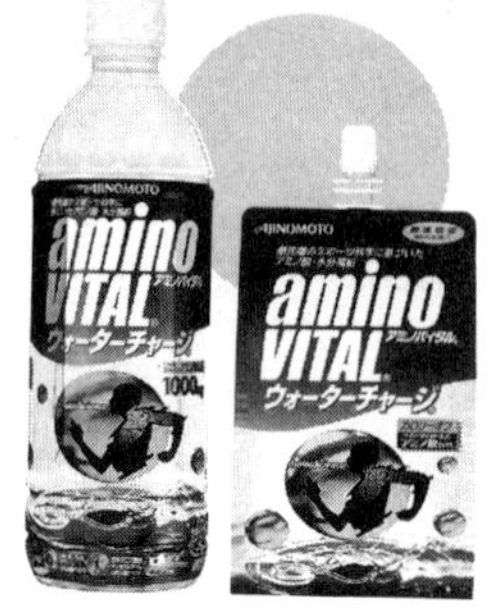

●BALANCED WATER＋02

運動時，肌肉中會積存疲勞物質乳酸。為加以分解，需要氧的力量。BALANCED WATER 含有為普通水 10 倍的氧。飲用之後能夠補充氧。

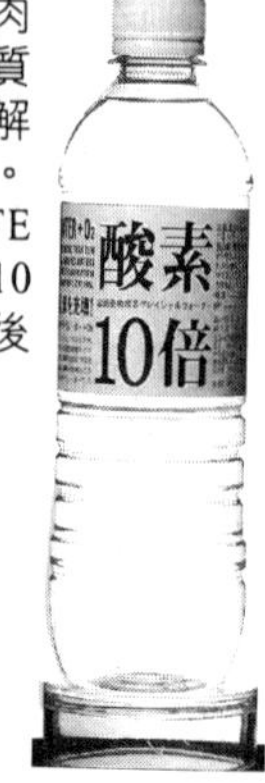

●SAVAS ENERGY TAB

雖然比賽途中有設置給水站，但是只有主辦單位所準備的水而已。如果在口袋裡準備這些物品，和水一起飲用，則能夠立刻產生運動飲料的效果。一粒約有4大卡的熱量。其中含有葡萄糖和檸檬酸。

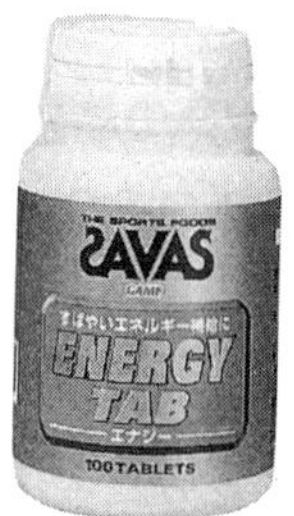

●AMINO VITAL果凍活力與熱量

可以迅速補充160大卡的熱量。以能夠成為熱量的糖原性氨基酸為主。8種物質共為1500mg，含有6種維他命。添加10％蘋果口味的果汁。

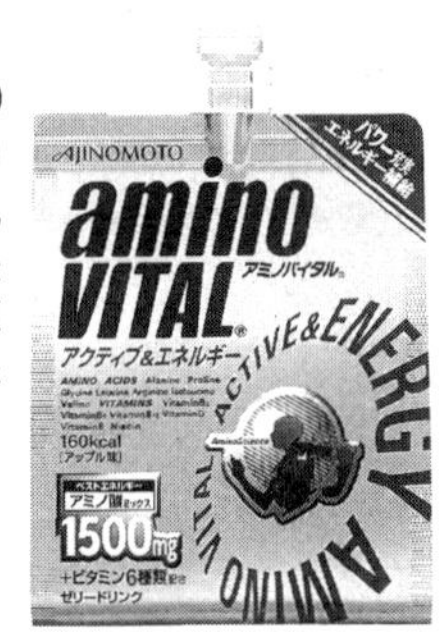

體內的水分溶入各種礦物質和糖分。在水分中，這些成分的濃度約為六％。如果是比這個濃度更高的糖分飲料，則因為滲透壓的關係，無法通過小腸壁，必須花較長的時間才會被吸收。根據最近的研究發現，飲用濃度只有一半的三％的「低滲透壓」型飲料，較能迅速被吸收。一般而言，運動飲料濃度為六％，因此，最好用水稀釋或使用粉末型，以指定分量的水來調製。

運動時，熱量源是肌肉中的糖原或氨基酸，分解之後加以利用。在運動前後攝取氨基酸，能夠幫助肌肉保持更好的狀態。

賽後消除疲勞的重點，就是要補充枯竭的肌肉糖原。因此，必須攝取含有葡萄糖或檸檬酸的食品。若是長達數小時的比賽，則在比賽途中要補充熱量。能夠補充二千大卡的熱量且迅速吸收的是，鋁箔包果凍型的能量補充食品。

專　　　　欄

利用咖啡得到減肥效果

飯後喝一杯咖啡，能夠轉換心情，去除口中油膩的感覺。對女性而言，還有另一種效果，亦即喝完咖啡後，還可以向蛋糕等甜點挑戰。

大家可能不知道咖啡還有另一項優點。

咖啡中所含的咖啡因，能夠促進體內儲存的脂肪的分解。

「真的嗎？對減肥也有效嗎？」

我似乎可以聽見女性跑者及練習走路運動的女性的驚呼。

咖啡確實具有減肥效果。

許多人在走路前會補充水分，當然並非一定要補充開水或運動飲料，也可以喝咖啡。

為什麼喝咖啡不錯呢？

在跑步前 30 分鐘～1 小時前飲用，則咖啡因能夠促進儲存在體內的脂肪的分解。1 杯即溶咖啡的咖啡因含量為 80 毫克。

「喝咖啡補充水分，似乎 1 杯還不夠。」

如果是這樣，那麼喝 2 杯同樣也可以有效的分解儲存的脂肪。喝 2 杯義大利式的濃咖啡有點飽，喝 2 杯美式的淡咖啡則沒什麼問題。

不過，凡事過度就會造成反效果。飲用過多，肚子變成游泳池，就無法跑步或走路了。一定要輕鬆且健康的進行訓練。

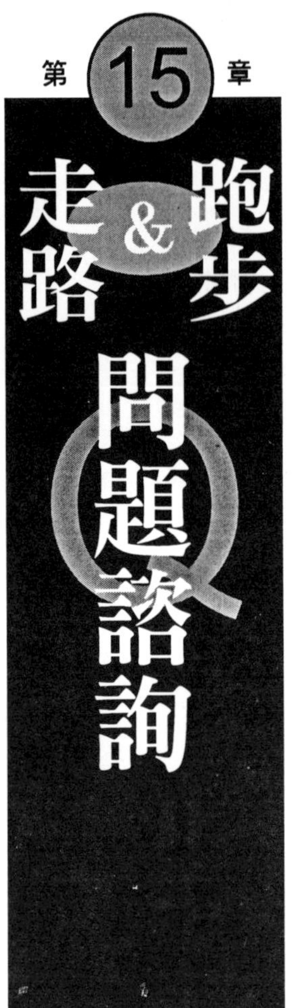

採取正確的姿勢進行訓練時，走路會使腳承受體重一．五～二倍的重量，跑步會使腳承受體重三倍的重量，這麼一來，下肢可能會出現各種問題。在此，就由Dr.Foot為各位解答問題的處理法。

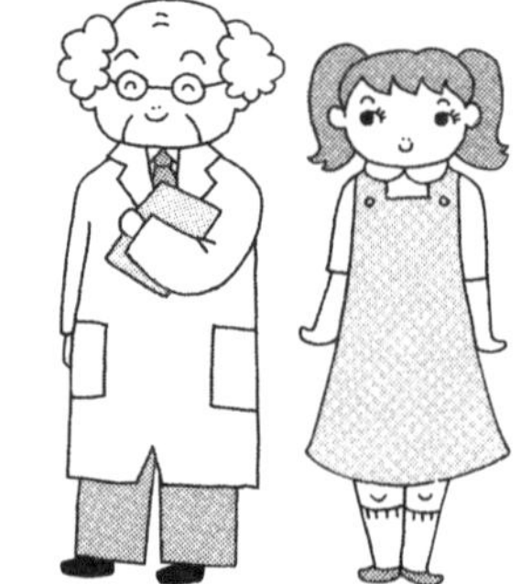

Q 側腹痛

練習時沒問題，比賽時腹痛，是不是受到情緒的影響呢？

很多人在比賽時都會突然出現側腹痛。這因為是用比平常更快的速度來跑，所以會出現這種現象。練習時不會發生，但是比賽時卻經常出現，這就表示強烈的競爭意識使自己跑得太快了。由於超過自己平常的步調，結果使得側腹肌肉引起輕微的痙攣現象。

此外，沒有充分做好暖身運動就突然開始跑步，則脾臟血液被用力擠出時，也會引發疼痛。

Q 跑步膝

馬拉松賽或電視轉播的各種比賽中，經常聽到「跑步膝」的說法。和基於興趣而跑步的人有關嗎？

跑步膝是跑者容易發生的毛病。

屈伸膝時，肌肉和韌帶與骨過度摩擦，引起各種發炎症狀，總稱為跑步膝。代表性的發炎症狀，就是膝外側疼痛所引起的「腸脛韌帶炎」，或是因為疼痛而膝內側所引起的「鵞足炎」。

原因是超過平常的速度奔跑、長時間跑斜坡及鞋底內側或外側過度耗損所造成的，必須注意。

所謂「跑步生命」，指的就是膝關節。採取會對膝造成沈重負擔的姿勢或勉強的速度來跑，則會使髕骨（膝蓋）的骨膜、韌帶等形成

主編／平野厚（國立競技場慢跑教室講師）
攝影／遠藤潤　示範／黑田惠美子　插圖／百田千峰

過勞性的發炎症狀，而且會感覺疼痛。開始跑時產生膝痛，跑一陣子後疼痛減輕，再跑久一點疼痛又會增加。如果因此而掉以輕心，情況會變得更嚴重。

治療法

趁著還不嚴重時治療膝的毛病，較能夠輕易治癒。按摩、伸展運動、溫熱療法或電療等都有效。持續惡化時，關節積水，關節軟骨磨損，甚至會變成嚴重的O型腿。這時，必須接受專業醫師的治療。由於是屬於構造較複雜的部位，所以絕對要避免疼痛慢性化或惡化。

預防方法

1.充分做好暖身運動再開始跑。

2.平常要藉著深蹲和伸展運動來鍛鍊股四頭肌。

3.練習結束後要冰敷。

Q 脛骨痛

最近，為了減肥而開始跑步。跑步時，足脛好像受傷似的。是否不能再跑步了呢？

初學者小腿經常出現問題，稱為脛骨痛。一般是指脛骨的疼痛，醫學用語則稱為脛骨過勞性骨髓炎。亦即脛骨及其內側肌肉之間的筋膜損傷而造成的。

主要發生問題的部位是脛骨後肌、趾長屈肌、拇長屈肌和比目魚肌等。肌力或肌肉的柔軟性衰退時，練習過度或跑太多的下坡路，都會引起這種毛病。

治療法

一旦出現自覺症狀，就要立刻冰敷靜養。等到疼痛消退之後，還要休息一～二週，不可以跑步，只能專心做伸展運動。

預防方法

步伐過大的人，只要在鞋底前端增加厚度，就能提高迎面骨（脛骨前方）的肌力，有效的伸展小腿肚。一定要事先做好這種處理。

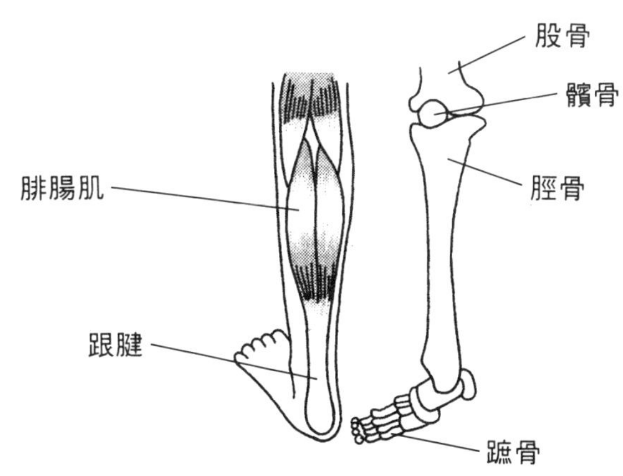

Q 跟腱炎

午休時，在公司附近跑步，結果腳跟疼痛。到底哪裡有問題呢？

你是否在公司附近剛鋪好的路面跑？是否損傷跟腱呢？小腿肚末端有肌腱，與腳跟相連的是跟腱。

跟腱附著部的稍上方腫脹，從兩側擠壓時會產生疼痛。如果在較硬的道路上穿薄底的鞋子並快步跑，則跟腱周圍的膜等容易發炎。鋪設好的路面較易發生危險，要注意。

此外，跟腱和踵骨（腳跟骨）之間有具緩衝作用的滑液包。鞋子的壓迫和摩擦也會使其發炎。

治療法

出現自覺症狀時，要立刻停止練習並靜養，進行冷濕布療法。接著，再進行溫溼布療法或按摩。如果疼痛和腫脹仍未消退，就要去看專業醫師。

預防方法

1.復原後，為了防止復發，要先從走路開始練習。

2.穿著抵住腳跟和跟腱部分、具有優良緩衝性的鞋子。後跟和鞋尖相比，最好高十毫米以上。

3.仔細進行小腿肚的伸展運動。

Q 鞋帶

鞋帶經常鬆脫，但是又不能綁得很緊，該怎麼辦呢……？

比賽時，鞋帶鬆脫確實很困擾。不要認為只是鞋帶而輕忽其存在。

在比賽或練習前，要綁緊鞋帶。綁到自己覺得舒服的程度即可。有的人習慣用力綁緊鞋帶，這樣容易損傷腳背或腳踝。綁鞋帶的力道應該適當。

基本上，要從最下面的孔開始穿鞋帶，左右交叉往上穿。問題在於打結處。很多人會在比賽時將鞋帶綁二次或在打結處貼膠帶。甚至在打結處滴幾滴水，讓鞋帶不易鬆脫。

如果這麼做鞋帶還是容易鬆脫，那麼可以利用附有鞋鉤的鞋帶，能夠節省綁鞋帶的時間，而且不會鬆脫。

另外，塑膠製成的鞋鉤具有各種不同的顏色，可以讓腳看起來更時髦。如此，就不必擔心鞋帶的問題，可以專心賽跑了。

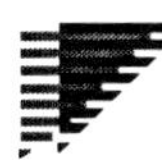

你知道「R・I・C・E處置」嗎？

即 Rest、Ice、Compression、Elevation 的開頭字母的縮寫。是指患部必須做 1. 靜養、2. 冰敷、3. 壓迫、4. 抬高等的步驟。這是緩和患部疼痛，將發炎症狀抑制到最低限度的緊急處置方式。

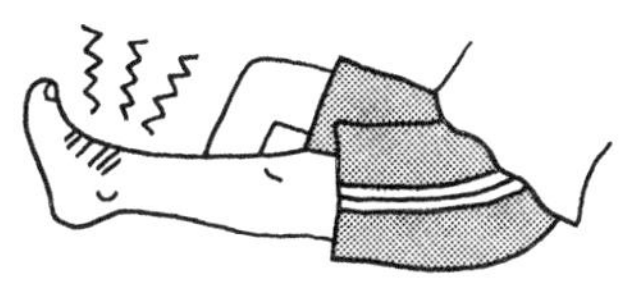

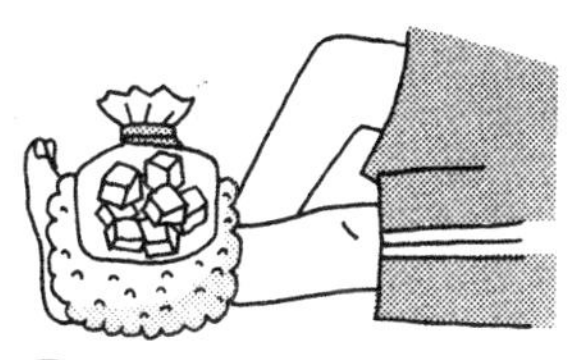

1. R est（保持靜養）

走路或跑步受傷時，盡量避免移動患部，保持靜養。依受傷部位的不同，有時可以讓身體側躺。練習時，可以在魔術瓶中放入冰塊，或是事先備妥冰袋、伸縮繃帶，隨時可以使用。

2. I ce（冰敷）

冰敷患部，能夠促進毛細血管的收縮，將患部的疼痛和發炎症狀抑制到最低限度。一旦發生問題時，立刻放置冰袋，至少冰敷10分鐘。接著，再斷斷續續的進行冰敷。

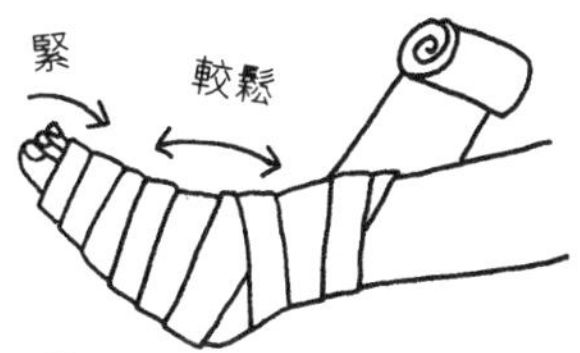

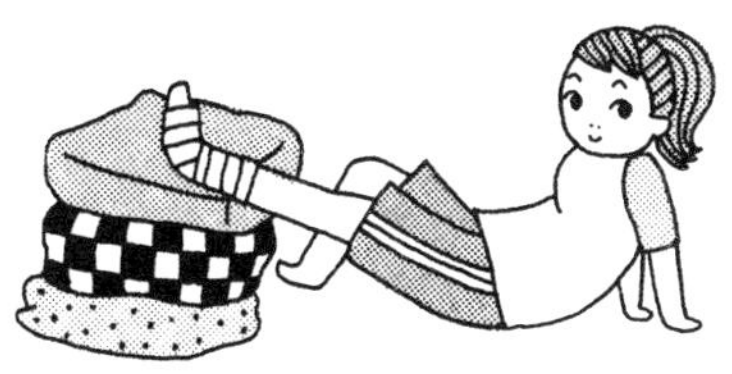

3. C ompression（壓迫）

這是遏止患部腫脹、朝周圍擴散而進行的處理方式。利用伸縮繃帶，連冰袋一併裹於患部，可以同時進行冷卻和壓迫。繃帶要從距離心臟較遠處朝心臟方向包紮。一開始可以綁緊一點，愈往上愈放鬆。結束冰敷之後，仍要持續壓迫。

4. E levation（抬高）

患部置於較心臟高的位置，能夠避免患部的腫脹和發炎症狀擴大，將症狀抑制到最低限度。墊在患部下方的物品，最好是運動背包或毛巾等柔軟物。墊高之後，能夠使老廢物積存的血液回到心臟，消除疲勞。

Q 肌肉拉傷

肌肉拉傷時，冰敷有效嗎？還是應該熱敷呢？

兩者都有效。先冰敷，再熱敷。

肌肉拉傷，是發生在大腿部的表側、內側的問題。沒有做暖身運動而加快速度奔跑，會使股二頭肌和小腿肚的肌肉突然承受張力，導致肌纖維或一部分的筋膜受到損傷，造成肌肉拉傷。這時，會出現劇痛、局部腫脹等症狀。

治療法

肌肉拉傷時，會伴隨輕微腫脹或皮下出血的現象。首先，進行冰敷。腫脹消退後，再利用溫濕布或按摩來提高血液循環，使其復原。

預防方法

在溫度變化劇烈的季節交替期、身體不習慣跑步的賽季時容易發生。因此，要避免一開始就跑步，而要先做好暖身運動。

Q 腳抽筋

腳經常抽筋，是否有在比賽時能夠當場治療的方法呢？

腳「抽筋」，意味著小腿肚的肌肉出現痙攣狀態。雖然痙攣的時間很短，但會產生強烈的疼痛感。腳抽筋與肌肉拉傷不同，是屬於暫時性的異常收縮。出現脫水症狀時容易發生。

這時，體內水分銳減，血液減少，肌肉無法得到足夠的氧。因此，肌肉冷卻、練習過度、缺乏鈣或鞋帶太緊等，都是大家必須注意的問題。

治療法

首先，放鬆急速收縮肌肉的緊張。單手抓住小腿肚的肌肉，另一隻握住腳踝，輕輕往上拉。痙攣消失後，將小腿肚的肌肉朝心臟的方向按摩。

預防方法

1. 養成練習前喝一杯水的習慣。
2. 仔細進行伸展運動，調整身體狀況。
3. 避免突然讓肌肉冷卻。

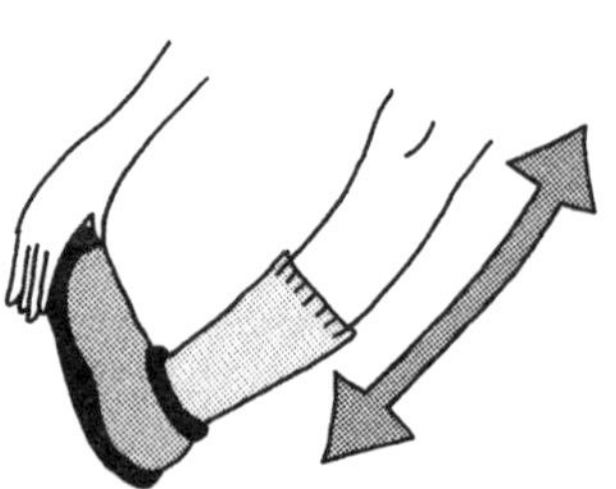

抓住腳，輕輕往上拉

Q 起水泡

走路時經常起水泡，痛苦不堪。

俗稱的水泡是皮膚和鞋子摩擦，使得表皮下方積存水（漿液）造成的。主要發生在腳跟後方、拇趾根部內側或骨突出的部位。

穿新鞋或新襪子時容易起水泡，所以要選擇適合自己的鞋子。購買鞋子時，要選擇內底不易產生摩擦熱的素材。另外，要在腳的尺寸較大的傍晚去買鞋。襪子則要選擇富於通氣性的素材。

容易流汗，或腳底心較高而拇趾根部突出的跑者，也容易起水泡。

治療法

直徑二公分以下的水泡，如果不是很痛，可以放任不管。

除此之外，要利用酒精消毒患部，使用以火燒過消毒後的針，在水泡邊緣戳幾個洞，擠出水。避免撕下表皮後擱置不管。最後貼上OK繃，用繃帶固定。

預防方法

1.避免由腳尖著地。腳尖著地時，腳與地面之間會產生摩擦，使身體的重心往前移，容易起水泡。

2.避免突然穿新鞋跑進行長跑，要慢慢的習慣。

3.事先在容易長水泡的部位貼OK繃。

4.容易流汗的人，在跑之前要塗抹凡士林或撒些嬰兒爽身粉。

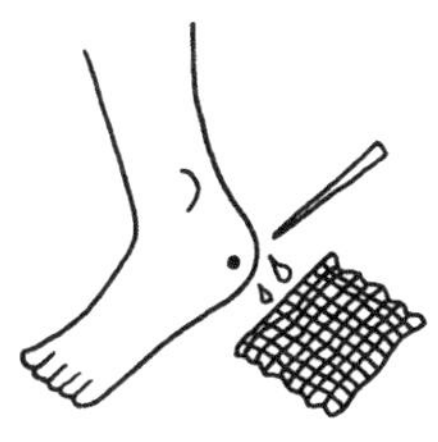

①擠出水

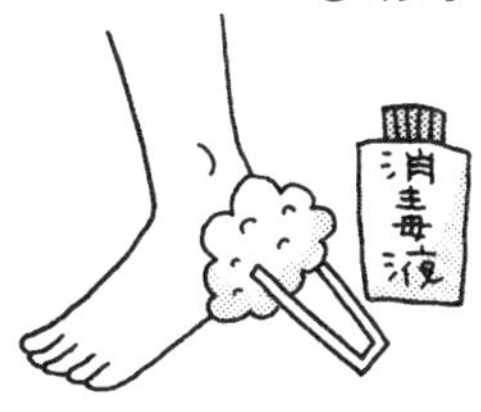

②消毒

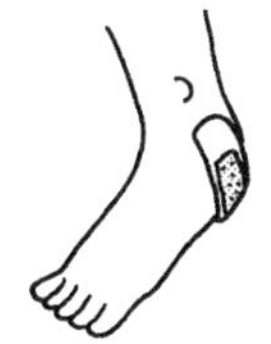

③保護

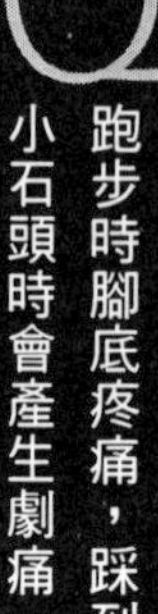

莫東病

跑步時腳底疼痛，踩到小石頭時會產生劇痛。

這種病症稱為莫東病。

腳底根部有蹠骨骨頭排列，而分布在其附近的韌帶上，有通往腳趾的神經通過，腳趾會往後翹。跑步踢出時，這裡的神經被拉扯。反覆這個動作，就會發炎。

在積極進行時，神經本身會腫大，造成神經腫。因此，一旦踩到地面或硬的小石頭就會產生劇痛。穿較窄的鞋子跑步時，也會出現這種疼痛現象，必須注意。

治療法

立刻冰敷。首先需要靜養，同時充分休息一週，中止練習。如果經常復發，最好考慮動手術。

預防方法

選擇適當的鞋子。要穿較寬鬆的鞋子。如果還是疼痛，則最好去看整形外科醫師。

長繭和雞眼

持續走路，結果長了雞眼。雖然不痛，但是可以放任不管嗎？

受到來自外界壓迫的部位的皮膚會角質化而變硬，形成平坦如雞眼般的形狀。

如果隆起，則稱為胼胝（長繭）。出現在腳部，就表示是鞋子等的壓迫造成的。

治療法

可以利用外科手術用的剪刀去除繭或雞眼角質化的部分，再使用磨皮器將皮膚磨平。

出現雞眼或長繭，表示該部位承受壓力，要從改進走路的方式開始做起。持續惡化，會形成核，周圍的組織也會產生變化，最好去看專門醫師，接受外科手術。

預防方法

1.症狀輕微時，穿較寬的鞋子及厚襪子等，暫時觀察復原情況。

2.選擇富於緩衝性的慢跑鞋。培養正確的腳底旋轉動作，避免體重偏重於腳底。

保養鞋子的方法

好的跑者或走路者，平時就要注意保養鞋子。只要花點工夫，就能維持鞋子優良的機能及壽命。

①鞋子是生物

鞋子經常被使用，如果能夠好好的保養，就能穿得更久。只是偶爾穿而置之不理，會導致橡膠劣化，喪失緩衝性。

穿著橡膠已經劣化的鞋子跑步，那麼，著地和腳底的旋轉就法順利進行，容易損傷腳。和自己的身體同樣的，必須經常注意鞋子的健康狀態。

②仔細穿脫

有些人根本不在意鞋子的穿脫問題。踩著腳跟脫掉鞋子，或是沒有鬆開鞋帶就脫掉鞋子，這些都是錯誤的做法。反覆這麼做不只會使鞋跟變形，同時會使整個鞋子變得更鬆。練習結束後，要忍耐疲累，先鬆開鞋帶再脫鞋子。

③準備兩雙同型的鞋子

每天跑步的人，最好不要在第二天穿同一雙鞋子。尤其是長跑者，鞋底耗損較快，兩雙鞋子輪流穿，才能使其更持久。同時，要穿習慣穿的鞋子。

其中一雙穿壞之後，要立刻購買另一雙。習慣新鞋需要花較長的時間。尤其是快要參加比賽時，最好不要換穿新鞋。

④濕氣和陽光直接照射是大敵

練習結束後，鞋內會變得十分濕熱，充滿濕氣。使用後，一定要置於通風良好的陰涼處，避免陽光直接照射。尤其是鞋底的橡膠及鞋面部分的尼龍，容易因為陽光照射而變質。

夏天容易流汗，鞋子也會吸收大量的汗，所以要取下裡面的鞋墊清洗。

⑤收納的祕訣

如果比賽用的鞋子，你只是偶爾才穿，就必須妥善收納。可以在鞋內塞入報紙等以防止濕氣。有時則從鞋櫃內取出，暫時置於通風良好處透透氣。

足與腿的按摩法

消除腿部肌肉疼痛或疲勞最有效的方法就是按摩。練習結束後，要比平常更體貼自己的腿。泡完澡，在肌肉柔軟時，多花點時間按摩。

1.小腿肚

用手掌和整個手指的內側，將從跟腱到小腿肚的肌肉由下往上摩擦。仔細摩擦，能夠促進血液循環。接著，按壓相同的部位 5 秒鐘，再慢慢的放開。

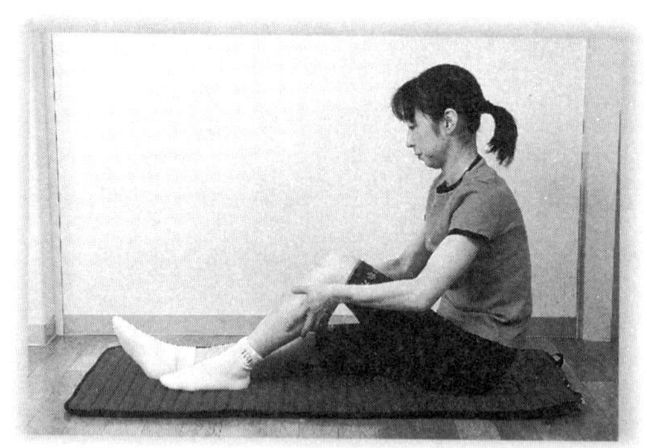

2.大腿

大腿部依內側、中央、前面的順序，往上摩擦。使用整個手掌仔細揉捏。此外，手指也可以呈手刀狀，輕輕的敲打大腿。不論何種做法，都要在腿伸直的狀態下進行。

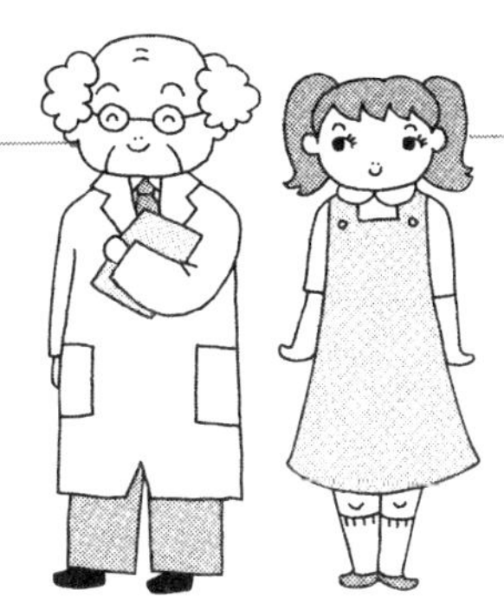

3.跟腱

仔細揉捏跟腱到小腿肚下方。用拇指和食指揉捏跟腱。最初揉捏的力道較弱，再逐漸增強，富於變化。

4.膝

在按摩完小腿肚和大腿之後，很容易就忘記按摩膝。用手掌包住膝蓋，輕輕揉捏。膝是非常纖細的部位，不可過度用力。此外，用拇指以外的 4 指輕輕的按壓膝蓋上方，好像畫螺旋似的慢慢移動，一直按摩到大腿中央為止

5.腳底

首先，雙腳置於啤酒瓶上，前後滾動啤酒瓶以按摩腳底。接著坐下，用雙手手指仔細揉捏每一根腳趾。再從腳趾朝腳跟的方向，用拇指指腹好像畫圓似的揉捏腳底。尤其是腳底心的拱形部分，為避免殘留疼痛或緊繃感，一定要仔細的揉捏。

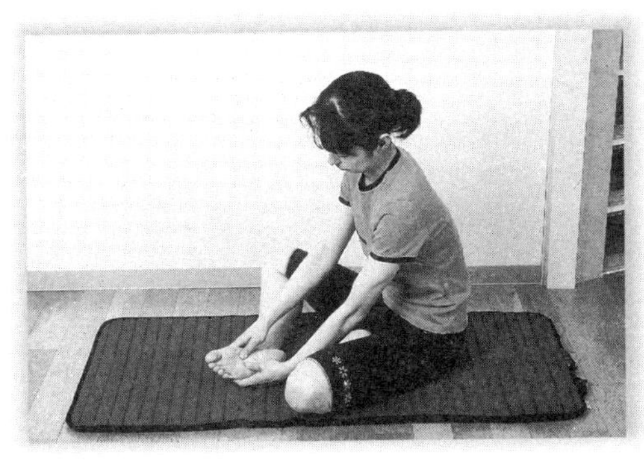

主編介紹

平野　厚

1940年出生於日本東京都。畢業於東京學藝大學。擔任高中老師、大學講師、日本陸連（日本田徑運動協會）普及部委員，進行健康指導。為國立競技場慢跑教室講師、跑步學會及日本體力醫學會會員。主要著書包括「跑完馬拉松全程的基本訓練」、「健康慢跑等」。

下田　由佳

出生於日本千葉縣。畢業於東京女子大學。曾任大型運動用品公司的業務，後來成為跑步教練。致力推廣利用正確姿勢完成正確的走路運動，為雜誌寫專欄。與他人合著的書籍包括「強化內臟的訓練」、「了解實際年齡之書」。

園原　健弘

1962年出生於日本長野縣，為健康運動指導員。畢業於明治大學。1992年，成為50公里競走選手，代表參加巴塞隆納奧運。1996年，擔任日本田徑隊教練，參加亞特蘭大奧運。有過2次參加奧運的經驗。現在於亞希克斯運動鞋公司的事業部統籌部工作，擔任明治大學競走社團教練。

久保　明

1954年出生於日本東京都。為醫學博士。從慶應大學醫學部畢業之後，在東京都濟生會中央醫院服務。曾經到美國留學。1996年，擔任高輪醫學中心院長。為日本醫師公會認定運動醫師、日本威尼斯協會評議員、日本預防醫學協會理事。著書包括「快體心書」、「了解生活習慣病、成人病之書」。主編書籍包括「利用腳底療法得到美麗」。

黑田　惠美子

出生於日本福島縣。為健康運動指導員，是氣功太極拳教師。畢業於東海大學體育部之後，在運動俱樂部進行指導。後來成立M.F.FIELD。透過診所、文化中心、錄影帶等進行運動指導。著書及合著書籍包括「利用香草創造美麗」、「提升跑步體力的食譜」，同時還錄製「一整天都舒適」的錄影帶。

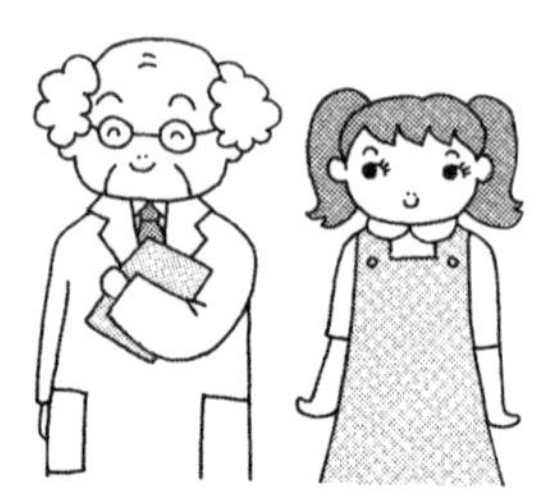

·養生保健· 電腦編號 23

1.	醫療養生氣功	黃孝寬著	250 元
2.	中國氣功圖譜	余功保著	250 元
3.	少林醫療氣功精粹	井玉蘭著	250 元
4.	龍形實用氣功	吳大才等著	220 元
5.	魚戲增視強身氣功	宮 嬰著	220 元
6.	嚴新氣功	前新培金著	250 元
7.	道家玄牝氣功	張 章著	200 元
8.	仙家秘傳祛病功	李遠國著	160 元
9.	少林十大健身功	秦慶豐著	180 元
10.	中國自控氣功	張明武著	250 元
11.	醫療防癌氣功	黃孝寬著	250 元
12.	醫療強身氣功	黃孝寬著	250 元
13.	醫療點穴氣功	黃孝寬著	250 元
14.	中國八卦如意功	趙維漢著	180 元
15.	正宗馬禮堂養氣功	馬禮堂著	420 元
16.	秘傳道家筋經內丹功	王慶餘著	280 元
17.	三元開慧功	辛桂林著	250 元
18.	防癌治癌新氣功	郭 林著	180 元
19.	禪定與佛家氣功修煉	劉天君著	200 元
20.	顛倒之術	梅自強著	360 元
21.	簡明氣功辭典	吳家駿編	360 元
22.	八卦三合功	張全亮著	230 元
23.	朱砂掌健身養生功	楊永著	250 元
24.	抗老功	陳九鶴著	230 元
25.	意氣按穴排濁自療法	黃啟運編著	250 元
26.	陳式太極拳養生功	陳正雷著	200 元
27.	健身祛病小功法	王培生著	200 元
28.	張式太極混元功	張春銘著	250 元
29.	中國璇密功	羅琴編著	250 元
30.	中國少林禪密功	齊飛龍著	200 元

·女醫師系列· 電腦編號 62

1.	子宮內膜症	國府田清子著	200 元
2.	子宮肌瘤	黑島淳子著	200 元
3.	上班女性的壓力症候群	池下育子著	200 元
4.	漏尿、尿失禁	中田真木著	200 元
5.	高齡生產	大鷹美子著	200 元
6.	子宮癌	上坊敏子著	200 元
7.	避孕	早乙女智子著	200 元
8.	不孕症	中村はるね著	200 元
9.	生理痛與生理不順	堀口雅子著	200 元
10.	更年期	野末悅子著	200 元

國家圖書館出版品預行編目資料

跑步鍛鍊走路減肥／平野原主編；李久霖譯
－初版－臺北市，大展，民 92[2003]
面；21 公分－（快樂健美站；3）
譯自：走つて走つて鍛えゐ！步じて步じて瘦せゐ
ISBN 957-468-266-8（平裝）
1. 運動與健康　2. 減肥
411.71　92018425

跑步鍛鍊 走路減肥

ISBN 957-468-266-8

主 編 者／平野厚、下田由佳、園原健弘
久保明、黑田惠美子
譯　　者／李　久　霖
發 行 人／蔡　森　明
出 版 者／大展出版社有限公司
社　　址／台北市北投區（石牌）致遠一路 2 段 12 巷 1 號
電　　話／(02) 28236031・28236033・28233123
傳　　真／(02) 28272069
郵政劃撥／01669551
網　　址／www.dah-jaan.com.tw
E-mail／dah_jaan @pchome.com.tw
登 記 證／局版臺業字第 2171 號
承 印 者／國順文具印刷行
裝　　訂／協億印製廠股份有限公司
排 版 者／千兵企業有限公司
初版1刷／2004 年（民 93 年） 1 月

定　價／280 元

一億人閱讀的暢銷書！

4 ～ 26 集　定價300元　特價230元

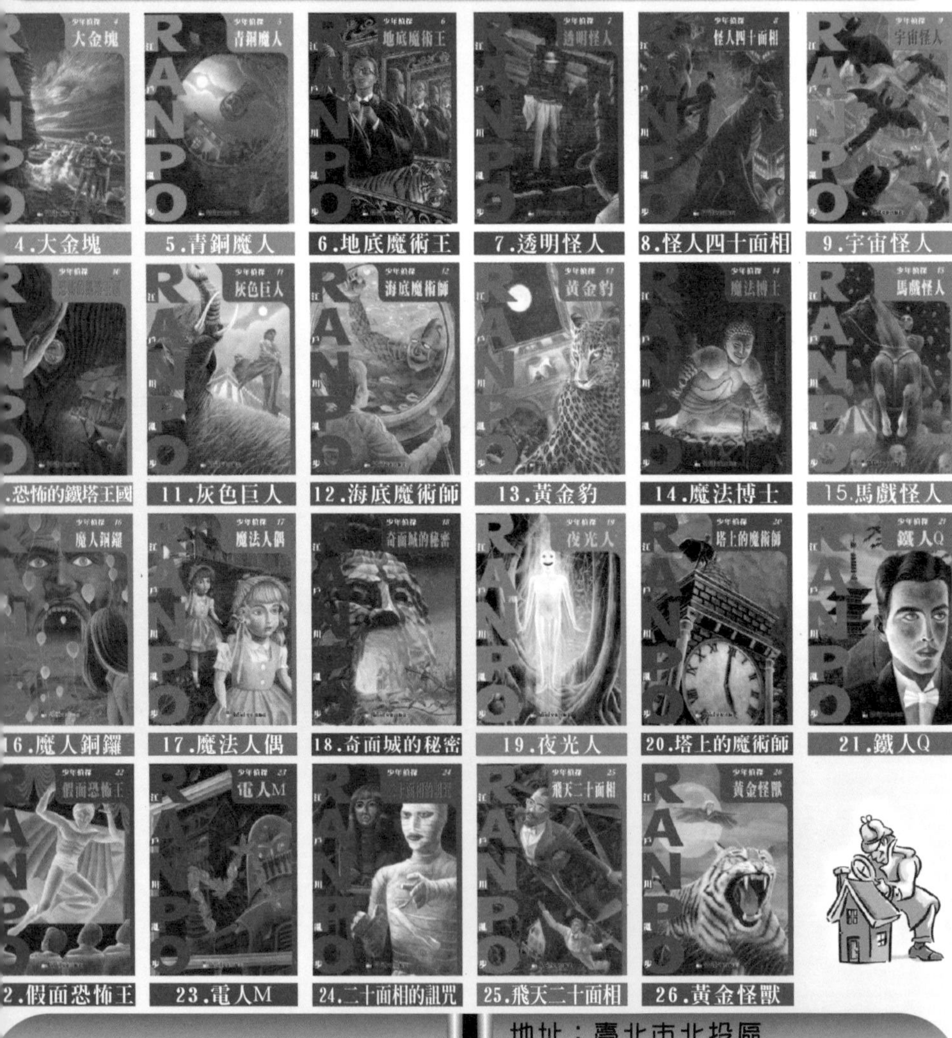

品冠文化出版社

地址：臺北市北投區
致遠一路二段十二巷一號
電話：〈02〉28233123
郵政劃撥：19346241